ro
ro
ro

Sandra Schadek

Ich bin eine Insel

Gefangen im eigenen Körper

Rowohlt Taschenbuch Verlag

Originalausgabe

Veröffentlicht im Rowohlt Taschenbuch Verlag,

Reinbek bei Hamburg, August 2009

Copyright © 2009 by Rowohlt Verlag GmbH,

Reinbek bei Hamburg

Redaktion Angela Troni

Satz ITC Legacy Serif PostScript (InDesign) bei

Pinkuin Satz und Datentechnik, Berlin

Druck und Bindung CPI – Clausen & Bosse, Leck

Printed in Germany

ISBN 978 3 499 62512 1

Für Luca

Inhalt

Ein paar Worte vorweg

Eigentlich weiß ich nicht, wer ich bin, und vielleicht habe ich es sogar noch nie wirklich gewusst! Dennoch möchte ich versuchen, mich zu beschreiben. Ich war – das glaube ich zumindest – ein sehr aktives, aber auch vernünftiges Kind. Ich war relativ gut in der Schule, machte 1991 mein Abitur und schloss danach eine dreijährige Ausbildung zur Speditionskauffrau bei Volkswagen erfolgreich ab. Anschließend arbeitete ich zunächst ein halbes Jahr bei VW-Transport, ehe ich einige Wochen als Sportanimateurin im Robinson-Club auf Kreta aushalf. Als ich von Volkswagen ein Stipendium bekam, ging ich zum Studium der Wirtschaftswissenschaften mit dem Schwerpunkt Verkehrswissenschaften nach Gießen.

Meine Leidenschaft galt in all den Jahren dem Sport. Erst bestimmte die Leichtathletik mein Leben, und ich trainierte viele Jahre täglich. Danach ging ich mit genauso großer Leidenschaft ins Fitnessstudio und hielt so meinen Körper in Form. Ich nahm den Sport sehr ernst, rauchte nicht, probierte keine Drogen aus und trank auch nur selten Alkohol oder feierte Partys. Fastfood, Süßigkeiten, Chips oder Cola waren nahezu tabu, und ich ernährte mich eigentlich immer gesund: viel frisches Obst, Salat und Gemüse, kein Fleisch, morgens Müsli oder Vollkornprodukte, kaum Fett und Zucker.

Diese Mischung aus wenig Freizeit, einigermaßen disziplinierter Lebensführung und großem Ehrgeiz hatte zur Folge, dass so manche Freundschaft auf der Strecke blieb. Natürlich hatte ich Freunde und war auch nicht unbeliebt, aber ich gehörte nirgendwo so richtig dazu. Das war schon in der Schule so, ebenso während der Ausbildung und auch beim Studium. Ich kannte immer extrem viele Leute und unternahm oft etwas mit den verschiedensten Cliquen, doch ich war meines Erachtens nie ein Teil davon. Allerdings war mir das früher nicht bewusst, daher belastete es mich auch nicht sonderlich. Heute finde ich es jedoch schade, und ich wünschte, ich hätte damals mehr Zeit in Freundschaften investiert.

Nichtsdestotrotz habe ich eine Handvoll Freunde, die mir seit vielen Jahren sehr nahe stehen. Leider können wir uns nicht so oft sehen, wie wir uns das manchmal wünschen, aber ich bin sehr glücklich, seit fast zwanzig Jahren Kerstin, Sandra, Katja, Karin und Jan an meiner Seite zu haben. Obwohl ich manchmal schon traurig bin und mir die eine «beste» Freundin wünsche, mit der ich Tag und Nacht über alles reden kann, die immer da ist, wenn ich sie brauche, die stark ist, wenn ich schwach bin, und auf die ich mich voll verlassen kann. Es gibt noch immer Tage, an denen ich mich nach einem nahen Menschen zum Reden, Trösten oder einfach nur Anlehnen sehne. Wahrscheinlich vermutete kaum jemand diese sensiblen, verletzlichen, schwachen und einsamen Seiten an mir, geschweige denn, dass jemand sie schon mal zu Gesicht bekommen hätte. Ich versteckte mich früher oft hinter einem selbstbewussten, sicheren und starken Auftreten und wirkte deshalb vielleicht auch manchmal arrogant.

Nach außen funktionierte ich schon immer nahezu perfekt, dabei wäre ich manchmal am liebsten einfach nur weggelaufen. Ich unterschätzte mich oft selbst und traute mir nichts zu, insbesondere in der Schule und beim Studium – trotz guter Leistungen. Dagegen fühlte ich mich bei meinen diversen Nebenjobs stets sehr sicher und souverän. Egal ob als Aerobictrainerin oder Animateurin, als Messe-Hostess, Rezeptionskraft oder Bedienung – ich zweifelte nie an mir, meinem

Auftreten und meinen Fähigkeiten. Sicherlich weil ich genau wusste, dass ich es konnte.

Tatsächlich habe ich einige Fähigkeiten und Eigenschaften, die hoffentlich nicht nur ich an mir schätze. So bin ich zum Beispiel sehr natürlich und unternehmungslustig, auch wenn ich mich heute leider mehr auf geistige Aktivitäten beschränken muss. Außerdem bin ich ziemlich ehrgeizig, zielstrebig und begeisterungsfähig. Ich habe aber nicht nur viel Energie, sondern kann andere Menschen auch mitreißen und für eine Sache begeistern – manchmal sogar ohne dass sie es wollen oder bemerken.

Ich bin sehr kreativ und habe ein Auge für Formen und Farben. Ich schenke gerne und mache mir oft Gedanken, wie ich anderen helfen kann. Ich freue mich am meisten, wenn ich jemandem eine Freude machen kann. Ich vermag niemandem lange böse zu sein und bin auch nicht nachtragend. Ich lache, selbst wenn mir nicht nach lachen zumute ist, und ich kämpfe immer, wenngleich ich gar nicht gewinnen kann.

Natürlich gibt es auch einige Seiten, die ich nicht an mir mag. Ich habe immer schon viel geredet und bin hin und wieder etwas besserwisserisch. Mir ist es oft viel zu wichtig, was andere von mir denken, und ich möchte es jederzeit allen recht machen. Dadurch verstecke ich mich selbst öfter als nötig. Manchmal bin ich ungeduldig und erwarte von anderen sofort die gleiche Energie und Begeisterung für eine Sache. Auch kann ich mich ziemlich schlecht entscheiden und gehe nicht selten den Weg des geringsten Widerstands.

Ich versuche immer stark zu sein, auch wenn ich ganz schwach bin. Ich stehe mir häufig selbst im Weg und habe das Leben nie richtig zugelassen oder vielmehr genossen. Ich habe einen Hang zum Perfektionismus und bin selten wirklich mit mir zufrieden. Außerdem bin ich in allem sehr ordentlich und organisiert und mag es nicht besonders, wenn jemand oder etwas diese Ordnung nachhaltig stört. Darüber hinaus gibt es noch andere Verhaltensweisen und Eigenschaften, die ich generell furchtbar finde: Geiz, Handeln aus Berechnung oder auch Oberflächlichkeit, Selbstmitleid, Gedankenlosigkeit sowie mangelnde Eigenwahrnehmung und Reflexion. Leider kann ich nicht ganz ausschließen, dass ich mich hin und wieder selbst furchtbar finden muss.

Aber: Ich mag mich heute mehr als vor meiner Erkrankung. Denn ich weiß jetzt, wie schön und glücklich mein Leben war und dass das Einzige, was dem Empfinden dieses Glücks im Wege stand, ich selbst war. Jeder ist eben doch seines Glückes Schmied, wie es so schön heißt. Leider war es mir nicht vergönnt, einige der schönsten Momente erleben zu dürfen, zum Beispiel einen Heiratsantrag zu bekommen und eine Hochzeit zu feiern. Auch das Gefühl, ein Baby unter dem Herzen zu tragen, werde ich nie teilen dürfen.

Im Grunde war ich schon immer eine Insel, aber durch meine Erkrankung habe ich auch die Insel in mir selbst entdeckt. Auf sie kann ich mich zurückziehen, wenn ich merke, dass mir Situationen oder Emotionen über den Kopf wachsen. Im Laufe der Jahre wurde diese Insel immer größer, und ich trat immer öfter den Rückzug an. Ob das positiv zu bewerten ist, weiß ich nicht, aber es hilft mir, die Realität besser ertragen zu können. Inzwischen habe ich so viel Sicherheit und Ruhe in mir selbst gefunden, dass ich von mir behaupten kann: Ich bin und bleibe eine Insel, aber eine besonders schöne!

1999   Seltsame Vorboten

Anfang 1999 lernte ich Stefan auf einer Messe in Frankfurt kennen. Ich steckte mitten im Studium, das mir trotz guter Leistungen keinen Spaß machte, und kämpfte jeden Tag mit mir. Mein großer Ehrgeiz und mein Stolz veranlassten mich jedoch immer weiterzumachen. Bereits 1998 hatte ich aus diesem Leben ausbrechen, etwas verändern, mich verändern wollen. Ich trennte mich vollkommen überraschend von meinem damaligen Freund und versuchte sogar die Uni zu wechseln. Da man mir meine bisherigen Leistungen wie Seminarscheine und Klausuren nicht anerkannt hätte, klappte es jedoch nicht.

Dann traf ich Stefan, und plötzlich war alles leichter. Wir waren schwer verliebt und schmiedeten bald gemeinsam Zukunftspläne. Ich beschloss, meine Diplomarbeit in Gießen zu schreiben und anschließend an die Uni in Dortmund zu wechseln, um dort meinen Abschluss zu machen. Diesmal wurden nämlich alle Scheine problemlos anerkannt. Gesagt – getan.

Im Juni begann ich mit der Diplomarbeit, was mir großen Spaß machte. Um nicht unnötig Zeit durch das ewige Pendeln zwischen Gießen und Dortmund zu vergeuden, quartierte ich mich kurzerhand in Stefans Büro ein. Er hatte mir zwar spontan angeboten, bereits während der Diplomarbeit bei ihm zu wohnen, doch am Ende war nicht nur er überrascht, als ich plötzlich mit meinem PC und einer halben Bibliothek vor seiner Tür stand. Mich selbst erstaunte ich mit der Aktion am meisten.

13

Im Juli hatte ich einen extrem schmerzhaften Bandscheibenvorfall im Lendenwirbelbereich. Von jetzt auf gleich bekam ich höllische Schmerzen und weiß eigentlich bis heute nicht, wie Stefan mich damals in dieser gekrümmten Haltung überhaupt ins Auto bugsierte. Beim Arzt machten sie die üblichen Aufnahmen, ich bekam einige Spritzen in den Rücken und sollte in den nächsten Wochen möglichst wenig sitzen. Sehr witzig. Immerhin musste ich mehrere Stunden täglich an meiner Diplomarbeit arbeiten. Aber ich biss die Zähne zusammen und gab sie schließlich Ende September ab.

Danach war ich physisch und psychisch ziemlich am Ende, doch statt Erholung stand erst mal mein Umzug nach Dortmund auf dem Plan. In wenigen Tagen hatte ich die Wohnung in Gießen leer geräumt, und Stefan half die diversen Kartons zu schleppen. Bei strömendem Regen luden wir in Dortmund alles aus und richteten unsere gemeinsame Wohnung ein. Genauer gesagt, Stefan ging arbeiten, während ich versuchte, unsere Haushalte zu vereinen. Natürlich suchte ich mir auch in Dortmund sofort ein gutes Fitnessstudio, in dem ich täglich trainieren und gleichzeitig als Aerobictrainerin arbeiten konnte.

In dieser Verfassung ging ich Anfang Oktober zu Stefans Hausarzt, um mich gegen Hepatitis impfen zu lassen, da wir zwei Wochen später zum Schnorcheln und Tauchen auf die Malediven fliegen wollten. Der Arzt impfte mich bei der Gelegenheit auch gleich noch gegen Polio, Tetanus und Diphtherie. Stefan hatte kurz zuvor die gleichen Impfungen bekommen und lag danach erst mal drei Tage mit hohem Fieber im Bett. Mir schien die hohe körperliche Belastung dagegen nichts auszumachen. Jedenfalls zeigte ich keine derartig heftigen Reaktionen und besuchte bald meine ersten Vorlesungen an der Uni in Dortmund.

Kurz darauf, noch während unseres Maledivenurlaubs, traten die ersten merkwürdigen Probleme auf. Ich stolperte oft im Sand oder bekam beim Schnorcheln heftige Wadenkrämpfe. Natürlich dachte ich mir zunächst nichts dabei und führte all diese Dinge darauf zurück, dass ich körperlich völlig ausgepowert war. Ich erholte mich im Urlaub mehr und mehr, und bald waren sie vergessen. Stefan und ich genossen die unglaublichen Farben, die himmlische Stille und das vollkommen stressfreie Leben auf der einsamen Insel.

Allerdings bemerkte ich nach dem Urlaub ebenfalls einige komische Dinge, etwa während der Aerobicstunden. Es begann auch hier mit einer erhöhten Krampfneigung in der rechten Wade und im rechten Fuß. Außerdem reagierte mein rechtes Fußgelenk gelegentlich leicht verlangsamt, und ich blieb häufiger am Boden hängen. Beim Barfußlaufen erging es mir ähnlich mit dem rechten großen Zeh, und ich geriet dadurch leicht ins Stolpern.

Als ich meiner Mutter davon erzählte, schickte sie mir Magnesium und sagte, ich solle mehr und regelmäßig essen. Aber es wurde nicht besser, im Gegenteil. Seit dem Urlaub verstärkten sich die Symptome im Bein kontinuierlich. Die Fußhebeschwäche wurde immer deutlicher, und ich bekam erneut Probleme beim Laufen. Mein rechter Fuß platschte häufig einfach auf den Boden, und ich war irgendwie unsicher auf den Beinen. Außerdem spürte ich eine zunehmende Verlangsamung, hatte oft das Gefühl von allgemeiner Schwäche, und auch die Krämpfe und Koordinationsprobleme nahmen zu. Zudem war ich schneller erschöpft und musste mich bei allem mehr anstrengen.

Mehrere Ärzte diagnostizierten daraufhin eine mögliche Nerveinklemmung durch die Bandscheibe, doch die verordnete Krankengymnastik und eine Therapie nach Dorn blieben ohne Erfolg. Schließlich kam der Verdacht eines möglichen

Impfschadens infolge der Vierfachimpfung auf, der allerdings nur schwer eindeutig nachzuweisen ist. Ich suchte deswegen verschiedene alternativ behandelnde Ärzte auf, die mir alle nicht helfen konnten.

2000   Endlich Gewissheit

Über Weihnachten und Silvester waren wir mit meinen Eltern, meiner Schwester Nina und deren damaligem Freund im Skiurlaub. Da meine Tante, mein Onkel und mein Cousin im selben Ort Urlaub machten, gingen die Alten Langlaufen und wir Jungen machten die Abfahrtspisten unsicher.

Die Koordinationsfähigkeit und Kraft meiner Beine war allerdings derart gestört, dass das Skifahren für mich in einer einzigen Katastrophe endete. Ich bekam ständig mitten auf der Piste Krämpfe in der rechten Wade und im Fuß. Die anderen machten sich nach dem dritten Mal Skischuh ausziehen und Wade dehnen schon leicht genervt lustig über mich, doch ich konnte es nicht verhindern. Die Krämpfe kamen immer wieder.

In jenem Urlaub bekam ich auch zum ersten Mal Schwierigkeiten mit der Stimme. Das Sprechen fiel mir schwerer als sonst, außerdem war meine Zunge merkwürdig steif und unbeweglich. In den folgenden Wochen fiel mir auf, dass sich auch die Arme und die Finger der rechten Hand bei bestimmten Bewegungen und Handgriffen irgendwie anders anfühlten als früher, und ich bemerkte allgemein einen deutlichen Kraftverlust. Manchmal war es nur für einen kleinen Moment zu spüren, doch es war eindeutig.

Eigentlich hätte ich täglich für meine Examensprüfungen lernen und parallel an einem Arbeitspapier eines Lehrstuhls der Uni Gießen mitarbeiten müssen, aber ich konnte mich weder konzentrieren, noch war ich psychisch und physisch in der Lage, diesen Druck und Stress auszuhalten. Schließlich schickte mich mein HNO-Arzt im März wegen meiner zunehmenden Sprechstörungen in die HNO-Klinik nach Dortmund. Nachdem ich meine gesamten Symptome geschildert hatte, bestanden die Ärzte auf eine neurologische Abklärung. Mitte April war ich deshalb für eine Woche in der Abteilung für Neurologie im Krankenhaus und ließ unendlich viele Untersuchungen über mich ergehen – darunter zwei Lumbalpunktionen zur Entnahme von Nervenwasser aus dem Rückenmarkskanal, die Messung der Nervenleitgeschwindigkeit, EMG, MRT, Kernspin, Röntgen, Messung des Lungenvolumens, mehrere Urin-, Stuhl- und Blutuntersuchungen.

Am 29. April 2000 hatten Stefan und ich schließlich einen Termin beim Oberarzt. Ich hatte vorher noch gescherzt, das Schlimmste wäre, wenn er mir sagte, ich sei völlig gesund, schließlich waren da diese merkwürdigen Symptome. Aber es kam viel schlimmer. Schon als uns der Oberarzt begrüßte, durchströmte mich ein komisches Gefühl, und als er sagte, er habe leider keine guten Nachrichten für mich, begann ich zu weinen. Dem jungen Mediziner standen ebenfalls die Tränen in den Augen, als er uns so schonend wie möglich beizubringen versuchte, dass der Verdacht einer degenerativen Motoneuronerkrankung bestand. In dem Gespräch fiel sogar der Begriff Amyotrophe Lateralsklerose, doch Stefan und ich konnten damit nicht das Geringste anfangen und waren mit der Situation völlig überfordert.

Die Amyotrophe Lateralsklerose (ALS) ist eine chronische Erkrankung des motorischen Nervensystems, also des Systems, das sämtliche Bewegungen der Muskeln steuert. In den meisten Fällen beginnt die ALS eher unauffällig mit leichten feinmotorischen Störungen, Muskelkrämpfen, Muskelzucken und einem allgemeinen Schwächegefühl. Im weiteren Verlauf verstärken sich diese Symptome stetig, zunehmende motorische Störungen, Muskelschwund, genereller Kraftverlust und schließlich Lähmungen sind die Folge. Die Lähmung der Atmung bedeutet nach durchschnittlich drei bis fünf Jahren den Tod. Im Prinzip muss der Betroffene bei vollem Bewusstsein zusehen, wie der eigene Körper immer schwächer wird. Damit wird der kranke Körper zum Gefängnis des gesunden Geistes.

Stefan und ich konnten uns nicht vorstellen, dass all das so oder so ähnlich auf mich zukommen sollte. Ich bekam sämtliche Medikamente und Therapien verordnet, von denen die Ärzte annahmen, dass sie einen positiven Einfluss auf den Krankheitsverlauf haben könnten. Ab sofort hatte ich jeweils zweimal pro Woche Physiotherapie bei Eva, Ergotherapie bei Birgit und Sprachtherapie bei Melanie. Außerdem vereinbarten wir einen Termin in der ALS-Ambulanz im Universitätsklinikum Bergmannsheil Bochum, wo wir erste Informationen über ALS und mögliche Therapieansätze erhielten. Ich hörte zwar die Worte der Ärzte und las viel über die Krankheit im Internet, trotzdem schien die Diagnose noch nicht in ihrer vollen Konsequenz bei mir angekommen zu sein.

In der folgenden Zeit versuchten wir normal weiterzuleben. Ich ging zur Uni und gab am Abend meine Aerobicstunden. Stefan arbeitete wie immer viel und war oft auf Dienstreisen unterwegs. Wir gingen essen, unternahmen etwas mit Freunden und genossen die gemeinsame Zeit. Ich wusste, dass wir zusammengehören und gemeinsam alle Hindernisse dieser Welt überwinden konnten. Wir schmiedeten Pläne für unsere Zukunft, träumten von unserem Leben und stritten über mögliche Namen unserer Kinder. Wir wollten zusammen leben, miteinander lachen und weinen, voneinander lernen und füreinander da sein – uns lieben eben.

Zum Glück packte mich niemand in Watte oder behandelte mich anders als vorher. Das war mir persönlich sehr wichtig, denn ich fühlte mich weder krank noch in irgendeiner Weise behindert, auch wenn mein Körper mich hartnäckig vom Gegenteil zu überzeugen versuchte. Für mich war klar, dass ich kämpfen und versuchen würde, die Krankheit zu akzeptieren sowie das Beste aus der Situation zu machen. Ich war sicher, das Leben weiter genießen und trotzdem etwas bewegen und für andere da sein zu können.

Um den ersten Schock der Diagnose besser zu verdauen, fuhren wir Anfang Mai wie geplant mit meinen Eltern für eine Woche nach Fischland in ein wunderschönes kleines Hotel. Jeden Tag waren wir mit dem Fahrrad unterwegs und erkundeten die Umgebung. Dazwischen lagen wir faul in der Sonne am Strand und hielten ab und zu einen Zeh in die kalte Ostsee. Abends gingen wir gemütlich essen und schliefen danach viel und lange.

Trotz der Ablenkung waren die ALS und ihre Folgen für mich immer gegenwärtig, und in meinem Kopf herrschte Chaos. Die körperlichen Symptome, die permanenten Muskelzuckungen vor allem in den Oberarmen, der unsichere Gang, die Ungeschicklichkeit beim Essen und meine Sprechstörung machten es mir ebenfalls unmöglich, diese seltsame Krankheit auch nur für eine Sekunde zu vergessen.

Wieder zu Hause suchten wir erneut im Internet nach Informationen und fanden neben allerlei Unsinn auch einige hilfreiche Hinweise. Leider gab es nur wenige wirklich umfassend informative Seiten wie beispielsweise die der Charité in Berlin, allerdings fand ich auch ein paar persönliche Homepages von anderen Betroffenen. Dadurch fühlte ich mich nicht mehr ganz so hilflos, allein und ausgeliefert.

Eine mich völlig schockierende Erfahrung machte ich kurz darauf direkt vor unserer Haustür. Die Praxis meiner Logopädin Melanie befand sich gleich nebenan, sodass ich zu Fuß zur Therapie gehen konnte. Vor unserer Tür war ein beliebter Treffpunkt für Schüler, und als ich gegen Mittag leicht verunsichert die Wohnung verließ, hatte ich ihre ungeteilte Aufmerksamkeit. Zuerst stießen sie sich gegenseitig mit den

Ellenbogen an und machten eine eindeutige Kopfbewegung in meine Richtung. Sofort verstummten die Gespräche, alle sahen mich an, und einige begannen zu kichern.

Konnte ich mich unbeobachtet noch einigermaßen normal bewegen, hieß es im gegenteiligen Fall schnell: *Rien ne va plus.* Mein Gang wurde plötzlich unrunder, ich versuchte schwankend meine Mitte nicht zu verlieren und kam leicht ins Stolpern. Daraufhin sagte einer der Jugendlichen lachend: «Guckt euch die an, am Mittag schon total besoffen!» Alle lachten – außer mir. Am liebsten hätte ich ihm ordentlich eine verpasst, aber ich hielt mich gezwungenermaßen körperlich und auch verbal zurück und sah zu, dass ich zur Therapie kam. Ich glaube, das Schlimmste an dieser Situation war, dass ich mich weder wehren noch erklären konnte. Wie gern hätte ich den Teenagern gesagt, dass die Dinge manchmal nicht so sind, wie sie zu sein scheinen, und dass ihre vorschnelle Verurteilung falsch und ungerecht war.

Wenige Tage später wollte ich zum Sport fahren und tastete mich wegen des unebenen Bodens in der Auffahrt langsam an der Wand entlang. Wieder merkte ich, dass mich einige Passanten skeptisch beäugten. Als ich gerade die Wagentür aufgeschlossen hatte und zur Flucht ansetzen wollte, kam ein älterer Herr auf mich zu und fragte, ob ich allen Ernstes in diesem Zustand Auto fahren wolle. Verzweifelt versuchte ich ihm zu erklären, dass ich nicht betrunken sei. Aber ich glaube nicht, dass er mein Gestammel verstand – und selbst wenn, hätte er mir wahrscheinlich nicht geglaubt.

Diese unschönen Erfahrungen warfen bald einige zentrale Fragen auf. Wie lange darf ich eigentlich mit ALS Auto fahren? Wer entscheidet, ab wann ich nicht mehr dazu fähig bin? Ich hatte bisher keine Probleme und fühlte mich so sicher wie immer, dennoch hatte ich Angst, dass etwas passieren könnte. Wenn ich mit dem Auto einen Unfall verursachte, wie sollte ich dem Unfallgegner oder der Polizei mit meiner Stimme erklären, was mit mir los ist? Auch wenn zu Hause mal etwas passieren sollte – sei es, dass ich stürzte, mich verletzte oder die Bude brannte –, wäre ich nicht mal in der Lage, Hilfe zu rufen. Wenn ich aufgeregt war, brachte ich nämlich erst recht kein Wort mehr heraus.

Für den Fall, dass ich in eine Notlage geriet, schrieb ich Hilfe-Zettel, auf denen ich meine Situation erklärte und zu benachrichtigende Personen nannte. Diese Zettel trug ich immer bei mir, wenn ich das Haus verließ. Ebenso speicherte ich sowohl im Handy als auch im Computer Notfallnachrichten, die ich im Fall der Fälle hätte senden können, ohne viel Kraft und Zeit mit dem Schreiben zu vergeuden. Alle wichtigen Telefonnummern speicherte ich im Kurzwahlmodus, um auch hier nicht lange suchen zu müssen. Außerdem vereinbarte ich mit einigen Vertrauenspersonen spezielle Klingelzeichen am Telefon, und die Nachbarn bekamen einen Haustürschlüssel.

Bei der Gelegenheit wollte ich auch gleich – schlau wie ich bin – bestimmte Klingelzeichen für Telefon und Haustür festlegen, damit ich Freund oder Feind praktisch schon vorab erkennen und ohne allzu große Angst abnehmen oder öffnen konnte. Um niemanden zu überfordern, einigten wir uns darauf, das Telefon zweimal klingeln zu lassen, danach aufzulegen und nochmal anzurufen. Gleiches galt für die Klingel.

Das klappte anfangs super, bis es eines Tages zweimal klingelte und statt des erwarteten Freundes ein Feind in Gestalt des gutgelaunten Postboten vor der Tür stand. Wenn der Postmann zweimal klingelt! Ich war total perplex und sah bestimmt aus wie Alice im Wunderland, weil ich gerade im Begriff war, meine täglichen Übungen zu absolvieren. Darüber hinaus hatte ich das Pech, dass der Postbote ein äußerst gesprächiges Kerlchen war und tausend Dinge von mir wissen wollte. Ob ich auch das Paket für die Nachbarn annehmen könne, ob das Reisebüro unten im Haus eventuell Pakete annehmen würde, wenn hier mal keiner da wäre, und ob ich nicht auch fände, dass es heute sehr kalt draußen sei, übrigens völlig untypisch für diese Jahreszeit ... Ich vermute, er hatte noch nie ein so schönes Selbstgespräch geführt, denn ich nickte immer nur oder zuckte die Achseln. Aber egal, das Paket hatte ich.

Im Sommer waren Stefan und ich viel unterwegs. Zunächst verbrachte ich einige Tage im Tropeninstitut in Hamburg, um auszuschließen, dass ich eine Erkrankung von den Malediven eingeschleppt hatte. Die Woche war psychisch ziemlich schlimm für mich, denn sie drehten mich praktisch einmal komplett auf links. Leider schieden alle Untersuchungen, in die die Ärzte ihre Hoffnungen gesetzt hatten, aufgrund der negativen Befunde nach und nach doch wieder aus, und übrig blieb nur Ratlosigkeit – und ALS.

Um die Enttäuschung so schnell wie möglich zu vergessen, fuhren wir über Pfingsten mit einigen Freunden zum Campen nach Holland. Die frische Luft, das Meer und die vielen neuen Eindrücke lenkten mich ab, und ich tankte neue Zuversicht, Mut und Kraft. Die brauchte ich auch, denn nach unserer Rückkehr folgte ein Marathon quer durch Deutschland. Durch einen Bericht im Fernsehen waren wir auf die Photonen-Resonanz-Therapie aufmerksam geworden und fuhren nun alle drei Wochen zur Behandlung nach Bühl.

Im August verbrachte ich zwei Wochen in der Nähe vom Chiemsee, um von dort aus täglich zu einer Heilpraktikerin nach Kiefersfelden zu fahren. Die Schwester meiner Mutter war mit ihr befreundet und hatte sie mir empfohlen. Obwohl meine Tante am Chiemsee wohnt, konnte ich dort nicht übernachten, denn seit meinem Aufenthalt im Tropeninstitut reagierte ich allergisch auf Hunde. Da meine Tante und mein Onkel eine kleine Samojeden-Zucht hatten, schwollen mir schon nach wenigen Stunden Augen, Nase, Hals und Ohren komplett zu, sodass ich mir nach der ersten Nacht eine andere

Bleibe suchen musste. Glücklicherweise haben liebe Freunde von Stefan in Rohrdorf ein großes Hotel und boten mir sofort an, kostenlos bei ihnen zu wohnen. Von dort aus fuhr ich nun täglich zweimal nach Kiefersfelden, zwischendurch entweder kurz zu meiner Tante an den Chiemsee oder zu Theresa und Tom ins Hotel.

Am Ende der zwei Wochen feierte meine Tante ihren fünfzigsten Geburtstag, und ich sah zum ersten Mal seit meiner Diagnose im April den Rest der Familie. Ich war komplett verunsichert, weil ich nicht wusste, wie viel sie über meine Krankheit, über die Symptome und den Verlauf wussten. Während der Feier war ich so nervös und aufgeregt, dass ich innerlich und äußerlich regelrecht verkrampfte, wodurch meine Sprache und mein Gang nicht unbedingt besser wurden. Ich traute mich kaum, etwas zu sagen, zumal meine Omi nichts über das wahre Ausmaß meiner Erkrankung wissen sollte, um sie nicht zu sehr zu beunruhigen. Daher war ich froh, als die gelangweilte Jugend beschloss, auf die Fraueninsel zu fahren. Kurz darauf schipperten Stefan und ich mit meinen Cousins und Cousinen samt Anhang über den See. Das war genau die Form der Entspannung, die ich vor der großen Party am Abend brauchte, und ich genoss jede Sekunde in vollen Zügen.

Im darauffolgenden September war ich leider gezwungen, sowohl das Studium als auch den Job als Aerobictrainerin aufzugeben. Ich musste meinen Körper schonen, denn nach und nach machten sich alle Symptome stärker bemerkbar, was zur Folge hatte, dass ich immer unsicherer im Umgang mit mir selbst und anderen Menschen wurde. Ich schämte mich für meine Schwäche, für mein Unvermögen, für meinen nicht mehr richtig funktionierenden Körper.

Leider war bei mir von Anfang an alles betroffen. Neben der Stimme machte mir vor allem die Motorik oder vielmehr der Kraftverlust in den Armen und Händen zu schaffen. Ich konnte nur noch unter Anstrengung sprechen, meine Stimme klang inzwischen total nasal, verwaschen, war undeutlich und eher leise. In den Händen, Armen und Schultern war der Kraftverlust wohl am größten, und ich hatte bald große Probleme, Knöpfe, Reißverschlüsse, Flaschen, Dosen oder Briefe zu öffnen, mich zu waschen, an- oder auszuziehen, zu schreiben, Dinge zu greifen und festzuhalten, mit Messer und Gabel zu essen und zu schneiden. Ich konnte nur noch langsam gehen, mein Gang war mittlerweile extrem unsicher, in der Hüfte rotierend und schwankend. Treppensteigen wurde zunehmend zu einer anstrengenden und gefährlichen Angelegenheit, und ich hatte jedes Mal Angst zu stürzen.

Trotzdem begleitete ich Stefan an zwei aufeinanderfolgenden Wochenenden auf Geschäftsreisen nach Madrid. Natürlich war es interessant und spannend, die Stadt erkunden, Museen, Kathedralen und Luis Figo bestaunen zu können und jeden Abend an besonderen Orten essen zu gehen, aber ich merkte auch, dass mich all diese Aktivitäten eigentlich viel zu sehr forderten und anstrengten.

Weil es mir schwerfiel, mir diese Tatsache einzugestehen, flogen wir im Oktober außerdem für zwei Wochen nach Fuerteventura in den Urlaub. Die Wärme war natürlich sehr angenehm, der Rest dagegen war Stress pur für mich. Ich hatte permanent das Gefühl, dass mich alle beobachteten. Oft tuschelten die Leute oder warfen sich vielsagende Blicke zu. Der Gang zum Büfett war eine einzige Qual für mich, denn auch hier beschimpften mich die anderen Gäste hinter vorgehaltener Hand als Betrunkene. Wenn sie dann auch noch meine etwas lallende Aussprache hörten, verstummten sämtliche Gespräche um uns herum.

Ich wäre am liebsten im Erdboden versunken, aber Stefan bestärkte mich die ganze Zeit über darin, die Kommentare und Blicke der anderen einfach zu ignorieren. Mein Freund war an meiner Seite, tröstete mich und machte mir Mut. Natürlich musste er mir auch das Essen klein schneiden, die Sachen tragen und mir beim An- und Ausziehen helfen. Er gab mir das Gefühl, all diese Dinge ganz selbstverständlich und gern für mich zu tun, aber mir war das alles vor den Augen der vielen fremden Menschen furchtbar peinlich, und ich war froh, als wir wieder zu Hause waren.

Um zur Abwechslung mal nicht von Unbekannten, sondern von Bekannten bestaunt zu werden, fuhren wir Ende Oktober nach Wolfsburg. Meine Mutter wurde fünfundfünfzig und feierte ihren Geburtstag mit vielen Freunden und einer entsprechend großen Party. Auf der Fahrt fiel mir erneut auf, dass sich meine übersteigerten Reflexe offenbar auch auf die Augen und Ohren auswirkten. Obwohl ich bisher eine ziemlich entspannte Beifahrerin war, reagierte ich plötzlich extrem stark auf Lichter, besonders Bremslichter hatten es mir angetan. Ich zuckte ständig zusammen, bremste mit und gab erschrockene Laute von mir – ohne dass ich es wollte.

Auch wenn zu Hause das Telefon klingelte, warf ich neuerdings vor Schreck irgendetwas um oder verschüttete den Inhalt meines Glases. Blöd! Einige Tage später probierte meine Physiotherapeutin Eva zum ersten Mal eine neue Behandlung aus: Vojta. Schon nach wenigen Tagen bemerkte ich auffallende Veränderungen, und während mein Gangbild insgesamt schlechter wurde, passierte mit meiner Stimme Erstaunliches. Noch im Verlauf der Therapie wurde sie plötzlich kräftiger, deutlicher und unangestrengter. Auf einmal konnte ich wieder viel schneller und flüssiger reden, fast so wie früher. Leider hielt dieser positive Effekt nur für wenige Stunden an, aber immerhin.

Bei der Ergotherapie arbeitete ich mit Birgit nach Perfetti, allerdings war es nur eine Frage der Zeit, bis meine Feinmotorik so weit gestört war, dass wir auf grobmotorischere Übungen ausweichen mussten. Bei den Sprach- und Atemübungen von Melanie war es ebenfalls schon als Erfolg zu werten, wenn sich mein Zustand nicht verschlechterte. Es war erschreckend, welchen Einfluss die Psyche auf meine Stimme hatte. Sobald ich einen Text vorlesen sollte, war sie ganz leise und dünn, und mir ging regelrecht die Puste aus.

Je mehr ich mich jedoch über meine Unfähigkeit ärgerte, desto schlimmer wurde es. Keine reellen Erfolgserlebnisse zu haben, war auf Dauer äußerst deprimierend. Zusätzlich sollte ich täglich Übungen für sämtliche Muskelgruppen machen. Frei nach Dietrich Grönemeyers Motto «Turnen bis zur Urne» absolvierte ich isometrische Übungen, Gymnastik für Hand, Finger und Füße und Facialis-Training – sprich: lustiges Grimassenschneiden – sowie Zungen-, Lippen- und Gaumensegelübungen. Puh, ganz schön viel und vor allem sehr zeitaufwendig. Manchmal kam einfach etwas dazwischen, oder ich wendete die bequeme Verschiebetechnik an, sodass ich oft sehr unzufrieden mit mir selbst war. Bei einigen Übungen hätte ich bloß noch losweinen können, weil ich sie nicht mehr richtig hinbekam. Irgendwann und irgendwie hatten sich die verantwortlichen Muskeln wohl vom Acker gemacht – und das, ohne mich um Erlaubnis zu fragen. Ich hätte laut schreien können vor Wut, wenn mal wieder etwas an meinem Körper nicht so funktionierte, wie ich es gewohnt war oder wie ich es wollte. Nichts war mehr wie früher, und das – Entschuldigung – kotzte mich an.

Manchmal hatte ich das Gefühl, dass sich mein Körper verselbständigte und ich jede Kontrolle über ihn verlor. Diese Erfahrung war für mich besonders schlimm, weil ich meinen Körper, seit ich denken kann, disziplinierte und kontrollierte. Er hatte mir stets gehorcht, hatte immer nur mir gehört und lediglich das getan, was ich von ihm verlangte. Jetzt war ich plötzlich hilflos wie ein Zuschauer.

Häufig und vermeintlich ohne jeden Grund bekam ich zum Beispiel regelrechte Weinkrämpfe, die ich überhaupt nicht kontrollieren konnte. Mein Körper weinte, ohne dass ich wusste warum oder es in irgendeiner Form steuern konnte.

Ab und zu schrie ich dabei so laut und schrill, dass ich selbst darüber erschrak. Ich versuchte mir Mund und Ohren gleichzeitig zuzuhalten, weil ich weder schreien wollte noch meine Schreie ertragen konnte. Am schlimmsten war es allerdings, wenn Stefan versuchte mir zu helfen oder mich zu trösten, denn seine Verzweiflung belastete mich zusätzlich. Manchmal machte ihn seine Hilflosigkeit furchtbar wütend, dann schüttelte er mich und flehte, ich solle aufhören. Wie gerne hätte ich das getan, doch es ging nicht. Mein Körper gehorchte mir nicht. Wenn ich dagegen weinte und schrie und Stefan mich in Ruhe ließ, wurde ich nach und nach ruhiger. Der innere Druck, die aufgestaute Angst und Enttäuschung waren raus, und ich fühlte mich befreit und leicht. Man sagt zwar so leicht dahin, geteiltes Leid sei halbes Leid, aber in gewisser Weise war für uns geteiltes Leid doppeltes Leid. Und zwar für beide Seiten.

Immerhin gab es in jenen Tagen mehr als genug Anlässe, um wütend und verzweifelt zu sein. Ich hatte so viel zu sagen, konnte mich an Gesprächen jedoch nicht in der Form beteiligen, wie ich es gern wollte. Oft hatte ich einen Satz oder einen Kommentar schon im Kopf, sprach ihn dann aber nicht aus und nahm praktisch nur noch in Gedanken an Unterhaltungen teil. Niemand hörte mich. Auf Dauer war das natürlich nicht sehr zufriedenstellend, schon gar nicht für eine solche Quasselstrippe wie mich. Niemand, der mich kannte, hätte je geglaubt, dass ich in einer Gruppe mal diejenige sein könnte, die mit Abstand am wenigsten redete.

Auf einer Party unserer Nachbarn verschlug es mir eines Abends dann komplett die Sprache. Wieder einmal fühlte sich irgend so ein Wicht berufen, sich öffentlich über meine Einschränkungen lustig zu machen. Als er sah, dass Stefan mir half, mein Fleisch zu schneiden, fragte dieser Blödspaten doch glatt seine Frau: «Schatz, soll ich dir auch das Fleisch schneiden? Komm, ich schneide es in kleine Stücke wie bei unseren Kindern früher.»

Sehr nett, danke! Natürlich hätte ich nichts lieber getan, als das dämliche Fleisch selbst zu schneiden. Am liebsten wäre ich sofort gegangen – nein, am liebsten hätte ich dem Typen zuerst laut, lauter, am lautesten die Meinung gesagt und wäre dann gegangen. So begnügte ich mich damit, ihn gedanklich zusammenzufalten, während Stefan die lauten Töne übernahm. Sobald Emotionen ins Spiel kamen, war meine Kehle nämlich wie zugeschnürt. Ich wusste zwar, dass so etwas immer mal wieder passieren konnte, aber deswegen verletzte es mich nicht weniger.

Genauso blöd kam ich mir vor, wenn mich jemand behandelte wie ein kleines Kind, etwa wenn ich gelobt wurde, weil die Therapie «ja wieder so super geklappt» hatte – nach dem Motto: Sie war ganz lieb und hat supertoll mitgemacht. Ich bin doch kein kleines, störrisches, aufsässiges Balg, das sonst nur Mist in der Birne hat und nie das tut, was man ihm sagt! Wenn dieses Lob an mich persönlich gerichtet gewesen wäre, hätte es mich zwar auch geärgert, dennoch hätte ich vermutlich darüber schmunzeln müssen. Doch diese Worte galten nicht mir, sondern meiner Begleitung – obwohl ich direkt daneben stand. Da würde wohl selbst dem Schmunzelhasen das Schmunzeln vergehen.

Ich finde es bis heute furchtbar, wenn jemand mit einer anderen Person über mich redet, obwohl ich dabei bin und derjenige genauso gut mich persönlich fragen könnte. «Wie geht es ihr denn?» (Danke, es geht mir gut.) «Kann sie denn noch sprechen?» (Und ob! Du müsstest mich nur mal fragen, dann würde ich es dir sofort beweisen.) «Kommt Sandra heute Abend mit zum Essen?» (Nö, jetzt nicht mehr, Chance vertan.) Einige Menschen waren sogar so unsicher, wie sie sich mir gegenüber verhalten sollten, dass sie mich der Einfachheit halber weder bei der Begrüßung noch bei der Verabschiedung beachteten. Wie Luft behandelt zu werden ist kein schönes Gefühl, auch wenn ich natürlich weiß, dass mir niemand absichtlich damit wehtun wollte. Durch solche und andere kleine Verletzungen stauten sich mit der Zeit zusätzlich zur ALS viele Emotionen auf, die sich dann irgendwann unkontrolliert entluden.

Im Winter kam ich fast um vor Langeweile. Stefan war oft zwölf Stunden und länger in der Arbeit oder auf Dienstreisen unterwegs, und ich war ohne den üblichen Uni-Stress, noch dazu ohne Sport völlig unterfordert. Zwar standen jeden Tag Ergotherapie, Krankengymnastik oder Sprachtherapie an, und natürlich hätte ich die Stunden mit all den anderen Übungen ausfüllen können, aber ich wollte nicht, dass die ALS mein Leben dominiert. Ansonsten hatte ich ja Zeit, viel Zeit sogar. Also beschloss ich, meine Gedanken einem Tagebuch anzuvertrauen.

Stefan hatte vor einiger Zeit zu mir gesagt, er wolle gerne wissen und verstehen, was mich beschäftige, worüber ich mir Gedanken machte und warum ich manchmal so traurig sei. Da es mir sehr schwer fiel, über einige Dinge zu reden, sollte dieses Tagebuch unser Tagebuch sein. Es half mir, Ordnung in meine Gedanken und Gefühle zu bringen, denn oft verstand ich mich selbst nicht mehr. Stefan bekam dadurch mehr Einblick in meine Sorgen und Ängste, aber auch in meinen normalen Tagesablauf.

Trotzdem langweilte ich mich immer noch und begann schließlich zu malen. Stefan hatte mir nach meiner Diagnose im April eine Staffelei, Acrylfarben und Leinwände geschenkt. Wir wohnten in einer hundertfünfzig Quadratmeter großen Altbauwohnung mit hohen, allerdings noch kahlen Wänden. Ich hatte unendlich viele Ideen und musste ständig aufpassen, mich vor lauter Begeisterung nicht übermäßig anzustrengen. Die Kraft in meinen Armen war schon deutlich reduziert, und ich konnte auch nicht mehr so lange stehen, ohne ins Schwitzen zu geraten. Dennoch malte ich über den Winter ein Bild nach dem anderen, und bald bekam ich von allen Seiten Aufträge. Manchmal wünschte ich mir in jenen Tagen fast meine Langeweile zurück.

Weihnachten und Silvester feierten wir eher beschaulich mit Freunden bei uns. Große Partys mit vielen Menschen, lauter Musik und verqualmter Luft kamen für mich leider nicht mehr in Frage.

2001   Loslassen und Annehmen

Inzwischen hatte ich schon über ein Jahr diese blöden Symptome, und nach und nach kamen immer mehr dazu, schleichend zwar, aber stetig.

Meine Hände wurden ungeschickter, die Arme immer schwächer, und die Muskeln zuckten Tag und Nacht. Das Sprechen fiel mir zunehmend schwerer, meine Aussprache wurde undeutlicher, und ich musste öfter etwas zweimal sagen. Auch mein Gang war deutlich wackliger, ich fiel oft hin und holte mir am ganzen Körper blaue Flecken und Beulen. Nach der anfänglichen Diagnose «Verdacht auf ALS» bestätigten mir die Ärzte der ALS-Ambulanz in Bochum jetzt eine «wahrscheinliche ALS». Na super!

Es gibt bisher leider noch keine Untersuchungen, mit denen eine ALS nachgewiesen werden kann, daher handelt es sich stets um eine sogenannte klinische Diagnose. Sie wird bei typischem Untersuchungsbefund und Verlauf nach Ausschluss anderer ähnlicher Erkrankungen gestellt.

Ich wollte meine bisherige Taktik beibehalten und versuchte die ALS als einen Teil meines neuen Lebens anzunehmen und sie dennoch nicht zu meinem Lebensmittelpunkt zu machen. Weil insbesondere Stresssituationen und sowohl körperliche als auch seelische Überanstrengung den Verlauf der Krankheit enorm beschleunigen können, musste ich mein Leben komplett umkrempeln. Mittlerweile empfand ich sogar Situationen als stressig, die ich früher vermutlich nicht mal bewusst wahrgenommen hätte. Ich vermied jede Art von negativem Stress, soweit es eben möglich war. Darunter fielen letztlich jede Form von Öffentlichkeit, fremde Menschen, unbekannte Orte oder Räumlichkeiten sowie jeder noch so geringe Zeitdruck.

Ich fand es furchtbar, aufgrund meines körperlichen Zustands andauernd unfreiwillig im Mittelpunkt zu stehen. Es machte mir Angst, irgendwo hinzumüssen, ohne zu wissen, ob zum Beispiel die Toiletten ohne schwer überwindbare Hindernisse wie Treppen überhaupt zu erreichen waren. Wenn ich mich nicht in Ruhe auf einen Termin vorbereiten konnte und Stefan womöglich genervt auf mich warten musste, dann spielte mein Körper komplett verrückt, und nichts ging mehr.

Diese vollkommen ungewohnten Reaktionen und Empfindungen verunsicherten mich in den nächsten Wochen zusätzlich, und ich versuchte unbewusst, solche Situationen ganz zu vermeiden. Das bedeutete, dass ich mich immer mehr in die halbwegs sichere Umgebung unserer eigenen vier Wände zurückzog. Hier konnte ich nach wie vor selbständig zur Toilette gehen, niemand redete mich unvorbereitet an oder begaffte mich, und ich bewegte mich in meinem eigenen Tempo. Stefan war nun häufiger ohne mich am Wochenende unterwegs, traf sich mit Freunden zum Essen oder ging auf Partys. Ich fing an, mich mehr und mehr zu verstecken, und musste feststellen, dass ich die ALS zwar vor mir selbst annehmen konnte, dass es jedoch ungleich schwerer war, dies auch vor anderen zu tun.

Ich wollte nicht anders, sondern normal sein und schämte mich, dass ich es offensichtlich nicht mehr war. Auch wenn meine Erkrankung noch nicht für jedermann offen – etwa in Form eines Rollstuhls – zu sehen war, konnte sie doch jeder hören. Häufig erschrak ich sogar, wenn ich meine gequälte Tonlage hörte, und bald hatte ich selbst zu Hause Angst, sobald das Telefon klingelte oder jemand an der Haustür war. Wenn ich irgendwo anrufen musste, schlug mir das Herz bis zum Hals, und ich übte vorher meinen Text, um am Ende wieder nur mehr oder weniger undeutliche Worte hervorzubringen.

Wenn ich doch mal mit Stefan vor die Tür ging, sah ich den Menschen, die uns entgegenkamen, direkt in die Augen, damit sie an meinem klaren Blick erkennen konnten, dass ich trotz meiner lallenden Stimme nicht betrunken war. Ich betete, dass mich keine Verkäuferin ansprach, ob sie mir helfen könne, oder dass mich auf der Straße kein Fremder nach dem Weg fragte. In Cafés und Restaurants versuchte ich aus lauter Scham möglichst leise zu sprechen.

Natürlich ging der Schuss meistens nach hinten los, denn je leiser ich sprach, desto genauer schienen die Leute hinzuhören. Hatte ich erst mal ihre Aufmerksamkeit erregt, ließen sie mich oft nicht mehr aus den Augen. Grauenhaft! Also schwieg ich häufiger und versuchte wenigstens dabei so normal wie möglich auszusehen. Selbst ein Brot beim Bäcker zu kaufen, kostete mich ungemeine Überwindung, und nicht selten verließ ich den Laden tatenlos, ehe ich mich irgendwann traute, mein «Wollhornbrod» zu bestellen. Im Nachhinein frage ich mich, was damals tatsächlich auffälliger war: die Sprachstörung an sich oder mein sonderbares Verhalten, um ja nicht aufzufallen?

Auch im Freundeskreis wurde es schwieriger, Gespräche ohne Stefan als Dolmetscher zu führen, was vor allem an meiner Aufregung und den damit verbundenen Emotionen lag. Konnte ich, wenn ich entspannt war, eigentlich noch einigermaßen verständlich reden, war bei Nervosität, Angst, Wut oder Traurigkeit alles vorbei. Wenn ich also etwas sagen wollte, musste ich mir ganz genau überlegen, wie ich meine Meinung in ein, zwei Sätzen so zusammenfassen konnte, damit dennoch alle mitbekamen, worum es mir ging.

Meistens war dieser Vorgang viel zu kompliziert, und ich brachte am Ende nichts als ein «Mhm» heraus. Innerlich diskutierte ich dagegen jedes Mal lebhaft mit. Am schlimmsten war, dass ich auch in Situationen, in denen Erklärungen sehr wichtig gewesen wären, nicht ein einziges Wort vernünftig über die Lippen brachte. Dabei schwirrten in meinem Kopf tausend Gedanken, unendlich viele fertige Sätze und flehende Bitten herum. Egal ob im Streit, beim Weinen oder nach einem Sturz, manchmal dachte ich, ich müsste nur laut genug denken, dann könnten die anderen mich schon hören und verstehen, was ich mitteilen will. Aber meistens blieben nur ein Höllenlärm in meinem Kopf, Hilflosigkeit und Verzweiflung zurück.

Meine Welt und damit der Radius, in dem ich mich bewegen, die Möglichkeiten, die ich wahrnehmen, die Dinge, die ich noch ohne Hilfe erledigen konnte, hatten sich enorm verringert. In meinem Mikrokosmos bewegten sich hauptsächlich Menschen, die ich gut kannte, die von meiner Erkrankung wussten und entsprechend Rücksicht auf mich nahmen. Mit dem wahren, wirklichen Leben hatte das nicht mehr viel zu tun.

Meine wichtigsten Bezugspersonen waren Stefan und seine Mutter Agnes. Sie half, wo sie nur konnte, und kümmerte sich um mich, wenn mein Freund unterwegs war. Sie ging einkaufen, machte sauber, bepflanzte unsere Terrasse, kochte Essen oder fuhr mich zur Therapie. Agnes und ich verstanden uns super, wir hatten immer viel Spaß zusammen und giggelten manchmal wie die Hühner. Natürlich erlebte sie auch die weniger schönen Momente mit, etwa wenn ich weinte oder einfach mal einen schlechten Tag hatte. Aber sie war immer für mich da und hörte zu. Eigentlich war Agnes eine Freundin, vielleicht sogar die einzige, die ich in Dortmund wirklich hatte.

Meine Freundinnen lebten in Wolfsburg oder Hamburg, und aufgrund meiner Probleme mit der Stimme waren lange Telefonate nicht mehr möglich. Wir sahen uns also nur, wenn ich meine Eltern in Wolfsburg besuchte oder wenn sie nach Dortmund kamen. Genauso war es bei meinen Eltern und meiner Schwester. Dadurch, dass sie alle meinen Alltag nicht mitbekamen und die Höhen und Tiefen nur aus der Entfernung miterlebten, blieb für sie die ALS sehr abstrakt und war in ihrem ganzen Ausmaß überhaupt nicht zu begreifen. Selbstverständlich sahen sie die Veränderungen und Verschlechterungen, doch sie wussten nicht, wie unendlich schwer der Weg bis dahin war.

Stefan war zudem der Meinung, meine Familie wolle den Tatsachen nicht ins Auge sehen, was immer öfter zu Auseinandersetzungen führte. Es war jedoch schwierig für meine Eltern, denn sie bekamen die Informationen nur häppchenweise und aus zweiter Hand. Sie konnten zwar die Unterlagen oder im Internet über die ALS lesen, aber ich glaube, diese Erkrankung kann man – wenn überhaupt – nur begreifen und verstehen, wenn man sie intensiv erlebt. Nicht mal ich konnte mir im Anfangsstadium richtig vorstellen, was es heißt, hilflos und abhängig zu sein.

Als meine Eltern im März für ein Wochenende zu Besuch bei uns waren, kam plötzlich das Thema Pflege oder vielmehr Pflegekraft auf. Während Stefan und die beiden fröhlich diskutierten, wann, wie oft und wobei mir diese Person helfen könnte, arbeitete ich innerlich ebenso gutgelaunt an meiner Mauer der Ablehnung. Pflege? Das ist vielleicht etwas für alte oder bettlägerige Menschen, aber doch nicht für mich!, dachte ich nur. Die Vorstellung, dass eine wildfremde Person in meine Privat- und Intimsphäre eindrang, dass ständig jemand in meiner Nähe war, den ich sozusagen unterhalten und mit irgendetwas beschäftigen musste – obwohl ich vielleicht gar nichts zu tun hatte –, war der reinste Horror für mich. Schon als ich einen Schwerbehindertenausweis beantragen sollte, hatte sich in mir alles gesträubt. Aber irgendwann so eine blöde Pflegestufe zu haben, war ein weitaus schlimmerer Gedanke. Warum verstand das bloß keiner?

Die restlichen Tage im März verbrachte ich nahezu ausschließlich mit Pinsel und Farbe vor Leinwänden. Freunde von uns feierten nachträglich ihre Hochzeit, nachdem sie letztes Jahr heimlich, still und leise im Leuchtturm auf Hiddensee geheiratet hatten. Nur Sandra, Thomas und ihre Untermieterin Helena, die damals allerdings schon kurz vor ihrem Rauswurf stand und Ende April 2000 tatsächlich die fristlose Kündigung erhielt. Inzwischen war die kleine Helena fast ein Jahr alt, und das musste natürlich ebenfalls gefeiert werden.

Ich wollte den dreien ein großes Bild mit drei roten Tulpen malen, und als es ein paar Tage später fertig war, stand ich stolz und sehr zufrieden davor. Sandra und Thomas freuten sich sehr darüber, und einige Gäste der Hochzeitsparty sprachen mich darauf an. Durch den Stress, die Aufregung und die vielen unbekannten Menschen war ich wieder mal ohne Stimme unterwegs und musste Stefan für mich antworten lassen, was diejenigen, die nichts von der ALS wussten, ziemlich irritierte. Vor allem dass mir beim Sprechen die Anstrengung buchstäblich ins Gesicht geschrieben stand, war mir nach wie vor unangenehm. Viele hielten meine Grimassen sicher für eine Art Spastik oder geistige Behinderung und nicht für den Ausdruck extremer Muskelanstrengung bei dem Versuch zu sprechen.

Allerdings hatte ich auf einmal auch Probleme, die Füße voreinander und nicht über Kreuz zu setzen und das Gleichgewicht zu halten. Ich schob beim Gehen das Becken nach vorne und zog vor allem das rechte Beine steif hinterher. Meist verfiel ich in einen leichten Passgang, nahm gleichzeitig den rechten Arm und das rechte Bein nach vorn, was eine gefährliche Drehbewegung der Hüfte zur Folge hatte. Um nicht zu sehr aufzufallen, wendete ich meine neue Hinketaktik an. Ich tat einfach so, als ob ich eine Verletzung am rechten Knie hätte, und hinkte absichtlich etwas stärker. Die Leute guckten dann zwar auch, allerdings fanden sie mich nicht so interessant wie sonst.

In den nächsten Wochen besuchte ich regelmäßig eine Heilpraktikerin in Bonn, auf die jemand meine Schwester Nina aufmerksam gemacht hatte. Die Frau konnte mir zwar auch nicht helfen, trotzdem fuhr ich mit meinen Eltern immer wieder zu ihr, bis ich beschloss, dass der Aufwand in keinem Verhältnis zum Nutzen stand. Ich glaube, die ALS verzeiht es nicht, wenn man versucht, sie mit den falschen Mitteln zu bekämpfen. Wenn meine Eltern oder Freunde mir erzählten, was andere Betroffene alles unternommen und ausprobiert hatten, war ich jedes Mal hin- und hergerissen. Einerseits wollte ich natürlich keine Chance verpassen, andererseits auch nicht nach jedem Strohhalm greifen und ständig aufs Neue enttäuscht werden. Schließlich wollte ich mir nicht selbst schaden, nur um andere zufriedenzustellen oder ihre angebotene Hilfe nicht abzulehnen.

Also musste ich herausfinden, was mir guttat und was mir schadete, um dann konsequent – und vielleicht zum ersten Mal in meinem Leben – nur das zu tun, was ich auch tun wollte. Gar nicht so einfach! Ich musste mich intensiv mit mir, meinem Körper und meinem Leben auseinandersetzen, ob es mir passte oder nicht. Noch nie hatte ich so viel über mich nachgedacht. Leider musste ich feststellen, dass es eine Sache ist, sich selbst zu hinterfragen, aber eine ganz andere und noch viel schwierigere, die erlangten Erkenntnisse im täglichen Leben umzusetzen.

Meine Beziehung zu Stefan stand ebenfalls auf dem Prüfstand. Ich erkannte sehr wohl die Probleme, die die ALS in unsere Partnerschaft brachte. Die große Unzufriedenheit mit meinen reduzierten Lebensinhalten, meine Ungeduld und mein manchmal nur schwer nachzuvollziehendes Verhalten forderten Stefans Kräfte aufs Äußerste. Ich fühlte mich als Frau, als Partnerin immer unattraktiver und schämte mich oft sogar vor ihm. Immerhin konnte ich mich nicht mehr so bewegen, wie ich wollte, konnte Stefan nicht mehr so berühren, wie ich wollte, konnte ihn nicht mehr so küssen, wie ich wollte, und ihm nicht mehr die Dinge sagen, die ich sagen wollte. Alles war so … so … so umständlich und schwer. Manchmal fühlte ich mich nicht mal mehr wie eine Frau, sondern wie ein Kind oder eine kleine Schwester.

Wenn Stefan eine andere Frau kennenlernt, die ihm intellektuell und optisch gefällt, habe ich überhaupt keine Chance mehr, dachte ich mehr als einmal. Selbst wenn ich wollte, ich könnte mit ihr gar nicht mehr konkurrieren. Wie lange waren wir wohl noch in der Lage, eine glückliche Beziehung zu führen, wenn sich die gesamte Körperlichkeit weiter reduzierte, gemeinsame Unternehmungen und Erlebnisse kaum mehr stattfanden und ich immer unzufriedener wurde? Unsere Liebe würde irgendwann daran zerbrechen. Mir war bewusst, dass unsere Beziehung diesem Druck auf Dauer unmöglich standhalten konnte.

In Anbetracht meiner Scheu vor allzu großer Öffentlichkeit und nach den Erfahrungen aus unserem letzten Urlaub mieteten wir im Juni mit Sandra, Thomas und der kleinen Helena für ganze drei Wochen eine große Finca auf Mallorca. Währenddessen kamen uns mehrere Freunde und unsere Familien besuchen. Wir erkundeten gemeinsam die Insel, und ich machte zum ersten Mal Bekanntschaft mit einem Rollstuhl. Sosehr ich mich anfangs dagegen wehrte und mich hartnäckig weigerte, mich in dieses Ding zu setzen, musste ich irgendwann doch klein beigeben. Für lange Ausflüge zu Fuß war ich mittlerweile einfach zu langsam und zu rasch erschöpft. Als ich dann auch noch vor den Augen der anderen stürzte und ohne jeden Abwehrreflex der Länge nach auf den Boden schlug, waren alle heilfroh, wenn ich sicher im Rolli saß. Für mich gehörten die Stürze schon zum Alltag, schließlich stolperte ich ständig über meine eigenen Beine oder über Teppichkanten. Außer Beulen und blauen Flecken hatte ich mir bisher zum Glück noch nie etwas getan.

Eines Tages, nicht lange nach unserer Rückkehr, blieb ich jedoch so unglücklich an dem winzigen Fliesenabsatz in unserer Küche hängen, dass ich mir das linke Schlüsselbein brach. Für die Diagnose brauchte ich nicht einmal einen Arzt, denn ich konnte deutlich hören, wie der Knochen knackte. Nachdem ich über eine Stunde erfolglos versucht hatte aufzustehen, gab ich schließlich auf. Zum Glück kam ich irgendwie an das Telefon, das ich vor dem Sturz noch in der Hand gehalten hatte. Ich rief Stefan an, brachte jedoch außer Schluchzen kein Wort heraus. Sofort informierte er unsere Nachbarin und seine Mutter, die mich ins Krankenhaus begleitete. Dort bekam ich die Bestätigung meiner eigenen Diagnose: glatter Bruch des linken Schlüsselbeins. Da zum Glück keine Operation nötig war, wickelten sie mich in eine Art Ganzkörper-Armschlinge und entließen mich.

Ich war zutiefst erleichtert, nicht im Krankenhaus bleiben zu müssen. Im Internet hatte ich schon mehrfach gelesen, dass Betroffene, die nach Stürzen operiert werden mussten, aufgrund der Bettruhe ziemlich schnell körperlich abgebaut hatten. Ich verbrachte den Sommer mit viel Bewegungstherapie, sodass mein Arm bald wieder funktionsfähig war.

Dieses Jahr schenkte ich Stefan einen schwarzen Alfa Romeo Spider Cabrio zum Geburtstag – genauer gesagt mietete ich den Wagen für einen Tag. So machten wir und der Alfa eine schöne Spritztour durch Holland und das Münsterland.

Der Ausflug lenkte mich von dem bevorstehenden Lungenfunktionstest ab, vor dem ich schon seit Wochen gehörigen Bammel hatte. Ich verstand einfach nicht, welchen Nutzen ich daraus ziehen sollte, durch eine deprimierende Zahl belegt zu bekommen, was ich ohnehin schon wusste. Mir war klar, dass die Werte im Verlauf der ALS nicht besser wurden, außerdem fühlte ich mich bei den Tests jedes Mal furchtbar unwohl. In dieser engen Kabine mit dem Schnorchel im Mund und in dem Wissen, dass es darauf ankam, möglichst ruhig und tief zu atmen, wurde ich automatisch panisch. Meine Atmung ging flach und schnell, ich hatte das Gefühl, mehr Luft ein- als auszuatmen und – so seltsam es auch klingen mag – daran zu ersticken. Darüber hinaus fragte ich mich natürlich auch, wie aussagekräftig ein unter diesen Umständen entstandener Wert überhaupt sein kann.

Glücklicherweise verhinderte ein außerordentlich hartnäckiger Husten, dass ich zu dem Lungenfunktionstest musste. Ich war nicht etwa erkältet, sondern bekam, sobald ich den Mund öffnete, einen trockenen Hustenreiz. Statt mehr oder weniger unverständlicher Wörter brachte ich bald nur noch gehustete Wortfetzen hervor, was die Kommunikation gewiss nicht leichter machte. Außerdem war das permanente Husten sehr anstrengend, und ich war froh, als nach drei Wochen täglicher Inhalation mit Kochsalzlösung der Hustenreiz langsam nachließ.

Am 11. September war Stefan mal wieder in Frankfurt, während ich nachmittags um drei mit dem Rest der Welt sprachlos, fassungslos und unendlich traurig vor dem Fernseher saß und nicht glauben konnte, was ich da sah. Ohne wirklich sagen zu können wovor, bekam ich große Angst und bat Stefan, so schnell wie möglich nach Hause zu kommen. Er tat mir den Gefallen, aber ich glaube, an diesem Tag hatte er eine Idee. Denn er schlug völlig unvermittelt vor, mir zu meinem dreißigsten Geburtstag ein Haustier zu schenken, damit ich nicht so allein sei. Ich war sofort Feuer und Flamme und dachte an einen Hasen oder Ähnliches. Aber Stefan wollte nichts, was in einen Kochtopf passte, also kamen wir schnell auf einen Hund.

Wir informierten uns im Internet und entdeckten einen Züchter von Berner Sennenhunden, der auch erwachsene und komplett ausgebildete Hunde verkaufte. Allerdings musste ich vorher beim Hautarzt einen Allergietest machen lassen, weil ich ja einige Male stark auf Hunde reagiert hatte. Tatsächlich bestätigte der Arzt die Allergie und riet mir dringend von der Anschaffung eines Hundes ab. Ich war hin- und hergerissen, denn mein Gefühl sagte mir, dass ich auf meinen eigenen Hund niemals allergisch reagieren würde. Mein Gefühl gewann – und sollte recht behalten.

Kurze Zeit später holten wir die zwei Jahre alte Judy beim Züchter in Thüringen ab. Sie gefiel uns sofort, denn sie war zwar noch ein wenig ängstlich, aber supersüß. Judy eroberte unser Herz im Sturm und war, ist und bleibt das Beste, was mir je passiert ist. Sie ist mein Clown, mein Engel, mein Sonnenschein. Man sagt ja, dass sich Hund und Herrchen oder Frauchen im Laufe der Zeit immer ähnlicher werden. So war es auch bei Judy und mir. Manchmal lag sie auf dem Boden, schielte von unten zu mir hoch und machte auf einmal dieselben Grunz- und Schmatzlaute wie ich, wenn ich meine gesammelte Spucke schlucken wollte. Oder wir gähnten uns wie auf Kommando gegenseitig aus vollem Hals an und gaben dabei dieselben Geräusche von uns.

Judy träumte anscheinend auch so viel und intensiv wie ich. Wir träumten wohl oft vom Laufen, denn sie bewegte ständig ihre Pfoten, als würde sie – wie ich in meinen Träumen – über eine Sommerwiese rennen. Ob ich dabei allerdings auch derart herzzerreißend fiepte und ohrenbetäubend laut schnarchte, weiß ich natürlich nicht.

Mitte Oktober feierte ich nachträglich meinen dreißigsten Geburtstag mit vielen Freunden und einer großen Party in unserer Wohnung. Judy hatte kurz zuvor ihre Stimme wiederentdeckt und bellte voller Enthusiasmus jeden einzelnen Gast ausgiebig an – vorne bellen, hinten wedeln. Stefan und ich hatten schon befürchtet, einen stummen Hund gekauft zu haben, denn bis dahin hatten wir bei Besuch oder der Klingel immer nur ein dumpfes «Rumms» gehört, wenn Judy zwar unterm Tisch aufsprang und sich die Rübe anstieß, aber vor lauter

Schreck vergaß zu bellen. Jetzt genoss sie es dafür umso mehr und begeisterte jeden, der sie sah und hörte.

Judy half mir auch einen weiteren Abschied besser wegzustecken, denn ein paar Wochen später musste ich mein Auto endgültig verkaufen und damit auf ein weiteres Stück Freiheit und Selbständigkeit verzichten. Das fortwährende Abschiednehmen und Loslassen gehört zu den Nebeneffekten der ALS, die am schwersten zu verkraften sind. Es ist furchtbar deprimierend, festzustellen, dass einfachste und absolut selbstverständliche Bewegungen oder Handgriffe, die gestern noch möglich waren, heute trotz größter Anstrengung einfach nicht mehr klappen wollen.

Auf einmal bekam ich den Knopf an meiner Jeans nicht mehr auf. Plötzlich konnte ich den Stift nicht mehr festhalten, geschweige denn schreiben. Sosehr ich mich auch bemühte, die Gabel wie gewohnt zum Mund zu führen, es ging nicht mehr. Der Radius, in dem ich mich selbständig bewegen konnte, verkleinerte sich zusehends. Ich musste mein Leben ständig neu definieren und vom «alten» Leben für immer Abschied nehmen.

Mindestens genauso schwer wie das Abschiednehmen und Loslassen ist auf der anderen Seite das Annehmen. Ich musste nicht nur die ALS als einen Teil meines neuen Lebens annehmen, sondern auch mich selbst als eine abhängige, kranke, letztlich eine behinderte Frau. Ich weiß noch genau, wie schockiert ich war, als ich meine Mutter das erste Mal wie selbstverständlich sagen hörte: «Meine Tochter ist behindert.» Ich finde dieses Wort fürchterlich und wehre mich nach wie vor dagegen.

Gewehrt hatte ich mich anfangs auch gegen jede Art von Hilfsmitteln. Aber ich habe eigentlich immer verloren. Ob zu Anfang meiner Erkrankung der Gehwagen, später der Rollstuhl oder der elektrisch verstellbare Lattenrost, ob im weiteren Krankheitsverlauf die Computersteuerung, die Software-

Tastatur und Umfeldsteuerung oder das Blattwendegerät und der behindertengerechte Umbau im Bad – bei allem sagte ich erst mal: «Das brauche ich nicht», oder: «Das will ich nicht.» Für mich bedeutet jede Annahme eines Hilfsmittels gleichzeitig immer wieder einen neuen Abschied.

Die größte Überwindung kostete es mich, mir selbst einzugestehen, dass ich einen Rollstuhl brauchte. Schließlich erklärte ich mich bereit, so «ein Ding» zu beantragen. Als der Berater vom Sanitätshaus vorbeikam und mich fragte, welches Modell ich denn haben wolle, antwortete ich: «Na, einen Rollstuhl eben, so ein Ding zum Reinsetzen mit zwei großen und zwei kleinen Rädern.» Ich hatte natürlich nicht die geringste Ahnung von Rollstühlen und deren Ausstattung. Eigentlich dachte ich, dass der Mann genau aus diesem Grund hier sei, nämlich um mich entsprechend zu beraten und mir alle Alternativen aufzuzeigen. Dabei wusste dieser Mensch noch nicht einmal, welche Erkrankung ich überhaupt habe, geschweige denn, welche Einschränkungen sich daraus ergeben. Darüber hinaus kannte er sich bei der Wahl eines passenden Modells und der möglichen Gestaltung des Rollstuhls gar nicht aus. Es grenzt daher nahezu an ein Wunder, dass ich dennoch einen Rolli bekam, wie ich ihn brauchte. Da die Auslieferung tatsächlich neun Monate dauerte, hatte ich wenigstens genügend Zeit, mich langsam damit abzufinden. Allerdings ließ mir der Mitarbeiter des Sanitätshauses einen anderen Rolli für den Notfall da.

Nachdem ich ein paar Tage um das Monstrum herumgeschlichen war, gab ich an einem strahlenden Sonntagmorgen Stefans Bitte nach und fuhr mit ihm, Judy und dem Ding an einen nahegelegenen See. Die Luft war herrlich klar und roch nach Schnee. Als wir schon ein Stück gelaufen waren, ließ Stefan Judy von der Leine. Ich hatte erwartet, dass sie wie verrückt losrennen, überall schnüffeln oder sich wenigstens zum Wälzen auf den Rücken werfen würde, doch weit gefehlt. Mein

Hund machte brav einen auf Polonaise und trottete hinter Stefan her, der wiederum mich im Rolli schob. Wir sahen bestimmt zum Piepen aus. Erst auf mein Kommando «Lauf» scherte sie aus und schoss an uns vorbei. Ich war total stolz, dass ich so einen guterzogenen und braven Hund hatte.

Wenig später war es allerdings vorbei mit meinem Stolz. Am See blieb Judy plötzlich wie vom Donner gerührt stehen, stellte die Ohren auf und starrte gebannt aufs Wasser. Als ich kapierte, was los war, stürmte mein Hund auch schon davon und sprang im hohen Bogen in Richtung Ente in den See. Judy war so überrascht, nicht auf der Oberfläche stehen zu können und unterzutauchen, dass sie für einen Moment das Schwimmen vergaß. Stefan redete beruhigend auf sie ein und lotste sie so an Land zurück. Danach war Judy total erschöpft und lag erst mal da – platt wie eine Flunder und alle viere von sich gestreckt. Ich überlegte, ob ich Mitleid haben oder mich über ihre Tollpatschigkeit totlachen sollte, als sie aufstand und sich kräftig vor mir schüttelte. Bravo! Ich genoss es, mal wieder etwas erlebt zu haben. Ohne den Rollstuhl hätte ich auf den Anblick von Judy im Rattenkostüm verzichten müssen. Vielleicht war das Ding ja doch nicht so schlecht?

Genauso, wie ich mich erst nach und nach mit der Tatsache abfinden konnte, von nun an nur noch durch die Welt geschoben zu werden, mussten sich auch Stefan, meine Eltern, letztlich mein gesamtes Umfeld an den Umgang mit dem Rollstuhl gewöhnen. Nach den ersten Ausflügen war ich wirklich kurz davor, einen Gesetzesentwurf für einen Rollstuhlführerschein zu verfassen. Bei den ersten Bordsteinüberquerungen zog ich mir jedes Mal fast eine Gehirnerschütterung zu, beim Zusammen- beziehungsweise Auseinanderklappen, beim Verladen ins Auto spielten sich Szenen à la *Pleiten, Pech und Pannen* ab, und beim zwischenzeitlich ungebremsten Parken rollte ich – je nach Gefälle mal langsamer und mal schneller – plötzlich führerlos durch die Gegend.

Es war ein zwiespältiges Gefühl, mit Hilfe des Rollstuhls endlich wieder mobil zu sein. Einerseits freute ich mich beispielsweise, wieder shoppen gehen – oder vielmehr fahren – zu können, andererseits machte es keinen richtigen Spaß, weil die neue Perspektive mehr als doof war. Ich saß praktisch auf Augenhöhe mit den Klamotten und hatte überhaupt keinen Überblick über das Angebot und die Auswahl. Blöd! Zudem raste Stefan jedes Mal in einem Affenzahn kreuz und quer mit dem Rolli durch die meist sehr schmalen Gänge, sodass ich in den wenigen Sekunden, in denen die verschiedensten Kleidungsstücke an mir vorbeihuschten, nicht unterscheiden konnte, ob es sich um ein T-Shirt, eine Bluse oder einen Pulli handelte. Blöd! Wenn ich doch mal etwas erspäht hatte und versuchte, Stefan durch eine Handbewegung zu signalisieren: «Da vorne auf dem Ständer, ja genau hier ... halt, halt, HAA-AAAALT», war er längst vorbeigerast. Blöd!

Jetzt fingen die Probleme erst richtig an. Stefan sagte dann hinter mir stehend und ziemlich laut: «Wo willst du denn hin, Sandra?», und ich versuchte ihm so unauffällig wie möglich zu bedeuten oder zu sagen: «Ein Stück zurück.» Weil ich mich jedoch nicht zu ihm umdrehen konnte und nach vorne sprechen musste, verstand er natürlich nur Bahnhof. Blöd! Also orgelte er in dem engen Gang mit dem Rolli herum, riss dabei einige Bügel vom Ständer, scheuchte Verkäuferinnen und Kunden auf und versuchte entweder zu mir nach vorn zu klettern oder mich mitsamt des Rollstuhls umzudrehen. Was für ein Affenzirkus! Blöd! Natürlich war mittlerweile der ganze Laden auf uns aufmerksam geworden und mir die Lust auf Shopping gründlich vergangen. Total blöd!

Meine Mutter schob mich ebenfalls wie wild durch Geschäfte und Gänge und quasselte dabei ununterbrochen, ohne dass ich mich an dem Gespräch beteiligen konnte. Blöd! Wenn wir Bekannte trafen, unterhielten sie sich grundsätzlich in meinem Rücken. Ich wurde nämlich jedes Mal erst an den

Leuten vorbeigeschoben und hätte mir den Kopf verrenken müssen, um überhaupt etwas sehen zu können. Blöd! Wenn ich mich bemerkbar machte und sagte, dass ich auch gern etwas mitbekommen wolle, drehte sie mich natürlich um – und schon hatte ich das nächste Problem. Die anderen standen so nah vor mir, dass ich mir auch in dieser Position den Kopf verrenken musste, um nicht nur Bäuche, sondern auch ein paar Gesichter sehen zu können. Blöd!

Ich weiß, dass es nicht einfach ist, ständig daran zu denken, wie sich die jeweilige Situation aus meiner Sicht darstellt, aber ich finde diese Situationen trotzdem total blöd, blöd, blöd! Auch deswegen fiel es mir lange Zeit unendlich schwer, den Rollstuhl als einen Teil meines neuen Lebens anzunehmen.

Genauso schwer fiel es mir am Anfang, immer wieder um Hilfe zu bitten und diese Hilfe auch anzunehmen. Ich empfand dies zunächst als eindeutiges Zeichen meiner Schwäche. Erst mit der Zeit erkannte ich, dass es kein Zeichen von Schwäche ist, sondern ein Zeichen der Stärke. Schwer ist es trotzdem, ständig auf jemanden zu warten. Ich musste im Laufe der Zeit lernen, viel Geduld mit mir und noch mehr Geduld mit anderen zu haben. Ständig auf die Zeit, Lust und das Wohlwollen anderer Menschen angewiesen zu sein, kostet viel Kraft, noch mehr Selbstbeherrschung und ist oft sehr deprimierend. Diese ständige Abhängigkeit macht einen unheimlich klein. Bitten zu müssen ist schon schlimm genug, aber niemanden zu haben, den man bitten kann, ist logischerweise noch viel schlimmer.

Insofern war ich dankbar, Stefan an meiner Seite zu haben. Wenn er allerdings abends von der Arbeit kam und ich einen Tag voller Untätigkeit und Langeweile hinter mir hatte, trafen zwei unterschiedliche Welten aufeinander. Er wollte sich entspannen und erst mal seine Ruhe haben, ich dagegen war froh, dass mir endlich jemand helfen konnte. Mein Freund war oft gefordert und manchmal bestimmt auch überfordert. Ich hatte von Anfang an gehofft, dass wir zusammen stark genug wären und es trotzdem schaffen könnten. Und das wünschte ich mir natürlich auch für das bevorstehende neue Jahr.

Silvester feierten wir diesmal ganz gemütlich bei Sandra, Thomas und Helena. Weil wir nicht wussten, wie Judy auf die Feuerwerkskörper, die laute Knallerei und die vielen feiernden Menschen reagieren würde, hielt Stefan sie zunächst an der Leine. Aber sie war zu unser aller Überraschung vollkommen begeistert und starrte mit großen Augen jeder Rakete am Himmel hinterher. Ich wünschte mir für das neue Jahr, dass Stefan, Judy und ich noch viel Zeit miteinander verbringen würden.

2002   Mein neues altes Zuhause

Bereits im letzten Jahr hatte sich meine Freundin Kerstin hartnäckig um einen Termin bei Professor Roman Haberl bemüht, dem Chefarzt der Abteilung für Neurologie am Krankenhaus München-Harlaching, um eine weitere Meinung zur Diagnose ALS einzuholen.

Also fuhr ich im Februar in Stefans BMW zu Professor Haberl. Wie immer, wenn wir in Bayern waren, wohnten wir bei Theresa und Tom im Hotel Zur Post in Rohrdorf. Am nächsten Morgen mussten wir sehr früh aufstehen, um den Termin pünktlich um halb zehn einhalten zu können. Das Wetter war an diesem Tag mehr als schlecht, es schüttete, stürmte, und Blitz und Donner wechselten sich ab. In München suchten wir im strömenden Regen vergeblich einen Parkplatz in der Nähe der Klinik und parkten schließlich völlig entnervt auf dem einzig freien Parkplatz für Rollstuhlfahrer direkt vor dem Klinikgelände. Warum auch nicht – schließlich war ich Rollstuhlfahrerin, auch wenn wir den Parkausweis in der Hektik natürlich im Hotel vergessen hatten und deshalb nur den Schwerbehindertenausweis mit den entsprechenden Kennzeichen hinter die Windschutzscheibe legen konnten.

Die Mitarbeiter der neurologischen Ambulanz waren trotz unserer Verspätung sehr freundlich, hilfsbereit und professionell. Einer der Ärzte hörte sich meine Krankengeschichte an und untersuchte mich anschließend hinsichtlich meiner Kraft und Koordinationsfähigkeit sowie meines Gangbildes und machte spezielle Muskeltests. Danach kam die Oberärztin herein und nahm eine Nervenleitgeschwindigkeitsmessung vor, mittels derer sich die Reaktionsgeschwindigkeit von Nerven und Muskeln auf kleine Stromschläge feststellen lässt. Beim anschließenden EMG steckten sie eine Nadel nacheinander tief in verschiedene Muskeln – in Zunge, Hals, Schulter, Oberarm, Unterarm, Hand, Oberschenkel, Schienbein und Wade. Dabei sollte erst im entspannten und danach im angespannten Zustand – aua, aua, aua! – die Muskelaktivität, die Entladungsrate oder vielmehr Potenziale gemessen werden, um daraus Rückschlüsse auf die Schädigung peripherer Nervenstrukturen ziehen zu können.

Aufgrund des klinischen Befunds und der Ergebnisse der Untersuchungen kamen die Ärzte leider zu demselben Ergebnis wie ihre Kollegen: Ich hatte auch ihrer Meinung nach ALS. Allerdings fehlten zwei Untersuchungsergebnisse meines Blutes, die bisher noch nicht bei mir gemacht worden waren, und auch die Ergebnisse einer molekularbiologischen Untersuchung auf das Kennedy-Syndrom standen noch aus. Diese Fälle waren allerdings so selten, dass selbst Professor Haberl sie bisher nur aus der Literatur kannte.

Um vier Uhr waren wir endlich fertig und kämpften uns vollbeladen mit meiner Tasche, Stefans Rucksack, sämtlichen Unterlagen, einem Ordner und einem riesigen Schirm durch Regen und Sturm. Gar nicht so einfach – ich hätte mir zu Weihnachten lieber einen dritten Arm wünschen sollen. Am Parkplatz angekommen, waren wir nicht nur beide klitschnass, sondern auch unser Auto los. Abgeschleppt! Also mussten wir erneut durch den Sturm zurück zur Klinik. Stefan rief ziemlich genervt bei Polizei und Verwahrstelle an und bestellte anschließend ein Taxi, das uns kurz darauf für dreißig Euro quer durch München fuhr, damit wir am anderen Ende der Stadt für hundertsiebzig Euro unser Auto wieder auslösen konnten. Ich war nass bis auf die Knochen, völlig erledigt und erschöpft, Stefan dagegen platzte fast vor Wut. Zusammen mit dem noch folgenden Strafzettel wegen unberechtigten Parkens – ohne entsprechenden Parkausweis – auf einem Behindertenparkplatz kostete uns dieser kleine Ausflug nach München knapp dreihundertfünfzig Euro und zwei Punkte in Flensburg. Toll!

Das Wetter im Februar war ein Traum. Es war warm wie im Frühling, und wir frühstückten fast jedes Wochenende auf dem Balkon. Herrlich! Wenn die Sonne schien, war es fast unmöglich, auf schlechte Gedanken zu kommen. Wenn der Himmel so nah war und keine störenden Wolken meine Bitten aufhalten konnten, wünschte ich mir immer, der Liebe Gott möge gerade Zeit und ein offenes Ohr für mich haben.

Na ja, offenbar war er ein sehr beschäftigter Mann: Meine Sicherheit beim Laufen ließ nämlich weiter nach. Die Beine waren zwar noch kräftig, trotzdem hatte ich große Probleme, einen sicheren Stand zu finden. Die geringste Unachtsamkeit brachte mich schon aus dem Gleichgewicht, und wenn es beispielsweise draußen ein bisschen windig war, wurde ich regelrecht weggepustet.

Inzwischen fuhr mich Agnes täglich zur Physio- oder vielmehr Ergotherapie. Der Aufwand und die Kraftanstrengung, die Praxisräume zu erreichen, wurden für mich immer größer. Zunächst musste ich zu Hause Jacke und Schuhe anziehen, dann vorsichtig die Treppe runtergehen. Unten angekommen, hieß es unfallfrei ins Auto einzusteigen und vor der Praxis mit der Unterstützung von Agnes wieder auszusteigen. Anschließend erklomm ich mit Hilfe des Geländers im Schneckentempo die Stufen zur Praxis und zog im Behandlungszimmer die meisten meiner Kleider wieder aus, um eine optimale Vojta-Behandlung zu ermöglichen.

Nach der Therapie ging natürlich alles wieder von vorn los, nur andersherum: erst anziehen, erneut sturzfrei die Stufen runtergehen und ins Auto einsteigen. Während der Fahrtzeit versuchte ich mich zu erholen und Kraft zu schöpfen für das

Aussteigen, das Erklimmen der steilen Treppe unseres Haus-
flurs und das Umziehen zu Hause. Puh, was für ein Kraftakt
für ein paar Minuten Therapie!

Als Eva und mir irgendwann auffiel, dass die Therapie-
ergebnisse mit zunehmender Anstrengung deutlich schwächer ausfielen, vereinbarte ich mit allen Therapeutinnen ab
sofort Hausbesuche. Beim Waschen hatte ich seit kurzem
ebenfalls größere Schwierigkeiten. Während ich Körper und
Gesicht nach wie vor selbständig waschen konnte, bekam ich
zum Waschen, Föhnen oder Stylen der Haare die Arme nicht
mehr hoch genug. Zunächst half Stefan mir. Er wusch mir
die Haare, kämmte und föhnte sie nach meinen Anweisungen
und machte mir sogar Zöpfe oder einen Pferdeschwanz. Dabei
gerieten wir jedoch häufiger aneinander, weil Stefan – wie er
richtigerweise immer wieder betonte – natürlich kein zweiter
Udo Walz war. Deshalb fragte ich bald meine Friseurin Ste-
fanie, ob sie eventuell dreimal pro Woche morgens zum Haarewaschen und Föhnen bei mir vorbeikommen könne. Innerhalb recht kurzer Zeit verlor ich in mehr und mehr Bereichen
meine Selbständigkeit und musste mich wohl oder übel langsam daran gewöhnen, in Zukunft auch die Hilfe fremder Menschen annehmen zu müssen. Warum war der Gedanke daran
nur so schwer zu ertragen?

Als meine Eltern Anfang März mal wieder zu Besuch bei
uns waren, kam erneut das Thema Pflege auf. Wir diskutierten
darüber, wie es weitergehen solle und könne. Ich hatte ehrlich
gesagt keine Ahnung. Allerdings hatte ich große Panik, dass so
eine Pflegekraft ständig in meiner Nähe wäre, an mir herumfummelte und mir eventuell auch noch die Dinge abnähme,
die ich eigentlich noch selbst erledigen konnte. Schließlich
fühlte ich mich jetzt schon überflüssig genug. Im Grunde
konnte ich die meisten Aufgaben noch allein bewältigen, es
dauerte eben nur alles länger und sah anders, umständlicher
oder anstrengender aus als bei einem gesunden Menschen. Ich

fand es zunächst unfair, mir bestimmte Handgriffe erst gegen meinen Willen abzunehmen und mir danach vorzuwerfen, ich sei unter anderem deswegen eine Belastung für Stefan.

Irgendwann gab ich dann nach, denn ich erkannte natürlich das Dilemma, in dem mein Freund steckte. Aus Sorge um meine Sicherheit und aus der Angst heraus, meinen Krankheitsverlauf durch permanente Überanstrengung unnötig zu beschleunigen, wollte er mich so viel entlasten wie nur möglich. Gleichzeitig musste er aber auch im Job Gas geben und hundertprozentigen Einsatz und Engagement zeigen, um auf der Karriereleiter höherklettern zu können. Auf Dauer konnte er diese Doppelbelastung nicht aushalten, weder körperlich noch seelisch. Stefan brauchte dringend Urlaub – von mir!

Wir vereinbarten, dass ich künftig häufiger als bisher zu meinen Eltern nach Wolfsburg fahren würde, damit Stefan für ein paar Tage entlastet war und sich ausschließlich um sich kümmern konnte. Doch damit nicht genug: An diesem Wochenende stellten wir auch einen Antrag zur Festlegung der Pflegestufe. Hurra!

Kurze Zeit später kam eine Mitarbeiterin des Medizinischen Dienstes der Krankenversicherung (MDK) zur Begutachtung und Feststellung der Pflegebedürftigkeit bei uns zu Hause vorbei. Bei diesem Besuch überprüfte sie, ob bei mir sämtliche Voraussetzungen für Leistungen aus der Pflegeversicherung erfüllt waren und welche Pflegestufe mir zugeordnet werden konnte. Ich musste ihr vorführen, was ich noch wie gut oder eben schlecht konnte: laufen, aufstehen, hinsetzen, Arme heben, Schuhe anziehen – das volle Programm. Ich kam mir total blöd vor. Wie im Zirkus musste ich auf Kommando mein Können demonstrieren, und damit auch mir selbst noch einmal ganz deutlich vor Augen führen, was ich mittlerweile schon alles nicht mehr konnte. All das, um etwas zu bekommen, was ich eigentlich gar nicht haben wollte. Ich gab wirklich mein Bestes und bekam trotzdem Pflegestufe I.

Im April feierte mein Cousin Yannick seine Konfirmation – seit meiner Erkrankung das dritte Aufeinandertreffen mit der kompletten Verwandtschaft. Mir war wie immer etwas mulmig zumute, zumal ich dieses Mal mit dem Rollstuhl anreiste und nicht sicher war, wie die anderen damit umgehen würden. Anscheinend hatte meine Mutter aber bereits alle vorgewarnt und gebrieft, mich nicht allzu stürmisch zu begrüßen. Ich fühlte mich trotzdem unwohl, denn plötzlich war ich wieder kleiner als meine kleine Omi. Das ging ja gar nicht! Erst mal erteilte ich allen ein absolutes Fotografierverbot für das Motiv «Sandra im Rollstuhl» und stand so oft wie möglich auf. Ich werde mich nie, nie, niemals an diese Position, an diese Perspektive und an den Umstand, geschoben zu werden, gewöhnen.

An diesem Tag erzählte uns mein Cousin Thomas, dass der Freund eines Handballkollegen in der Schweiz ebenfalls die Diagnose ALS erhalten habe und Kontakt zu Betroffenen suche. Bisher hatte ich es vermieden, Kontakt zu anderen ALS-Erkrankten aufzunehmen oder zu Treffen von Selbsthilfegruppen zu gehen. Vermutlich aus der Angst heraus, bei Betroffenen in fortgeschritteneren Stadien der ALS Dinge zu sehen, für die ich noch nicht bereit war oder die ich gar nicht sehen wollte. Ich war einfach nicht stark genug, um diesen Blick in die Zukunft zu wagen. Gleichzeitig wusste ich natürlich, dass mir andere Betroffene in vielen Bereichen hätten helfen können, aber ich wollte es einfach noch nicht. Vielmehr hoffte ich, dass Stefan und ich vielleicht irgendwann gemeinsam etwas Positives für die Bekanntheit von ALS oder für andere Betroffene tun könnten.

Doch leider hatte ich trotz meiner Ahnung die großen Belastungen und Schwierigkeiten für eine Partnerschaft unterschätzt, die meine Erkrankung mit sich brachte – und Stefan auch. Die bestehenden Probleme wurden immer größer. Mein Freund war unzufrieden, weil er, seiner Meinung nach, zu viel mit mir und für mich erledigen musste. Ich dagegen war unzufrieden, weil ich, meiner Meinung nach, zu wenig von ihm hatte. Natürlich war ich sehr dankbar, ihn überhaupt an meiner Seite zu haben und mit ihm gemeinsam kämpfen zu können. Als ich die Diagnose erhielt, hatte ich Stefan gesagt, dass er nicht bei mir bleiben müsse, wenn er es nicht wolle. Aber er hatte sich damals ganz bewusst entschieden, mir beizustehen. Gleichzeitig war mir klar, dass er meinetwegen auf vieles verzichten musste, dass er Pläne geändert oder gar aufgegeben hatte und sein Leben sicherlich ganz anders verlief, als er es sich vorgestellt hatte.

Manchmal dachte ich darüber nach, ob ich mich von Stefan trennen sollte. Im Moment zerstörte meine Erkrankung schließlich in gewisser Weise unser beider Zukunft. Er hätte dann wenigstens noch die Chance auf ein neues, sorgenfreies und schönes Leben. Mir würde es vielleicht gar nichts mehr ausmachen, ihn gehen zu lassen, da ich schon so viel hatte aufgeben müssen, dass dieser Verlust kaum mehr wehtun würde. Andererseits könnte natürlich jeder weitere Verlust umso schwerer wiegen, weil das Wenige, was ich noch besaß, umso wertvoller war. Ich wusste, ich brauchte Stefan. Er war meine Kraftquelle, mein Weg, mein Ziel, mein Antriebsrad. Er brachte mich zum Lachen, aber auch zum Weinen. Er kannte mich wie kein anderer, und dennoch verstand er mich oft nicht. Er hatte mich geliebt und konnte mich andererseits manchmal kaum ertragen.

Im April teilte mir Stefan eines Abends mit, dass er nicht mehr die Kraft habe und sich auch ein weiteres Zusammenleben in unserer Wohnung nicht länger vorstellen könne. Für mich brach eine Welt zusammen, und ich weinte tagelang. Nichtsdestotrotz bin ich Stefan bis heute sehr dankbar für alles. Er gab mir mehr, als ich jemals hätte erwarten können. Aber nun konnte er die alleinige Verantwortung für meine Sicherheit und die Doppelbelastung durch den Job und die

Hilfe für mich nicht länger tragen. Daher bat er mich um diese räumliche Trennung.

Mir blieb keine andere Wahl, als zurück zu meinen Eltern nach Wolfsburg zu ziehen. Stefan versprach, Judy und mich so oft wie möglich am Wochenende besuchen zu kommen. Der Schritt brach uns beiden zwar das Herz, doch wahrscheinlich war es für ihn besser und leichter so. Meine Eltern bauten im Sommer eine Ebene im Haus für mich um, und ich bekam meinen eigenen Bereich, bestehend aus einem Wohn- und Esszimmer mit einer kleinen Küchenzeile, einem Schlafzimmer und einem großen Bad. Außerdem schufen sie einen eigenen Eingang für mich sowie eine große Terrasse mit einem rollstuhlgeeigneten Weg rund ums Haus.

Mein neues altes Zuhause war wirklich sehr schön geworden, und ich war meinen Eltern unendlich dankbar, dass sie mich wieder bei sich aufnehmen und trotz der großen Belastung derart unterstützen wollten. Nur konnte ich mich in dem Moment zunächst nicht richtig darüber freuen. Schließlich rappelte ich mich auf und stürzte mich in die Planung des Umzugs. Not macht bekanntlich erfinderisch, und so gelang es mir, durch einen kleinen Trick wieder einen Stift halten zu können. Über Wochen zeichnete ich sämtliche Pläne für die Inneneinrichtung meiner Wohnung selbst, legte fest, wo Lampen, Steckdosen und Lichtschalter gebraucht würden und welche Farben an die Wände kommen sollten. Im Internet suchte ich nach geeigneten Möbeln und erstellte Listen mit allen Dingen, die mit mir umziehen mussten. Außerdem machte ich mir Gedanken und Pläne, welche Sachen ich am besten in welchem Schrank, Regal oder in welcher Schublade verstauen könnte. Ich fühlte mich von Tag zu Tag besser, denn endlich hatte ich wieder eine Aufgabe und konnte seit Wochen mal etwas wirklich Sinnvolles tun. Das war ein superschönes Gefühl.

In dieser Hochstimmung ertrug ich sogar den Gedanken,

in den anstehenden Urlaub mit meinen Eltern zum ersten Mal meinen eigenen Rollstuhl mitnehmen zu müssen. Wir wollten in ein kleines, familiäres Hotel am Faaker See in Österreich fahren. Meiner großen Angst, erneut den fragenden Blicken der Gäste ausgesetzt zu sein, begegnete ich dieses Mal offensiv. Ich verfasste einen Brief, in dem ich meine Situation kurz erklärte, und die Inhaber des Hotels waren so nett, das Schreiben vorab an alle Gäste zu verteilen. Ich war erleichtert und froh, ein Problem weniger zu haben, und konnte den Urlaub in vollen Zügen genießen.

Nach unserer Rückkehr stand ein besonders schönes, wenngleich sehr anstrengendes Ereignis bevor: Meine Freundin Sandra und ihr Freund Sebastian wollten heiraten.

Sandra kenne ich schon sehr lange, und obwohl wir uns seit einigen Jahren nicht allzu oft treffen, sind unsere Begegnungen immer sehr vertraut und unkompliziert. Sie ist mir sehr nah, und ich habe nie das Gefühl, als hätten wir uns lange nicht gesehen. Da sie schon lange in Hamburg lebt und Sebastian auch dort kennenlernte, fand die Hochzeit in Travemünde statt.

Leider standen Stefan und ich im Stau und verpassten daher die Trauung, aber die Party direkt am Strand war sehr schön. In den Tagen danach beendete ich meine Pläne für den anstehenden Umzug, und im Oktober ging es dann schließlich zurück nach Wolfsburg. Ich hatte große Angst vor den damit verbundenen Veränderungen. Zum einen wusste ich nicht, ob unsere ohnehin schon schwierige Beziehung diese zusätzliche Distanz überstehen würde. An einen Abschied auf Raten konnte und wollte ich jedoch einfach nicht glauben. Zum anderen hatte ich große Bedenken, ob ich nach über acht Jahren auf eigenen Füßen wieder einigermaßen konfliktfrei mit meinen Eltern unter einem Dach leben konnte … falls das überhaupt möglich war.

Wir hatten zwar nach wie vor ein sehr gutes Verhältnis, aber es würde sicher problematisch werden, abhängig zu sein wie ein kleines Kind und dennoch wie ein erwachsener Mensch behandelt werden zu wollen. Ein weiteres Problem war natürlich der mögliche Verlust unserer gemeinsamen Freunde und meiner lieben Therapeuten. Durch die plötzliche Erkrankung waren wir richtig zusammengewachsen, und besonders Stefans Mutter Agnes sowie meine Therapeutinnen Eva und Melanie lagen mir sehr am Herzen. Am Tag des Abschieds heulten wir zusammen alle Rotz und Wasser. Wir wussten, dass es schwierig werden würde, unsere Freundschaft weiterhin zu pflegen, wenn ich zunehmend die Fähigkeit zur Kommunikation verlöre. In meinem Herzen hat dennoch jeder Einzelne seinen Platz und ist so immer in meiner Nähe.

In Wolfsburg galten meine ganze Energie und Aufmerksamkeit zunächst der Einrichtung und Ordnung meiner Wohnung. Es war für mich sehr anstrengend, allen Helfern lediglich Anweisungen zu geben, ohne selbst eingreifen zu können, und gleichzeitig die Übersicht zu behalten. Ich musste mir genau einprägen, was sich wo befand, um meinen Helfern stets exakt sagen zu können, wo sie was suchen sollten. Kleidungsstücke, Geschirr, Bücher, CDs oder DVDs sind streng geordnet und müssen immer an den gleichen Platz zurück. Außenstehende denken bestimmt oft, ich sei total pedantisch, doch für mich bedeutet diese Ordnung immerhin noch eine indirekte Selbständigkeit.

Nachdem meine Wohnung so weit eingerichtet war, konnte ich mich der nächsten großen Aufgabe widmen: Ich musste mir neue Therapeuten suchen. Zum Glück fanden wir einige junge Fachkräfte, die ich alle ganz schnell ins Herz schloss, und von der ersten Begegnung an hatten wir viel Spaß bei der täglichen Therapie.

Bevor wir so richtig loslegen konnten, musste ich mir allerdings erst nochmal den Fußboden aus der Nähe angucken. Dieses Mal stürzte ich mit meinem Gehwagen und brach mir den rechten Oberarm. Leider lag ich derartig verdreht mitten in meinem Müsli, das eigentlich mein Frühstück hatte werden sollen, dass ich das Handy nicht erreichen konnte. Also wartete ich gezwungenermaßen, bis meine Mutter mittags von der Arbeit kam. Im Krankenhaus erfuhr ich, dass ich einen schönen, glatten Bruch fabriziert hatte, der glücklicherweise nicht operiert werden musste. Allerdings verpassten sie mir eine ähnliche Ganzkörper-Armschlinge wie beim letzten Mal, und mein Arm verfärbte sich in den nächsten Wochen in allen Farben des Regenbogens. Stefan nannte mich nur noch «Quax der Bruchpilot».

Für Mitleid blieb jedoch keine Zeit, denn in Wolfsburg hatte meine Schwester Nina einige Benefizveranstaltungen für mich mitorganisiert. Der Lions Club unterstützte mich mit der Aktion «Wolfsburger bewegen», und das Fitnesscenter SFC, in dem ich lange gearbeitet hatte, veranstaltete einen Aerobic- und Spinning-Marathon zu meinen Gunsten. Die beiden Veranstaltungen besuchten unzählige Menschen, um zu helfen. Viele kannte ich natürlich noch von früher, weshalb ich von ihrer Anteilnahme und Hilfsbereitschaft sehr gerührt war.

Den dritten Event hatte der EHC Wolfsburg organisiert. Aktive und ehemalige Eishockeyprofis traten gegen Spieler des Fußballbundesligisten VfL Wolfsburg an. Die Eishalle war brechend voll, und ich traf auch hier wieder viele Menschen, die ich noch von früher kannte. Doch dann passierte etwas, womit ich nie gerechnet hätte, denn plötzlich stand mein früherer Freund Wolfgang in voller Montur neben mir auf dem Eis und grinste mich breit an. Er spielte damals als Profi beim EHC Wolfsburg und war extra aus Sonthofen angereist. Ich war froh, dass ich in dem Moment mein eigenes Gesicht nicht sehen konnte.

Das Spiel war ein großer Spaß. Einige der Fußballer konnten nämlich weder vernünftig Schlittschuh laufen noch bremsen oder die Richtung ändern, geschweige denn den Puck mit dem Schläger annehmen und abspielen. Trotz heftiger Ruderbewegungen mit den Armen waren spektakuläre Stürze unvermeidbar. Ich saß direkt hinter der Bande neben dem ebenfalls an ALS erkrankten Fußballer Krzysztof Nowak. Wir konnten uns zwar nicht unterhalten, aber wir verstanden uns auch ohne Worte. Jedes Mal, wenn wir uns ansahen, mussten wir lachen, bis uns die Tränen kamen. Nach dem Spiel gab es ein großes Büfett für alle Beteiligten, und ich bekam die Spendensumme mitgeteilt. Mit dem Geld von den drei Aktionen und der Summe, die auf einem separaten Spendenkonto eingegangen war, konnte ich unter anderem den dringend notwendigen behindertengerechten Umbau meiner Wohnung bezahlen. Ich war all den Spendern von ganzem Herzen dankbar – und bin es noch heute.

Aufgrund der vielen Zeitungsberichte über mich und meine Erkrankung meldeten sich viele Menschen bei mir und boten auf unterschiedlichste Art und Weise ihre Hilfe an. Außerdem bekam ich die Möglichkeit, in einem Zeitungsartikel in aller Kürze meine Geschichte zu schildern. Es war mir nach wie vor sehr wichtig, eine relativ unbekannte Krankheit wie die Amyotrophe Lateralsklerose mehr in den Blickpunkt der Öffentlichkeit zu rücken. Darüber hinaus war es mir ein persönliches Anliegen, möglichst vielen Menschen mitzuteilen, woran ich erkrankt bin und wie sich die Krankheit bei mir äußert. Ich wollte unbedingt vermeiden, dass sie mich aus ihrer eigenen Unsicherheit heraus entweder gar nicht beachteten oder so taten, als hätten sie mich nicht gesehen oder erkannt. Das hatte ich schon häufig genug erlebt.

Noch schlimmer ist es übrigens bis heute, wenn mich andere Menschen in ihrer Unwissenheit behandeln, als wäre auch mein Kopf nicht mehr so schnell wie früher. Selbst wenn ich mich nur noch im Schneckentempo bewegen kann und langsam und undeutlich spreche, sind meine Gedanken nach wie vor sehr schnell, klar und komplex. Kein Grund also, in irgendeiner Weise Rücksicht auf mich zu nehmen. Dennoch erlebe ich es immer wieder, dass jemand mit mir extrem langsam, deutlich und vor allem ganz besonders laut spricht. Die Sätze sind dann meistens kurz und einfach gehalten, weshalb ich mich manchmal ernsthaft frage, wer hier offensichtlich nicht mehr alle Tassen im Schrank hat. Mittlerweile kann ich aber ganz gut darüber hinwegsehen und manchmal sogar darüber lachen.

Nach dem ganzen Trubel der letzten Wochen war ich seit Jahren zum ersten Mal wieder froh, dass Weihnachten vor der Tür stand. Ruhe und Besinnlichkeit waren genau das, was ich jetzt brauchte. Zudem fuhren meine Eltern für fast zwei Wochen zum Langlaufen nach Ramsau in Österreich. Stefan verbrachte die Feiertage bei mir in Wolfsburg, und wir genossen die gemeinsame Zeit. An drei Tagen in der Woche kam meine Freundin Karin vorbei, um mit Judy und mir spazieren zu gehen, mir bei einigen Dingen zu helfen, die ich allein nicht mehr schaffte, oder einfach nur um mit mir zu quatschen.

Wir hatten zwar einige Jahre keinen Kontakt gehabt, aber als sie von meiner Erkrankung erfuhr, meldete sie sich spontan bei mir. Sie hatte gerade eine schwere gesundheitliche Krise überwunden und war auf der Suche nach einem Job. Da ich wusste, dass ich in Wolfsburg jemanden brauchen würde, der mich im Alltag unterstützte, während meine Eltern bei der Arbeit waren, bot ich Karin einen Job an. So war uns beiden mit einem Schlag geholfen, auch wenn wir wussten, dass es wahrscheinlich nur eine vorübergehende Lösung sein würde. Wenn Karin bei mir war, konnte Stefan in Ruhe laufen oder einkaufen gehen, ohne ein schlechtes Gewissen zu haben.

Dabei war ich sonst auch oft allein, und im Gegensatz zu manch anderem konnte ich es mit mir ganz gut aushalten. Eigentlich war ich zwischendurch sogar richtig gern mal allein. Die körperliche Nähe zu anderen Menschen war nämlich ungewohnt und anstrengend für mich, und ich war manchmal ziemlich genervt, wenn andauernd irgendjemand an mir herumfummelte. Deshalb war ich auch jedes Mal froh, wenn ich nach der morgendlichen Hilfe, meiner täglichen Therapie und dem Frühstück endlich für ein paar Stunden meine Ruhe hatte.

Für das Jahr 2003 nahm ich mir vor, mehr Zeit für mich und mehr Pausen einzuplanen und einzufordern.

2003   Muskelkraft ade

Das neue Jahr begann mit viel Schnee und eisiger Kälte. Die Wintermonate sind immer besonders schlimm für mich, weil meine Muskeln bei kaltem oder nassem Wetter total steif sind und mir jede Bewegung noch schwerer fällt. Trotzdem wollte ich Mitte Januar unbedingt zum Benefizspiel des VfL Wolfsburg gegen den FC Bayern München, das zugunsten der Krzysztof-Nowak-Stiftung stattfand. Krzysztof hatte seine Bekanntheit genutzt und eine Stiftung ins Leben gerufen, die sowohl ALS-Betroffene und deren Familien als auch die Forschung unterstützt.

Meine Freundin Sandra aus Hamburg, meine Freundin Kerstin und ihr Freund Olli, meine Freunde Petra, Andreas und meine Eltern begleiteten mich. Als wir vor der VW-Arena parkten, öffnete plötzlich jemand die Beifahrertür und sagte mit ruhiger Stimme: «Hallo, ich bin Sean. Was kann ich tun, um dir zu helfen?» Wieder war ich froh, mein eigenes Gesicht nicht sehen zu können. Obwohl ich keine Ahnung hatte, wer er war und ob er mich überhaupt verstand, sagte ich ihm, was er tun könne. Schwupp stand ich neben ihm und konnte mich in den Rolli setzen. Sean ging neben mir in die Hocke und erklärte mir, dass er ein Freund von Andreas und vor einem halben Jahr von Barcelona nach Wolfsburg gezogen sei.

Ich war sofort von seiner warmen, offenen und unkomplizierten Art begeistert. Auf genauso unkomplizierte Weise schafften es Sean, Olli und Andreas, mich an den verdutzten Ordnern vorbei auf die Tribüne zu tragen. Normalerweise müssen Rollstuhlfahrer nämlich separat auf einer Rampe am Spielfeldrand sitzen. Sean kümmerte sich den ganzen Abend um mich. Er wärmte meine kalten Hände und überprüfte immer wieder, ob ich in meiner Position auch alles sehen konnte. Wenn mir der Wind die Haare ins Gesicht wehte, strich er sie unaufgefordert zur Seite, und auch sonst hatte er keinerlei Berührungsängste. Ich fühlte mich in seiner Nähe sehr wohl und empfand meine eigene Hilflosigkeit als nicht ganz so schlimm wie sonst.

Mein Unvermögen und meine Hilflosigkeit werden nämlich dadurch extrem verstärkt, dass ich andere ständig um etwas bitten muss. Beispielsweise finde ich es schon schlimm genug, wenn mir aufgrund des erhöhten Speichelflusses in aller Öffentlichkeit Spucke aus dem Mundwinkel läuft. Wenn ich allerdings auch noch fragen muss, ob mir bitte mal jemand mit einem Taschentuch den Mund abwischen könne, würde ich am liebsten im Boden versinken und nie wieder auftauchen. Einen so aufmerksamen und hilfsbereiten Menschen wie Sean hatte mir der Liebe Gott bestimmt persönlich geschickt.

Ähnlich erging es mir mit meiner Haushaltshilfe. Bisher hatte meine Mutter alle anstehenden Aufgaben für mich übernommen, die aus gelegentlichen Hilfestellungen und der Zubereitung des Essens bestanden. Weil ihr der Haushalt und meine Betreuung irgendwann zu viel wurden, brauchten wir Unterstützung von außen. Im März entdeckten wir zufällig am Schwarzen Brett im Supermarkt eine Anzeige, riefen spontan unter der angegebenen Nummer an, und kurz darauf stellte sich die junge Frau bei uns vor. Tina war sechsunddreißig, hatte zwei Söhne und war vor über fünfzehn Jahren mit ihrem Mann aus Russland nach Wolfsburg gekommen. Sie sprach gut deutsch und verstand mich von Anfang an prima, außerdem war sie uns sofort sympathisch und gewann mit ihrer herzlichen Art schnell mein Vertrauen. Sie war ein echter kleiner Wirbelwind und hatte ein wirklich großes Herz.

Nach kurzer Zeit wollte sie nicht nur sauber machen, sondern mir auch persönlich helfen. Obwohl Tina bis dahin noch nie im pflegerischen Bereich gearbeitet hatte, nahm sie meiner Mutter nach und nach immer mehr Aufgaben ab. Das entlastete meine Ma trotz des langsam steigenden Pflege- und Hilfebedarfs zunehmend, und sie konnte früher und entspannter zur Arbeit fahren. Bald machte und gab Tina mir mein Frühstück, ebenso meine Tabletten, sie ging mit mir zur Toilette und räumte geduldig Sachen um oder weg. Außerdem hatte sie von Anfang an keinerlei Hemmungen oder Berührungsängste, und ich war und bin sehr froh, sie gefunden zu haben. Manchmal wird man von Menschen überrascht, von denen man eigentlich gar nichts erwartet. Manchmal wird man aber auch von Menschen enttäuscht, von denen man dagegen mehr erwartet hätte. Leider musste ich diese Erfahrung häufiger machen, als mir lieb ist. Vielleicht sollte ich einfach keine Erwartungen mehr an Menschen stellen ...

Seit meiner Erkrankung an ALS hatte ich viele verschiedene Untersuchungs- und Behandlungsmethoden ausprobiert. Ich war eine Woche im Tropeninstitut in Hamburg – ohne Erfolg. Einmal pro Monat machte ich eine Photonen-Resonanz-Therapie – ohne wirklichen Erfolg. Ich war über Wochen und Monate bei verschiedenen Heilpraktikern in Behandlung – ohne Erfolg. Schmerztherapie – ohne Erfolg. Schließlich fuhr ich auch noch wöchentlich zu einem Therapeuten für Traditionelle Chinesische Medizin – ohne Erfolg. Dafür bekam ich von dem chinesischen Tee aus Kräutern, Wurzeln, Blättern und Tierteilen einen pickligen Ausschlag an Gesicht, Hals und Rücken. Entsprechend desillusioniert bemühte ich mich Ende März um eine Stammzellentherapie in Kiew. Wegen der hohen Kosten, des unsicheren Erfolgs und des mit der langen Reise verbundenen Stresses entschied ich mich letzten Endes jedoch dagegen. Die Enttäuschung hielt sich diesmal allerdings in Grenzen.

Im April feierten Kerstin und Olli ihre Hauseinweihung, und allein beim Gedanken daran wurde mir schon wieder mulmig. Wenn mir zum Beispiel jemand zur Begrüßung freundlich die Hand hinstreckte, hatte ich nur zwei Möglichkeiten. Entweder ich schüttelte den Kopf, sagte irgendetwas und hoffte, mein Gegenüber verstand, dass ich ihm leider nicht mehr die Hand geben konnte. Oder ich versuchte die Hand zu ergreifen. Dann riskierte ich allerdings, dass meine Hand mitsamt dem daranhängenden Arm und Oberkörper erst kräftig durchgeschüttelt und anschließend abrupt wieder losgelassen wurde, woraufhin mein Arm einfach nach unten fiel. Plumps!

Beide Situationen waren nicht nur für mich sehr unangenehm. Auch mein Gegenüber wusste oft nicht, was zu tun war, ob überhaupt etwas zu tun war, und meistens endete es damit, dass wir alle so taten, als wäre nichts gewesen. Ich fühlte mich dann jedes Mal grauenhaft in meiner Hilflosigkeit.

Zum Glück hatte Kerstin die meisten Gäste vorgewarnt, und dank Judy stand nicht ich, sondern mein Hund im Mittelpunkt. Normalerweise war ich inzwischen bei Partys eher Zuhörerin und Zuschauerin, aber dieses Mal wurde ich positiv überrascht. Eine frühere Schulfreundin saß neben mir, und wir unterhielten uns den ganzen Abend über supergut. Sie heißt ebenfalls Kerstin und verstand mich trotz der Lautstärke von Anfang an. Falls nicht, fragte sie einfach nach, und ich versuchte das Gesagte mit anderen Worten auszudrücken.

Ich hasse nämlich nichts mehr, als wenn jemand einfach nickt, «Hmhm» murmelt und so tut, als hätte er mir folgen können. Erstens merke ich sowieso, ob mich jemand versteht oder nicht, und zweitens finde ich es ziemlich verletzend, aus falscher Rücksichtnahme in gewisser Weise für dumm verkauft zu werden.

Da Kerstin und ich uns seit dem Abitur im Jahr 1991 nicht mehr gesehen hatten, gab es natürlich viel zu erzählen, und sie versprach, bald mal bei mir vorbeizukommen. Im Gegensatz zu vielen anderen hielt Kerstin ihr Versprechen und besuchte mich seitdem alle zwei Wochen nachmittags. Da sie zwei kleine Kinder hat und normalerweise eher von anderen Müttern umgeben war, freute sie sich immer sehr auf unsere kinderfreien Treffen – genauso wie ich.

Mitte Mai feierte mein Vater mit einer großen Party seinen sechzigsten Geburtstag. Ich wollte natürlich so lange wie möglich bei Familienfeiern dabei sein, allerdings kostete es mich mittlerweile viel mehr Kraft als früher. Die vielen Menschen, ihre in meiner Wahrnehmung schnellen Bewegungen und der hohe Lärmpegel waren ungewohnt und dadurch ziemlich anstrengend für mich. Außerdem musste ich natürlich unter Beobachtung anderer essen. Meine Familie verstand lange Zeit nicht, dass ich nicht mehr essen gehen oder in der Öffentlichkeit essen «wollte».

Dabei war es schon lange keine Frage des Wollens mehr, sondern eine des Könnens. Ich musste mich beim Essen extrem auf mich selbst konzentrieren, und jede ungewohnte Ablenkung brachte mich völlig aus dem Rhythmus. Ganz normal und unauffällig mit Messer und Gabel die Speisen ohne zu kleckern zum Mund zu führen, war bereits eine große Herausforderung für mich. Gleichzeitig musste ich sämtliche Gespräche um mich herum ignorieren, denn wenn bei Tisch erzählt und gelacht wurde, endete das bei mir meistens mit einem heftigen Husten- und Erstickungsanfall. Dabei kam ich total durcheinander, was ich zuerst tun sollte oder musste: schlucken, husten, einatmen, ausatmen oder einfach alles ausspucken? Ich rang dann immer richtig nach Luft und gab Laute von mir, die einem wirklich Angst machen konnten. Ruck, zuck war Tumult in dem Laden, alle sprangen aufgeregt um mich herum und schlugen mir panisch auf den Rücken.

Abgesehen davon fand ich es nicht sehr appetitlich, wenn mir andere Menschen beim Essen zugucken mussten. Um die zunehmende Lähmung meiner Zunge zu kompensieren, kaute ich mit geöffnetem Mund und wog den Kopf hin und her, damit die Nahrung irgendwie zwischen die Zähne gelangte. Manchmal fiel mir dabei etwas aus dem Mund, oder mir lief Spucke aus den Mundwinkeln. Wenn ich das schon eklig fand, wollte ich das anderen erst recht nicht zumuten. Meine Mutter und meine Schwester meinten dann zwar immer, ich solle mich nicht um die anderen Leute kümmern, aber mir geht es weniger um die anderen Leute als um mein eigenes Wohlempfinden. Das konnten sie lange Zeit nicht verstehen.

Erst als ich sie aufforderte, beim nächsten Essen in der Öffentlichkeit einfach mal mit offenem Mund zu kauen, sich dabei vollzusabbern und merkwürdige Laute von sich zu geben, schienen sie langsam zu begreifen, dass das überhaupt keinen Spaß macht. Danach ging ich ab und zu mit ins Restaurant, ohne etwas zu bestellen. Doch mit Appetit oder sogar einem knurrenden Magen den anderen beim Essen zuzugucken, machte mir noch weniger Spaß.

Ähnlich schwer war es, meinen Freunden klarzumachen, dass eine volle und laute Party kein Vergnügen mehr für mich war. Wenn alle um mich herumstanden, sah ich nämlich nur Ärsche, bekam laufend Ellenbogen an den Kopf, musste permanent nach oben gucken, konnte weder etwas essen noch trinken, geschweige denn mich unterhalten oder tanzen. Abgesehen davon bekam ich wegen des Rauchs kaum Luft, und meine Augen brannten wie Feuer. Wie so viele andere Aktivitäten und Unternehmungen bedeutete es inzwischen nur noch Stress für mich.

Da selbst die kleinste Veränderung meines normalen Tagesablaufs in gewisser Weise Stress auslöste, musste ich lernen, positiven von negativem Stress zu unterscheiden. Meistens konnte ich mich dabei ganz gut auf meinen Bauch verlassen. Wenn ich mich allein bei dem Gedanken an ein Vorhaben nicht wohlfühlte, brauchte ich gar nicht weiter darüber nachzudenken. Negativer Stress! Manchmal setzte ich mir aber auch Dinge in den Kopf, die ich trotz des damit verbundenen Stresses unbedingt tun wollte. Positiver Stress!

So wollte ich im Juni unter allen Umständen ein Sommerfest im Garten feiern und mich so bei all den lieben Menschen bedanken, die mich unterstützten und mir auf unterschiedlichste Weise bei meinem täglichen Kampf mit der ALS halfen. Ich hatte meine Familie und Freunde eingeladen, einige Leute von der Uni und aus dem Fitnessstudio in Dortmund, außerdem meine Therapeuten, mein liebes Team vom Friseur und einige Bekannte aus dem Fitnesscenter SFC, einen der Organisatoren des Eishockeyspiels sowie den Vorsitzenden des Lions Clubs. Insgesamt war es ein superschönes Fest, zumal meine Freundin Sandra mir an dem Tag erzählte, dass sie schwanger sei. Ich freute mich sehr für sie und Sebastian, und so hatten wir noch einen Grund zu feiern. Der positive Stress hatte sich gelohnt, und ich denke oft und gern an diesen Tag zurück.

Allerdings ist es offenbar ein ungeschriebenes Gesetz, dass auf jede positive sofort eine negative Erfahrung oder Enttäuschung folgen muss.

Am Tag nach dem Fest beendete Stefan nämlich unsere Beziehung, und für mich brach erneut eine Welt zusammen. Ich fühlte mich total alleingelassen und dachte, dass ich es ohne ihn nie schaffen würde. Ich hatte zwar große Angst vor der Zukunft, aber ich wusste auch, dass ich nicht um Stefan kämpfen konnte. Ich musste ihn gehen lassen.

Mir wurde klar, dass es letzten Endes ein Abschied auf Raten war. In den nächsten Monaten entfernte ich mich emotional immer weiter von Stefan. Wir hatten uns bei jedem Treffen weniger zu sagen, er redete fast ausschließlich von seiner Arbeit und dem Stress, den er hatte. Im Grunde war er nicht mehr der Mensch, in den ich mich mal verliebt hatte. Zum Glück tat es schon nicht mehr so weh wie am Anfang. Eigentlich geht es mir mittlerweile auch ziemlich gut ohne Stefan, obwohl ich oft eine Schulter zum Anlehnen vermisse. Mit einem Partner wäre vieles bestimmt leichter zu ertragen als allein.

Der Jahrhundertsommer 2003 entschädigte mich zu meiner Freude für einiges. Zumindest für Wärme war ausreichend gesorgt, und ich verbrachte jede Minute draußen auf meiner Terrasse. Auf meiner Liege unter dem Sonnenschirm wurde ich schnell brutzelbraun, las *Harry Potter* und verpasste keine Minute der Tour de France. Andererseits war es oft auch die Hölle, dabei so hilflos zu sein. Ich konnte und kann weder allein meine Position verändern noch mich gegen aufdringliche Insekten wehren. Wenn mich Bremsen stechen, muss ich ihnen dabei zusehen und kann mich danach nicht mal kratzen. Wenn Bienen, Wespen, Hummeln oder sogar Hornissen meinen Bikini mit einer Blume verwechseln, kann ich sie nicht verscheuchen und muss geduldig warten, bis sie ihren Irrtum bemerken. Ich versuche dann immer ruhig zu bleiben, die Situation und meine Angst auszuhalten, selbst wenn die Biester mir über die Lippen oder Augen krabbeln. Problematisch wird es nur, wenn zum Beispiel die Sonne schneller wandert, als ich dachte, oder plötzlich ein Gewitter aufzieht.

Zum Glück bekam ich nicht oft einen Sonnenbrand oder nasse Füße. Manchmal war die Hitze fast unerträglich, und ich hätte alles darum gegeben, abends mit meinen Eltern eine Runde Fahrrad fahren zu können. Aber wie so oft musste ich zurückstecken und zu Hause bleiben, während sie sich den Fahrtwind um die Ohren wehen lassen konnten. Bei einem weiteren Sturz auf der Terrasse brach ich mir zur Abwechslung mal nichts. Dafür erkannte ich, dass mir inzwischen noch eine ganz andere Gefahr drohte, denn im Gegensatz zu meinen bisherigen Stürzen konnte ich dieses Mal den Kopf nicht mehr oben halten. Er krachte dumpf auf den Boden, und mit einer dicken Beule und tagelang heftigen Kopfschmerzen war ich wahrscheinlich noch glimpflich davongekommen. Seit diesem Tag hatte ich panische Angst vor Stürzen.

Neben meiner Hals- und Nackenmuskulatur wurden auch meine Schultern, Arme und Hände immer schwächer. Allein waschen und anziehen war schon lange nicht mehr möglich, und ich konnte mir nur noch mühsam mit beiden Händen allein die Zähne putzen. Am Schreibtisch konnte ich kaum mehr sitzen, und das Tippen dauerte nicht nur ewig lange, sondern entwickelte sich zunehmend zu einer schweißtreibenden Angelegenheit. Auch fiel es mir immer schwerer, allein die Gabel zum Mund zu führen, ebenso konnte ich nur noch mit beiden Händen ein Glas greifen und festhalten, um zu trinken.

Alles war sehr mühsam und anstrengend. Ich musste aufpassen, dass meine Muskeln vor lauter Schwäche nicht so heftig anfingen zu zittern, dass mir entweder kurz vor dem Mund alles von der Gabel fiel oder ich alles verschüttete. Was ich als gesunder Mensch, ohne nachzudenken, nebenbei erledigt hatte, musste ich mir jetzt mit einem unbändigen Willen, viel Konzentration und großer Kraftanstrengung erkämpfen. Manchmal hätte ich vor Verzweiflung am liebsten laut geschrien, etwas in die Ecke gepfeffert oder meiner Wut durch lautes Türenschlagen Luft gemacht. Aber nicht mal das konnte ich mehr!

Bis heute muss ich meine ganze Wut und Enttäuschung immer bei mir behalten und herunterschlucken. Vermutlich bin ich auch deshalb an manchen Tagen leichter aus meiner Mitte, aus meinem inneren Gleichgewicht zu bringen. Entweder bin ich weich wie Butter und fange beim ersten schroffen Wort vermeintlich grundlos an zu weinen, oder ich bin hart wie Beton und regelrecht streitsüchtig, um meinen Druck im Streit mit irgendeinem unschuldigen Opfer abzubauen. Beide Situationen sind für mich schlimm, weil ich sie gern vermeiden würde, was mir manchmal einfach nicht gelingt.

Es ist grausam, in seinem eigenen Körper derart gefangen zu sein. Durch die wachsende Abhängigkeit wurde meine

Gelassenheit immer öfter auf die Probe gestellt, denn ich musste geduldig mit mir und noch geduldiger mit anderen sein.

Es erfordert ein extremes Maß an Selbstbeherrschung, minuten-, stunden- oder manchmal auch tagelang warten zu müssen, ehe mir jemand die CD einlegt, die ich gerne hören möchte, mir irgendwelche Dinge holt, auf- oder umräumt, erledigt oder kauft. Das Gleiche gilt, wenn ich eine Wimper im Auge habe, mir die Nase läuft oder ich plötzlich niesen muss. Wenn es mich irgendwo juckt oder mich Haare kitzeln, macht es mich fast wahnsinnig, nichts dagegen unternehmen zu können. Ich glaube nicht, dass mich ein kitzelndes Haar früher so sehr gestört hätte. Da ich heute nicht mehr selbst entscheiden kann, ob ich es sofort, später oder gar nicht entfernen möchte, ist das Verlangen, es auf der Stelle zu beseitigen, unendlich groß. Ich musste im Laufe meiner Erkrankung lernen, mir diese Dinge sozusagen wegzudenken und mir selbst einzureden, dass sie mich überhaupt nicht stören. Trotzdem ist es unheimlich schwer, diesen Bedürfnissen keine Beachtung zu schenken.

Ähnlich unerträglich ist es, Hunger oder Appetit auf etwas zu verspüren, ohne die Möglichkeit zu haben, selbst etwas dagegen tun zu können. Wie gern würde ich dann aufstehen, um mir ein leckeres Brot zu machen, etwas Süßes oder Obst zu holen. Stattdessen muss ich versuchen, meinen Heißhunger irgendwie zu verdrängen und dann zu essen, wenn ich sozusagen dran bin. Ich bin mir allerdings nicht sicher, was schlimmer ist: nicht essen zu können, obwohl ich Hunger habe, oder essen zu müssen, obwohl ich überhaupt keinen Hunger habe. Genauso oft habe ich Durst und würde in dem Moment alles für eine kalte Apfelschorle geben. Aber auch in dem Fall bin ich gezwungen, unabhängig von meinem Durst zu trinken. Mit der Zeit habe ich eine gewisse Gleichgültigkeit meinen eigenen Bedürfnissen gegenüber entwickelt. Ich habe gelernt, sie, so gut es eben geht, zu ignorieren, um nicht völlig an meiner eigenen Hilflosigkeit zu verzweifeln.

Im Juli suchte ich auf Empfehlung von Bekannten die Hilfe eines buddhistischen Mönches. In Anbetracht meiner bisherigen Erfahrungen mit alternativen Behandlungsversuchen war ich nur mäßig begeistert. Aber Thai war wirklich eine beeindruckende Erscheinung. Obwohl er etwa in meinem Alter war, hatte er dennoch eine enorme Ausstrahlung voller Güte, innerer Ruhe und Kraft. Wenn er mich ansah, hatte ich das Gefühl, er könne in mir lesen wie in einem offenen Buch. Tatsächlich wusste er genau, was mir fehlt, und ohne ein Wort begann er seine Behandlung mit Massage, Akupunktur und einer speziellen Energiebehandlung. Leider brachte die Therapie nicht den erhofften Erfolg, sodass ich sie nach einigen Monaten abbrach. Doch Thai konnte wirklich meine Gedanken lesen. Einmal klebte ihm nach dem Essen wie bei Loriot eine Nudel an der Wange ... kein Scherz! Als er mir den Rücken zudrehte, gab ich meiner Mutter ein Zeichen, damit sie ihn unauffällig darauf aufmerksam machen konnte. Just in dem Moment drehte Thai sich zu mir um, lächelte mich an und wischte sich die Nudel von der Wange. Das war einfach unglaublich und gleichzeitig total unheimlich.

Unglaublich war auch Sean. Seit unserer ersten Begegnung bei dem Fußballspiel trafen wir uns hin und wieder bei Freunden, oder er holte mich mit dem Auto ab, und wir unternahmen etwas gemeinsam. Wir gingen mit Judy spazieren, trafen uns mit Freunden im Café oder fuhren einfach nur so durch die Gegend und versuchten das Ende des Regenbogens zu finden. Als ich Sean erzählte, wie sehr mir das Autofahren und insbesondere das Gefühl der Geschwindigkeit fehlte, fuhr er mit mir sofort auf die Autobahn, um die Höchstgeschwindigkeit seines Dienstwagens auszutesten. Einmal saßen wir stundenlang bei strömendem Regen im Auto und quatschten einfach nur.

Sean hatte eine ruhige und warme Ausstrahlung, und ich fühlte mich in seiner Nähe immer total wohl. Auf meiner Gartenparty hatte Sean meine Freundin Katja kennengelernt, und im Laufe des Sommers unternahmen wir immer öfter etwas zu dritt. Nach und nach traute ich mir wieder mehr zu und ging mit den beiden sogar zu einigen Veranstaltungen, die ich normalerweise gemieden hätte. Wir hatten stets großen Spaß, und ich hatte nie das Gefühl, eine Belastung für Sean und Katja zu sein. Vielmehr fühlte ich mich durch ihren unkomplizierten Umgang mit mir fast wieder wie ein gesunder Mensch. Das war wohl das schönste Geschenk, das sie mir machen konnten.

Inzwischen war schon wieder bald Weihnachten, und ein weiteres Jahr mit der ALS ging zu Ende. Zum Glück verlief die Krankheit bei mir nach wie vor relativ langsam, und die Veränderungen und Verschlechterungen waren gegenüber dem Vorjahr nicht so gravierend wie bei den meisten ALS-Patienten. Natürlich waren nahezu alle Muskeln wie erwartet etwas schwächer geworden, doch ich hatte weder Lähmungen in irgendeinem Körperteil noch komplette Ausfälle gewisser Funktionen. Mit Hilfe des Rollators konnte ich nach wie vor laufen, zwar langsam und vorsichtig Schritt für Schritt – aber immerhin!

Selbst das Aufstehen und Hinsetzen klappte ebenfalls noch mit der Gehhilfe. Dadurch war ich in der glücklichen Lage, meine Position unabhängig und nach Belieben allein verändern zu können. Ich konnte dank eines Tricks nach wie vor am PC arbeiten, Bücher lesen, allein essen, trinken und mir sogar die Zähne putzen. In Hosen mit Gummibund oder Klettverschluss konnte ich sogar noch selbständig zur Toilette gehen. Wenn auch alles extrem anstrengend war und mich zum Teil sehr viel Kraft kostete, konnte ich trotzdem noch einiges tun.

Es war und ist mir besonders wichtig, alles so lange wie möglich allein zu bewältigen. Denn mit der ALS ist es wie in einem Teufelskreis: Je schwächer ich werde, desto anstrengender werden alle Bewegungen und Handgriffe. Infolgedessen komme ich zum einen leicht in Versuchung, mir bei vielem helfen oder mir sogar alles abnehmen zu lassen. Zum anderen führt gerade die Ungeduld der anderen oft dazu, dass sie mir schnell einige Handgriffe abnehmen und mich dadurch in die Passivität drängen. Das wiederum führt zu beschleunigtem Muskelabbau und Kraftverlust. Deshalb versuche ich immer, so wenige Hilfestellungen wie möglich anzunehmen, und kämpfe um jede einzelne Bewegung. Ich weiß nicht, was kraftraubender ist, der Kampf mit meinem schwächelnden Körper bei der Bewegung oder der Kampf mit meinem Umfeld um die Bewegung selbst. Erst wenn ich merke, dass es überhaupt nicht mehr allein geht oder der Kraftaufwand in keinem Verhältnis zum Ergebnis steht, muss ich schweren Herzens ein weiteres Stück Freiheit und Selbständigkeit aufgeben.

Mitte Dezember fand wieder ein Benefiz-Eishockey-Spiel statt. Dieses Mal waren die Spenden für einen Abiturienten, der bei der Abi-Party einen schweren Unfall hatte. Er war seitdem gelähmt und musste lernen, sich in seinem neuen Leben zurechtzufinden. Ich wollte unbedingt dabei sein, und Sean hatte mir schon vor Wochen versprochen, mich zu begleiten. Allerdings kam er an jenem Tag erst gegen Abend mit dem Zug von einer Dienstreise aus München zurück, und jeder normale Mensch hätte mir wahrscheinlich abgesagt. Nicht aber Sean! Er fuhr kurz nach Hause, zog sich um und kam anschließend bei mir vorbei. Dabei strahlte er eine Ruhe und Ausgeglichenheit aus, als hätte er den ganzen Tag faul auf dem Sofa verbracht. Wir trafen uns vor der Eishalle mit meiner Ergotherapeutin Katja und staunten nicht schlecht, als wir die Massen von Menschen sahen, die gekommen waren, um dem Jungen zu helfen. Unglaublich! Sean war wie immer superlieb zu mir, er wärmte mir die Hände und beschützte mich vor drängelnden oder rempelnden Zuschauern.

Das Spiel war erneut sehr unterhaltsam, wenn auch nicht so lustig wie beim letzten Mal. Dafür wurde ich wieder überrascht, denn für die Veranstaltung waren extra zwei ehemalige Eishockey-Profis des EHC Wolfsburg aus den USA und Kanada eingeflogen worden. Wir waren früher gut befreundet und hatten uns seit vielen Jahren nicht gesehen. Mark und John hatten sich überhaupt nicht verändert, und ich freute mich wirklich sehr, sie wiederzusehen. Das war nochmal ein positives Erlebnis zum Ende des Jahres.

Weihnachten war zwar wie immer schön, aber seit ich ALS habe, sind mir der übliche familiäre Stress und die ganzen Emotionen einfach zu viel. Genauso hat auch Silvester irgendwie seinen Reiz verloren. Wenn man nicht richtig mitfeiern und knallen kann, ist das Ganze eigentlich eine ziemlich blöde Veranstaltung. Weil aber meine Ergotherapeutin Katja Ärger mit ihrem Mann hatte und ihr die Lust aufs Feiern vergangen war, kam sie zu uns zum Essen, und wir quatschten bis morgens um fünf. Prosit Neujahr!

2004   Helfende Hände

Das neue Jahr überraschte mich mit einer Nachricht, die mich nicht wirklich erfreute. Da meine Mutter an vier Tagen in der Woche für vier Stunden arbeiten ging, wurde ihr die morgendliche Pflege und Hilfe irgendwann zu viel. Tina war bereits ausgelastet, deshalb hatte sie noch im alten Jahr im Internet eine Anzeige für eine Pflegekraft aufgegeben. Für mich war es nach wie vor eine schreckliche Vorstellung, von einem mir fremden Menschen gewaschen und versorgt zu werden. Es war schon ziemlich entwürdigend, die Hilfe meiner eigenen Mutter bei intimen Dingen in Anspruch nehmen zu müssen. Von einer anderen Frau derart berührt zu werden, stellte einen so großen Eingriff in meine Privatsphäre dar, dass ich vor Scham fast gestorben wäre.

Wie bei allen anderen Hilfsmitteln und Hilfen habe ich auch hier den Kampf mit der ALS verloren. Auf die Anzeige meldete sich lediglich eine Frau, die ernsthaft Interesse zeigte: Kerstin, vierzig Jahre alt und gelernte Krankenschwester. Das erste Treffen Anfang Januar verlief überraschend gut, und meine anfängliche Skepsis verflog recht schnell. Kerstin war mir sofort sympathisch, und wir verstanden uns im wahrsten Sinne des Wortes wirklich gut. Sie kam zunächst nur morgens vorbei, doch nach und nach erhöhten wir die Pflegestunden, und sie unterstützte mich bei immer mehr Dingen. Bald half sie mir beim Essen, ging mit Judy spazieren und kam auch nachmittags, um mit mir gemeinsam auf- oder umzuräumen und alles zu erledigen, was ich allein nicht mehr konnte.

Zudem war sie auch mal am Wochenende oder abends im Einsatz, wenn meine Eltern unterwegs waren. Glücklicherweise wohnt sie im Nachbarort und ist trotz ihrer beiden Kinder relativ flexibel.

Kerstin ist bis heute bei mir, wir verstehen uns super, und sie ist mir sehr ans Herz gewachsen. Sie ist einfühlsam, aufmerksam, hilfsbereit und fürsorglich. Wir haben viel Spaß miteinander, reden und lachen oft, und Kerstin ist für mich mittlerweile mehr Freundin als Pflegerin. Entgegen meiner anfänglichen Zweifel empfinde ich es bis heute als sehr angenehm, jemanden zu haben, der für eine gewisse Zeit am Tag ausschließlich für mich da ist. Mein Latte macchiato schmeckt nun mal viel besser, wenn ich nicht danach zu fragen brauche.

Im Frühjahr fuhr meine Ma zusammen mit einer Freundin für ein verlängertes Wochenende an die Ostsee. Dort fiel ihr eine Frau auf, die mit ihrem offenbar körperbehinderten Sohn mit einem speziellen Fahrrad fuhr. Kurz darauf sahen wir einen Fernsehbericht über das Rollstuhl-Fahrrad, in dem das «Rollfiets» ausführlich vorgestellt wurde. Wir waren ebenso begeistert wie ratlos, dass uns bisher noch niemand auf dieses Hilfsmittel aufmerksam gemacht hatte. Als wir im Sanitätshaus nachfragten, ob ich möglicherweise auch so ein Fahrrad bekommen könne oder ob es sich um eine teure Sonderanfertigung handele, hieß es wie selbstverständlich: «Natürlich gibt es das, und die Krankenkasse übernimmt sogar die Kosten dafür.»

Ich fragte mich, warum dann noch nie einer auch nur ein Sterbenswort darüber verloren hatte? Was hätte ich letzten Sommer nicht alles für eine Radtour gegeben! Jedenfalls bekam ich innerhalb kürzester Zeit mein Rollfiets.

Das Rad war eine Art Rikscha, nur anders herum. Ich saß vorne und in Fahrtrichtung blickend in einem Rollstuhl, an den wir hinten das Fahrrad ankoppelten. Das Rad hatte eine Gangschaltung mit sieben Gängen und hätte sogar durch einen kleinen Hilfsmotor unterstützt werden können. Natürlich ließ sich der Rollstuhl auch abkoppeln, sodass wir relativ flexibel waren und überall hinkamen. Echt cool! Die anderen strampelten, und ich genoss die Aussicht! Zum Glück war meine Mutter noch ziemlich fit und sehr sportlich, und mit ein wenig Anfeuerung keuchte sie uns beide die steilsten Wolfsburger Berge hoch.

Allerdings musste ich noch lernen, genügend Vertrauen zu haben, denn bei unserer zweiten Testfahrt landeten wir erst mal im Graben. Zum Glück war ich angeschnallt, sonst wäre ich spätestens vor Lachen vom Stuhl gefallen.

Im Mai musste ich leider feststellen, dass ich beim besten Willen nicht mehr am Computer arbeiten konnte. Zum einen fiel mir das aufrechte Sitzen auf dem Stuhl unendlich schwer. Es war nicht mehr möglich, den Kopf, die Schultern und die Arme locker und entspannt in der üblichen Position zu halten. Ich musste darum kämpfen, verkrampfte dabei und bekam schließlich starke Rückenschmerzen. Zum anderen konnte ich keine Taste drücken. Ich hatte regelrechte Gummifinger, die Gelenke blieben selbst beim geringsten Gegendruck nicht mehr stabil oder gestreckt, sondern knickten ein, sodass keine Kraftübertragung auf die Taste möglich war. Somit war ich weitgehend von der Außenwelt abgeschnitten und nun auch noch bei der Kommunikation komplett auf die Hilfe anderer angewiesen. Es war nervend und anstrengend, jedes Mal fragen zu müssen, ob jemand Zeit habe, mir eine E-Mail oder SMS zu schreiben oder für mich bei einer Freundin anzurufen. Ich war oft verzweifelt und fühlte mich ganz klein.

Für mein Umfeld war die Situation ebenfalls völlig neu und ungewohnt. Anfangs fiel es allen Beteiligten schwer, den klei-nen Unterschied zwischen bitten wollen und bitten müssen zu erkennen. Ich bat nicht um Hilfe, weil ich zu bequem war oder keine Lust hatte, die Dinge selbst zu machen. Eigentlich wollte ich gar niemanden um Hilfe bitten, aber ich musste es tun. Diese Tatsache allein war für mich schon schlimm. Noch schlimmer war es jedoch, gezwungenermaßen immer wieder um dieselben Dinge bitten zu müssen. Mit der Zeit verlor ich sowohl die Energie als auch die Lust und versuchte nur noch bei wirklich wichtigen Angelegenheiten um Hilfe zu fragen. Meinen «kleinen» Bedürfnissen und Wünschen gegenüber wurde ich dagegen zunehmend gleichgültiger.

Auch in anderen Bereichen musste ich nach und nach zurückstecken, weil mir einfach die Kraft fehlte, um die vielen kleinen Dinge zu kämpfen. Da ich mir beispielsweise weder die Haare selbst föhnen und stylen noch mir die Augen in gewohnter Weise schminken konnte, musste ich meinem veränderten Aussehen mit einer gewissen Gleichgültigkeit begegnen. Natürlich gaben meine «helfenden Hände» ihr Bestes, und ich sah auch immer gut aus, nur eben ungewohnt anders, daher fiel es mir anfangs sehr schwer, mich so zu akzeptieren. Die Situation ist vergleichbar mit einem Besuch beim Friseur, nach dem man sich zu Hause sofort nochmal die Haare waschen muss, weil man zwar gut aussieht, sich beim Blick in den Spiegel jedoch nicht erkennt. Ebenso unangenehm war mir, besonders zu Beginn, die deutlich verminderte Möglichkeit zur gewohnten – sicher übertriebenen – Hygiene.

Zwischendurch mal schnell duschen, Hände waschen oder Zähne putzen war mittlerweile mit so viel Aufwand verbunden, dass ich ganz darauf verzichten musste. Früher hatte ich täglich zweimal geduscht und mir somit auch jeden Tag die Haare gewaschen. Inzwischen musste ich sowohl aufgrund der großen Kraftanstrengung als auch aus Zeitgründen mit deutlich weniger Körperhygiene auskommen. Natürlich wurde ich jeden Tag gewaschen, und ich fühlte mich auch nicht wirklich unwohl, trotzdem war es sehr gewöhnungsbedürftig. Der Gedanke, am frühen Abend «bettfertig» gemacht zu werden, hatte für mich ebenfalls etwas Beängstigendes, weil es mir deutlich machte, wie krank ich wirklich war. Außerdem hatte ich Angst, mich sehr zeitig ins Bett zu legen, denn die Zeit, in der ich nur noch im Bett liegen konnte, würde vermutlich noch früh genug kommen.

Darum wollte ich versuchen, so lange wie möglich weiterzuleben wie bisher. Ich wollte mich nicht vor der Schlafenszeit ins Bett legen, solange ich noch allein aufrecht sitzen und den Kopf halten konnte. Das wäre für mich ein Zeichen, dem Tod in gewisser Weise nahe zu sein. Ich würde trotz der Anstrengung so lange darum kämpfen, wie ich konnte. Natürlich war es nur möglich, länger wach zu bleiben, wenn mich meine Eltern oder jemand anderes später noch ins Bett brachten. Da niemand besonders gerne abends arbeiten will, würde ich wahrscheinlich auch hier über kurz oder lang nachgeben müssen.

Wie viel «gesunde» Normalität durfte ich eigentlich erwarten, und inwieweit musste ich mich in mein «krankes» Schicksal ergeben? Konnte ich mich überhaupt der ALS ergeben, ohne dabei Gefahr zu laufen, mich selbst aufzugeben? Oder musste ich auch das letzte bisschen an selbstbestimmtem Leben hergeben, damit es für alle anderen leichter war?

Unzählige Gedanken machte ich mir, als meine Eltern immer häufiger erwähnten, wie gerne sie mal wieder in Urlaub fahren würden. Problematisch war die Frage, was in dieser Zeit mit mir passieren sollte. Meine Eltern wollten und konnten natürlich nur dann beruhigt wegfahren, wenn für mich optimal gesorgt war. Weil sich meine Versorgung komplizierter als erwartet gestaltete, entschloss ich mich schließlich, mit ihnen gemeinsam an den Chiemsee zu fahren.

Mir war bewusst, dass ich nach fast drei Wochen ohne Therapie und ohne die gewohnten täglichen Abläufe einige weitere Funktionen verlieren würde. Wenn ich nicht jeden Tag meine Übungen machte und so mein Gefühl für die Bewegung trainierte, bedeutete das nicht nur den Verlust der nötigen

Kraft, sondern auch meiner Sicherheit und meines Selbstvertrauens. Aber der Gedanke an die Berge, das Wasser, die neuen Eindrücke, Gerüche und Farben war es mir wert, das Risiko einzugehen.

Die Schwester meiner Mutter hatte im Vorfeld unserer Reise sämtliche Hotels auf der Suche nach behindertengerechten Zimmern abgeklappert – leider ohne Erfolg. Anscheinend dürfen Menschen mit einem Handicap keinen Urlaub machen, oder vielleicht will die Tourismusindustrie den gesunden Menschen den Urlaub nicht durch die Anwesenheit Kranker verderben. Anders kann ich mir die erneuten Probleme bei der Hotelsuche nicht erklären. Es gab zwar Unterkünfte mit behindertengerecht ausgestatteten Zimmern. Diese lagen jedoch alle nicht nur weit ab vom Schuss, sondern waren darüber hinaus reine Behindertenunterkünfte. Wenn Menschen wie ich schon Urlaub machen müssen, dann doch bitte nur unter ihresgleichen und auch nur da, wo sie niemanden durch ihren Anblick stören können. Ich war ernsthaft schockiert und schämte mich, weil ich mir bis zu meiner eigenen Erkrankung nie Gedanken darüber gemacht hatte.

Schließlich buchten wir zwei normale Zimmer mit Verbindungstür in einem schönen Hotel direkt am See. Meine Tante hatte sämtliche Türrahmen vermessen, damit ich mit meinem Rolli auch überall hinkam. Besonders wichtig waren natürlich die Fahrstuhltür und die Türen im Zimmer. Als wir im Hotel ankamen, wollte meine Mutter mich gleich auf mein Zimmer bringen. Über die Rampe für Rollstuhlfahrer kamen wir bequem in die Halle und riefen den Fahrstuhl. Der Aufzug kam, die Tür war gerade breit genug – hinein passte ich trotzdem nicht.

Der Fahrstuhl war nämlich nicht tief genug, und mein Rollstuhl war etwa zwanzig Zentimeter zu lang. Sofort wurden meine Eltern panisch und wollten gleich wieder abreisen, aber zum Glück fand ich eine Lösung, indem ich vom Rolli auf den kürzeren Rollator umstieg. Zwar bekam ich im letzten Moment etwas Schiss vor meiner eigenen Courage, doch mein Mut wurde belohnt, das Wetter war super, und wir konnten viel unternehmen. Der absolute Höhepunkt des Urlaubs war ein Flug mit dem Hubschrauber über die Alpen. Ich wollte das schon immer mal machen, und da ich diese Möglichkeit wahrscheinlich nie wieder bekommen würde, nutzte ich die Gelegenheit. Die Welt sah von oben so klein und friedlich aus, die Berge wirkten irgendwie irreal auf mich und dennoch wunderschön und faszinierend. Ich werde diese Bilder nie vergessen und bin sehr dankbar, dass ich sie – was auch passieren mag – für immer in meinem Herzen trage.

Als wir Ende September wieder zu Hause waren, bewahrheiteten sich leider meine Befürchtungen. Ich konnte nicht mehr sicher laufen, und auch die Zähne konnte ich nicht mehr selbständig putzen. Während die Arme tatsächlich zu schwach geworden waren, lag das Problem beim Laufen eher am Verlust meiner eigenen Sicherheit. Ich hatte einfach das Gefühl dafür verloren und war vor Angst ganz steif in den Beinen. Am Morgen nach dem Urlaub stolperte ich auf dem Weg ins Bad und wäre beinah mit dem Gesicht voran gegen den Türrahmen geknallt. Zum Glück konnte Kerstin mich gerade noch rechtzeitig auffangen und Schlimmeres verhindern. Das war das letzte Mal, dass ich selbständig irgendwo hingegangen bin.

Statt mit dem Gehwagen zu laufen, setzte ich mich von nun an darauf und ließ mich fahren. Normalerweise hätte mich dieser erneute Funktionsverlust ziemlich traurig gemacht, doch kurz darauf las ich im Internet, dass Mario, ein ALS-Patient, mit dem ich in Kontakt stand, im Alter von nur neununddreißig Jahren gestorben war. Marios plötzlicher Abschied war ein großer Schock für mich, immerhin war er der erste «Bekannte», der an ALS starb. Noch heute denke ich sehr oft an ihn und fühle mich dann manchmal fast schuldig, weil es mir auch nach so vielen Jahren mit der Krankheit immer noch relativ gut geht. Warum dürfen einige Menschen leben und andere nicht? Das macht mich immer wieder unendlich traurig. Trotzdem verkraftete ich seinen Tod besser als erwartet. Er berührte mein Herz, zog mich jedoch nicht so herunter, wie ich befürchtet hatte. Man ist wohl immer stärker, als man denkt.

Im Oktober kaufte ich mir einen Laptop, genauer gesagt bat ich Sean, mir ein gutes, aber auch schönes Gerät zu besorgen. Für manche Dinge braucht man eben einfach einen Mann. Mit Hilfe einer speziellen Technik konnte ich nun endlich wieder selbst schreiben. Von Philipp, meinem Versorger für Kommunikationshilfsmittel, erhielt ich eine Software- oder vielmehr Bildschirmtastatur. Diese arbeitet genau wie eine herkömmliche Computertastatur, allerdings klickt man die Buchstaben mit der Maus an. Alle Funktionen sind identisch. Klickte ich zum Beispiel auf Shift, wurden alle Buchstaben groß, und anstatt der Zahlen erschienen die Sonderzeichen. Große Vorteile waren außerdem das integrierte Wörterbuch und die Wortvorhersage.

Sobald ich ein Wort geschrieben hatte, wurde es im Wörterbuch gespeichert. Schrieb ich beispielsweise «ich» zum ersten Mal, musste ich es natürlich tippen. Wenn ich danach «i» anklickte, wurden mir in einer Liste rechts neben der Tastatur alle Wörter vorgeschlagen, die mit «i» beginnen. Dabei stand das Wort ganz oben, das ich bisher am häufigsten verwendet hatte, das zweithäufigste darunter. All die Wörter konnte ich dann direkt in der Liste anklicken und brauchte sie nicht zu schreiben. Sofern ich «ich» angeklickt hatte, erschienen in der Liste die am häufigsten verwendeten Folgewörter, also zum Beispiel «habe», «kann», «möchte» oder «mich». Eventuell konnte ich auch hier sofort das Wort auswählen. Daher war es praktisch, wenn ich Sätze, die ich oft verwendete, immer gleich formulierte, denn dann konnte ich mich schnell durchklicken, ohne viel schreiben zu müssen. Leider gibt es irre viele Wörter oder Wortendungen, sodass gerade am Anfang vieles komplett geschrieben werden musste. Wie heißt es noch so schön? Mühsam ernährt sich das Eichhörnchen.

Außerdem bekam ich eine Umfeldsteuerung, mit deren Hilfe ich den Fernseher, CD- und DVD-Player ganz einfach mit einem einzigen Taster bedienen kann. Ich könnte damit auch telefonieren, das Licht an- und ausschalten, Fenster und Türen öffnen und schließen oder ein Blattwendegerät steuern, falls die Anschaffung irgendwann nötig sein sollte. Die Umfeldsteuerung ist praktisch eine universelle Fernbedienung. Mit Hilfe eines entsprechenden Computerprogramms werden die jeweils benötigten Infrarotsignale der herkömmlichen Fernbedienungen auf die Umfeldsteuerung übertragen. Dabei stehen insgesamt zehn Ebenen zur Verfügung, sodass jede Taste der Umfeldsteuerung zehnfach belegt werden kann. Zum Beispiel können auf der ersten Ebene die Signale für den Fernseher und auf der zweiten die für den CD-Player gespeichert werden. Durch einmaliges Drücken des Tasters wird die Umfeldsteuerung aktiviert. Jede Taste hat einen kleinen roten Leuchtpunkt, die nun nach und nach aufleuchten. Ist die richtige erreicht, wird sie durch erneutes Drücken ausgewählt und aktiviert. Auf dieselbe Weise wird auch die Ebene gewählt oder gewechselt.

Durch die gezielte Auswahl der Ebene sowie der jeweiligen Taste kann ich jedes Gerät selbständig bedienen. Wenn ich auf Toilette muss oder andere Hilfe benötige, kann ich über einen Personenruf meine Eltern per Pieper informieren. Das entsprechende Funksignal ist ebenfalls auf einer Taste der Umfeldsteuerung hinterlegt. Wird diese Taste aktiviert, sendet ein Funksender das Signal an einen Pieper, der zunächst mehrfach und anschließend etwa alle zehn Sekunden einmal Laut gibt. Auch wenn ich erst skeptisch war, ob ich diese ganzen Hilfsmittel wirklich schon benötige, bin ich heute heilfroh, sie nutzen zu können. Ich kann endlich wieder selbständig und ohne Hilfe bestimmen, was ich wann, wie lange und wie laut hören und sehen möchte – oder eben nicht.

Allerdings gab es auch einige problematischere Einschränkungen, die sich nicht so leicht beheben oder mindern ließen. Zum Beispiel schlief ich zunehmend schlechter und hatte somit wenig bis keine Erholung im Schlaf. Schlafen war für mich zu einer Anstrengung geworden. Zum einen hatte ich enorme Schwierigkeiten, überhaupt einzuschlafen. Oft lag ich todmüde mehrere Stunden wach im Bett und konnte meine Gedanken einfach nicht bremsen. Mir gingen unzählige Dinge durch den Kopf. Dinge, die ich mir merken wollte. Dinge, die ich erledigen musste. Dinge, die ich sagen oder jemandem erzählen wollte. Ich konnte einfach nicht abschalten und den Tag loslassen. Zum anderen wachte ich in den restlichen Stunden Schlaf permanent auf. Entweder taten mir einzelne Gelenke oder Muskeln weh, oder ich konnte nicht länger in derselben Position liegen und musste mich drehen.

Leichter gesagt als getan. Was ich früher ganz einfach im Halbschlaf tat, erforderte nun all meine Kraft und Aufmerksamkeit. Ich musste nämlich nicht nur mit meinem schwachen Körper kämpfen, sondern auch noch mit der blöden Bettdecke. Nach dieser enormen Anstrengung war ich natürlich wieder hellwach und brauchte erneut lange, um wieder einzuschlafen. Diese Prozedur wiederholte sich manchmal bis zu achtmal pro Nacht, und Schlafen war dann eine ziemlich üble Qual. Wenn ich mich bei meinem Kampf gar derart in meine Bettdecke eingewickelt hatte, dass ich mich nicht mehr selbst befreien konnte, musste ich auch noch meine Eltern rufen. Zum Glück passierte das nicht oft, und ich versuchte vorher alles Mögliche, um irgendwie alleine klarzukommen.

Morgens war ich meistens völlig gerädert und brauchte dementsprechend lange zum Aufwachen. Mein Kopf war dabei immer schnell fit, aber mein Körper schien noch zu schlafen. Ich konnte mich kaum bewegen, und je mehr ich es wollte, desto weniger ging es. Es war für alle – mich eingeschlossen – sehr schwer zu verstehen, dass ich mich tatsächlich nicht sofort bewegen konnte. Am Anfang kritisierten meine Helfer mich deswegen häufig und zweifelten sogar meine Bewegungsunfähigkeit an. Nach und nach mussten sie jedoch einsehen, dass ich nicht simulierte, sondern wirklich nichts dagegen tun konnte. Trotzdem verletzte es mich, dass sie mir vorwarfen, etwas mit Absicht zu tun, obwohl es allein durch meine Erkrankung und die damit verbundenen körperlichen und seelischen Veränderungen bedingt war.

In vielen Situationen konnten die Menschen um mich herum offensichtlich nicht erkennen oder verstehen, dass mein Körper auf einmal Dinge tat, auf die ich keinen Einfluss mehr hatte. Aufgrund der ALS habe ich beispielsweise enorm gesteigerte Reflexe, und bei plötzlichen oder ruckartigen Bewegungen schießt mir gelegentlich eine Spastik in die Beine. Sie sind dann bis in die Zehen gestreckt und ziehen stark nach innen, sodass sie sich schließlich überkreuzen. Dieser Zustand hält oft mehrere Minuten an und ist ziemlich unangenehm und schmerzhaft. Durch Kälte, Aufregung oder Stress wird die Neigung zur Spastik noch erheblich verstärkt.

Wenn meine Eltern beispielsweise wegwollten und spät dran waren, fühlte ich mich allein durch die bloße Ermahnung gehetzt, mich beim obligatorischen Gang zur Toilette doch bitte ein bisschen zu beeilen. In meiner Situation war das eine nahezu unlösbare Aufgabe. Dadurch und natürlich auch durch meinen eigenen Wunsch, möglichst schnell zu sein, geriet ich dermaßen unter Stress, dass meine Beine sich sofort versteiften. Darüber hinaus trat häufig ein ziemlich heftiger Klonus auf, infolgedessen meine Beine völlig unkontrollierbar zu wackeln und zu zittern begannen. Bewegungen, die ich unter normalen Umständen und in meinem gewohnten Tempo problemlos ausgeführt hätte, dauerten auf einmal ewig und kosteten mich viel Kraft. Statt der üblichen zehn Minuten brauchten wir für den Toilettengang jetzt doppelt so lange.

Es war ein echter Teufelskreis: Je ungeduldiger wir wurden, desto mehr Druck empfand ich, desto schlechter konnte ich mich bewegen, und desto länger dauerte es, wodurch die Ungeduld logischerweise noch weiter zunahm. Ich weiß nur zu gut, dass es nicht immer leicht ist, Geduld zu haben und Ruhe zu bewahren, aber es ist leider der einzige Weg.

Ich bin mir nicht sicher, was mich in Momenten wie diesen trauriger machte. Die Situation an sich oder die Tatsache, dass mich die Worte oder Handlungen anderer Menschen infolge der ALS derart treffen und aus der Ruhe bringen konnten. Seit meiner Erkrankung und der damit verbundenen emotionalen Labilität war ich noch sensibler als früher. Ich nahm mir mehrmals vor, nicht so verwundbar zu sein, in solchen Momenten nicht zu weinen und noch stärker zu werden. Deshalb zog ich mich mehr und mehr zurück und gab meine Gedanken und Gefühle kaum noch preis. In diesen Momenten fühlte ich mich oft sehr allein und auf eine ganz andere Art hilflos. Ich hatte niemanden, mit dem ich meine Nöte und Probleme besprechen, niemanden, den ich um Hilfe bitten konnte. Dabei gab es viele wichtige Punkte, über die ich mir Gedanken machte oder vielmehr machen musste und die ich unbedingt regeln wollte. Nur mit wem sollte ich darüber reden, wem durfte ich das zumuten?

Kerstin war zwar meistens mein Kummerkasten, und wir besprachen auch so manche Dinge, die mir am Herzen lagen, mit einigen Themen wollte ich sie trotzdem nicht belasten. Wie die meisten meiner Freunde hatten sie selbst genug Probleme und Stress, und meine Familie wäre sicher auch der falsche Ansprechpartner gewesen. Sie waren genauso unmittelbar betroffen wie ich, und meine Erkrankung an sich belastete sie schon mehr als genug. Wie sollte ich da mit ihnen über Themen wie Patientenverfügung, meinen unvermeidbaren frühen

Tod, die Beerdigung oder meine Ängste und Sorgen vor der Zukunft sprechen? Deshalb versuche ich bis heute meine Probleme stets selbst zu lösen, dabei ist es noch viel schwerer, als ich dachte. Es ist kein schönes Gefühl, allein und abhängig zu sein. Zum Glück sind diese Empfindungen nur Momentaufnahmen und bestimmen nicht mein tägliches Leben.

Mein Neurologe sagte einmal, dass das wertvollste Geschenk von nun an Zeit sei. Für mich gewinnt dieser Satz in mehrfacher Hinsicht zunehmend an Bedeutung. Natürlich bin ich zunächst einmal froh und dankbar für die Zeit, die ich noch leben darf. Mir ist durchaus bewusst, dass ich schon jetzt deutlich länger mit der ALS lebe als die meisten Betroffenen. Gerade an meinem Geburtstag oder zum Jahresende mache ich mir immer wieder Gedanken, ob ich die zurückliegenden zwölf Monate als ein Jahr mehr oder doch eher als ein Jahr weniger betrachten soll. Immer positiv zu denken ist in meiner Situation leichter gesagt als getan.

Um die mir verbleibende Zeit zu maximieren, müsste ich wie schon erwähnt jede Form von Stress und Überanstrengung vermeiden, weil diese den Verlauf der ALS beschleunigen und meine Überlebenszeit verkürzen. Mit jeder Stresssituation oder übermäßigen körperlichen und seelischen Anstrengung verschenke ich praktisch einen Teil meiner wertvollen Zeit. Dabei habe ich jedoch oft keine Möglichkeit, mich selbst vor diesen negativen Einflüssen zu schützen. Wenn ich mich entscheide, auf eine Feier zu gehen oder etwas zu unternehmen, entscheide ich mich jedes Mal ganz bewusst dafür, etwas von meiner verbleibenden Zeit zu geben. Daher wähle ich mittlerweile sehr genau aus, wem ich dieses Geschenk machen möchte oder welche Aktion es mir wert ist. Ich hoffe, die Menschen um mich herum wissen, dass ich ihnen für kein Geld der Welt etwas Kostbareres schenken könnte.

Gleichzeitig gilt diese Aussage natürlich auch anders herum. Das wertvollste und schönste Geschenk ist für mich die Zeit der anderen. Ich bin wirklich froh und dankbar, wenn jemand «freiwillig» Zeit mit mir verbringen möchte oder mir von sich aus seine Hilfe anbietet und ich ihn nicht durch meine eigene Hilflosigkeit in gewisser Weise dazu «zwinge». Zeit im Allgemeinen scheint heutzutage absolute Mangelware zu sein. Alle eilen von einem Termin zum nächsten, und selbst wenn eigentlich genug Zeit vorhanden ist, wirken die meisten Menschen oft gehetzt und ruhelos auf mich. Schlimm, aber wahrscheinlich war ich früher genauso. Ein guter und absolut zutreffender Spruch lautet: Zeit hat man nicht über, Zeit muss man sich nehmen.

Daher habe ich mir dieses Jahr zu Weihnachten auch «nur» ein wenig dieser kostbareren Zeit gewünscht. Natürlich meinte ich damit nicht die Zeit, in der ich Hilfe auf der Toilette oder beim Essen benötigte, sondern wirkliche, richtige, echte Zeit. Die kurzen Toilettengespräche und die wenigen Minuten, in denen ich mich beim Waschen, Essen oder Zubettgehen unterhalten konnte, waren nicht gerade der richtige Rahmen für ernsthafte Unterhaltungen. Außerdem finde ich es extrem unpassend, zwischen Tür und Angel wichtige Dinge zu klären. Wenn ich dann mal das Gespräch suchte, hatte ich allerdings oft das Gefühl, die anderen von wichtigen Dingen abzuhalten oder sie gerade auf dem Sprung zu erwischen. Daher gab ich mich irgendwann damit zufrieden. Meine Kommunikation beschränkt sich daher inzwischen mehr oder weniger auf das Wichtigste, und ich kann nicht mehr so viel von mir selbst erzählen. Dafür freue ich mich umso mehr, wenn sich jemand für mich, meine Probleme und Gedanken Zeit nimmt.

Weihnachten war wie eigentlich jedes Jahr hektisch, dieses Jahr aber auch irgendwie besonders. Zum einen kam Jan vorbei und schenkte mir ein Bild von uns beiden, das jemand an seinem fünfundzwanzigsten Geburtstag aufgenommen hatte. Jan hatte ich bereits 1991 während meiner Ausbildung bei VW kennen und in gewisser Weise auch lieben gelernt, obwohl wir nie ein Paar waren. Nach der Ausbildung ging er zum Studium nach Gießen, und ich kam ein Jahr später nach. Obwohl wir zusammen studierten, entfernten wir uns in dieser Zeit etwas voneinander, denn jeder hatte seinen eigenen Freundes- und Bekanntenkreis, und wir trafen uns immer weniger. Dennoch verloren wir uns nie aus den Augen, und ich bin glücklich, Jan heute noch als Freund zu haben.

Seit ich wieder in Wolfsburg lebe, besucht er mich ab und zu, und wir reden über alte Zeiten. Dann kommt es mir so vor, als wären wir überhaupt nicht älter geworden, obwohl inzwischen über zehn Jahre vergangen sind. Die Zeit ist viel zu kostbar, um sie unbemerkt an sich vorbeiziehen zu lassen. Schade nur, dass die Menschen häufig erst zu solchen Erkenntnissen kommen, wenn es eigentlich schon zu spät dafür ist.

2005 Mein Kopf wird schwer

An Neujahr kamen Katja und Sean zu Besuch. Sean wollte sich verabschieden, denn er hatte sich aus beruflichen Gründen entschieden, nach Dubai zu gehen.

Ich vermisse ihn und seine warme, ruhige Art bis heute sehr. Leider ist unser Kontakt so gut wie abgebrochen, und ich finde es sehr schade, dass ausgerechnet bei ihm der Spruch «Aus den Augen, aus dem Sinn» zutrifft. Weil ich aber aus eigener Erfahrung weiß, dass Kontakte schon mal im Laufe der Zeit einschlafen, obwohl man es eigentlich nicht möchte, bin ich weder enttäuscht noch böse, nur traurig.

So verlor ich zum Beispiel auch den Kontakt zu meiner Freundin Karin wieder, ebenso wie zu Stefans Freunden Sandra und Thomas. Ich dachte immer mal wieder an sie und überlegte, ob ich mich einfach bei ihnen melden sollte. Das war aber aus einem mir völlig schleierhaften Grund leichter gesagt als getan, weshalb ich dieses Vorhaben wahrscheinlich noch eine ganze Weile vor mir her schieben würde.

Ende Januar musste meine Mutter wegen einer Operation eine Woche ins Krankenhaus. Anscheinend schlug mir diese Tatsache derart auf den Magen, dass ich eine schlimme Magen-Darm-Grippe bekam. Ich glaube, das war die schlimmste Woche meines Lebens! Kerstin war im Dauereinsatz, da sich meine Schwester und mein Vater mit der Pflege und dem Umgang mit mir nicht richtig auskennen. Übelkeit und Durchfall sind ohnehin schlimm, wenn man jedoch nicht in der Lage ist, im Notfall schnell ins Bad zu rennen, ist es die

Hölle. Ich war total entkräftet, mein Körper spielte völlig verrückt, und insbesondere die Nächte waren eine einzige Katastrophe. Ich schwitzte tierisch und war jedes Mal von oben bis unten klitschnass. Infolgedessen fror ich irgendwann wie ein Schneider, wodurch mein Körper total steif wurde und ich fast bewegungsunfähig war. Zur Spastik kamen als Folge des Flüssigkeitsdefizits auch noch heftige Muskelkrämpfe.

Eines Nachts, als es besonders schlimm war, rief ich meinen Vater um Hilfe, doch er hörte mich nicht. Nach einem endlosen Kampf schaffte ich es, mit dem Handy oben bei meinen Eltern anzurufen. Weil mein Vater vor dem lauten Fernseher eingeschlafen war, wurde er trotz mehrerer Anrufe nicht wach. Ich hatte furchtbare Angst, mich zu erkälten oder mir sogar eine Lungenentzündung einzuhandeln. Weil es erst Mitternacht war und ich nicht bis zum nächsten Morgen warten wollte, entschied ich mich, Hilfe zu holen. Doch das war leichter gesagt als getan.

Nach unzähligen Versuchen gelang es mir irgendwann, die Nummer meiner Schwester zu wählen. Nur leider konnte ich sie weder richtig hören noch selbst etwas sagen, denn ich war total fertig. Ich hoffte einfach, dass sie die Situation erkennen und mir helfen würde. Nachdem sie ebenfalls ein paar Mal erfolglos versucht hatte, meinen Vater per Telefon zu erreichen, kam sie schließlich mit ihrem Freund Mirko vorbei. So konnte ich wenigstens ein trockenes T-Shirt anziehen und die nassgeschwitzte Bettdecke wenden. Irgendwie überstand ich den Rest der Nacht, war jedoch völlig kraftlos und erschöpft.

Am nächsten Tag kam meine Hausärztin vorbei und verschrieb mir Elektrolyte. Damit ließen zwar die Wadenkrämpfe etwas nach, trotzdem schwitzte ich nach wie vor bei der kleinsten Anstrengung, insbesondere in den Nächten. Jedenfalls konnte ich es vermeiden, noch einmal Hilfe in Anspruch nehmen zu müssen. Nach dieser Woche war ich nicht nur sichtbar leichter, sondern auch insgesamt deutlich schwächer.

Im April bekam ich überraschend frühmorgens eine SMS von meiner Freundin Kerstin. Weil sie mich fragte, ob ich Zeit für sie habe, und ich merkte, dass irgendetwas passiert war, sagte ich sofort meine Therapie ab, und sie kam vorbei. Kerstin sah aus wie ein Häufchen Elend und sagte mir, sie sei schwanger. Ich konnte auf der einen Seite zwar verstehen, dass sie sich nicht richtig freuen konnte – es gibt nämlich keinen «richtigen» Zeitpunkt. Auf der anderen Seite fiel es mir schwer, nachzuvollziehen, wieso sie über ein solches Glück derart unglücklich war. Meine Freundin bekam die Möglichkeit, ihr Leben, den Sinn und die Werte in ihrem Leben neu zu definieren. Ich hoffte, dass sie sich spätestens dann freuen würde, wenn der Kleine auf der Welt war, und sie bei seinem Anblick begreifen würde, was für ein Wunder so ein Baby ist. Ich jedenfalls freute mich und konnte es kaum erwarten, dem Kleinen viele süße Klamotten und Spielsachen zu kaufen.

Im Mai gingen meine Eltern in den Ruhestand. Sie konnten mir von nun an sozusagen gemeinschaftlich auf die Nerven gehen, und auch ich hatte ab sofort deutlich mehr Gelegenheit, ihre Nerven zu strapazieren.

Obwohl wir uns bis heute wirklich gut verstehen, Spaß zusammen haben und viel lachen, ist es nicht immer ganz leicht. Aufgrund meiner Abhängigkeit neigen sie dazu, mich hin und wieder wie ihr Kind von früher zu behandeln – und das kann mit über dreißig Jahren echt anstrengend sein. Manchmal nehmen sie mich nicht ernst, hören mir nicht richtig zu oder lassen mich nicht ausreden. Ich könnte jedes Mal platzen, wenn ich mit meiner dünnen Stimme einfach nicht zu Wort komme. Wenigstens weiß ich jetzt, wie sich früher alle gefühlt haben müssen, wenn Quasselstrippe Sandra das Wort hatte.

Da mich das Sprechen inzwischen extrem anstrengt, wünsche ich mir generell etwas mehr Aufmerksamkeit, wenn ich etwas sagen oder mitteilen möchte. Außerdem kann ich mich mittlerweile so schlecht artikulieren, dass mein Gegenüber sich voll auf mich konzentrieren muss, um mich überhaupt zu verstehen. Oft sind meine Eltern aber beschäftigt oder in Gedanken, hören mir deshalb nur halb zu und antworten oder reagieren dann äußerst merkwürdig. Inzwischen habe ich mir angewöhnt zu fragen: «Was habe ich denn gerade gesagt?», wenn ich wieder mal das Gefühl habe, dass sie nicht richtig hingehört haben. Mache ich zum Beispiel darauf aufmerksam, dass unter dem Tisch viele Haare vom Hund liegen, kann es durchaus sein, dass ich im nächsten Moment eine hektisch wischende Hand im Mund habe, weil sie dachten, ich hätte irgendwo ein Haar. Manchmal habe ich einen Satz noch nicht mal zur Hälfte beendet, da handeln sie schon und fragen anschließend, ob sie das überhaupt machen sollten. Es ist anstrengend, wenn ständig jemand irgendwelche Dinge tut, gegen die ich mich nicht so schnell wehren kann. Zum Glück können wir im Nachhinein so gut wie immer darüber lachen.

Genauso nervig und zugleich irgendwie ebenso amüsant wie diese Unkonzentriertheiten ist die Vergesslichkeit oder Zerstreutheit meiner Ma. Trotz oder vielleicht gerade wegen der wiederkehrenden und täglich gleich ablaufenden Tätigkeiten hat sie manchmal nicht die leiseste Ahnung, welchen Handgriff sie als Nächstes tun muss, und macht dann eben irgendetwas. Sie muss dann oft über sich selbst lachen, wenn sie ihren Irrtum bemerkt, und fragt sich: «Ja, was mache ich hier eigentlich?»

Ein paar Mal hat sie mich auch schon komplett vergessen. Sie bringt mich beispielsweise auf Toilette und geht mit den Worten «Ich komme gleich wieder» in den Keller, um aus der Tiefkühltruhe etwas für das Abendessen zu holen und in die Küche zu bringen. Irgendwo zwischen Keller und Küche bin ich gedanklich quasi verloren gegangen, und sie beginnt mit lärmender Dunstabzugshaube zu kochen. Da hilft kein Rufen und Schreien, da heißt es geduldig abwarten. Nach über einer Stunde kommt sie mit meinem Essen die Treppe runter, läuft am Bad vorbei in mein Wohnzimmer und stutzt hörbar, weil ich nicht wie sonst auf dem Sofa sitze. Danach stürmt sie ins Bad und fragt mich allen Ernstes, was ich denn auf Toilette mache. Leider kann ich in diesen Situationen nie ernst bleiben und muss loslachen, auch wenn mir im Grunde nicht zum Lachen zumute ist.

Ende Mai kam der nächste Schock für mich, als ich vom Tod von Krzysztof Nowak erfuhr. Der ehemalige Profi-Fußballer war erst vor etwa vier Jahren an ALS erkrankt. Krzysztof war gerade mal neunundzwanzig Jahre alt geworden und hinterließ eine Frau und zwei kleine Kinder. Ich verstand die Welt nicht mehr, und wieder mal stellte ich mir die Fragen, die mich schon so oft beschäftigt hatten: Warum verläuft die ALS bei mir relativ langsam? Was mache ich anders? Mache ich überhaupt etwas anders? Fällt es mir vielleicht leichter, das alte Leben loszulassen und auf meinen Körper zu hören?

Trotz aller Schwierigkeiten versuchte ich von Anfang an, die Krankheit als einen Teil meines Lebens anzunehmen und sie dennoch nicht zu meinem Lebensmittelpunkt zu machen. Natürlich ist es alles andere als leicht, damit zu leben, aber sie ist nun mal da, und es nutzt nichts, dagegen anzukämpfen und sich zu fragen «Warum ALS?» oder gar «Warum ich?». Darum habe ich die Krankheit angenommen und lebe mein Leben so, wie ich es noch kann. Ich glaube, je weniger ich die ALS beachte, desto weniger kommt sie auch zur Geltung. Wenn ich sie nicht sehe, sieht sie mich vielleicht auch nicht? Ich hoffe es zumindest! Jedenfalls strafe ich sie weitgehend mit Nichtbeachtung und fühle mich ganz wohl dabei. Natürlich habe ich auch mal schlechte Tage, an denen ich vor Verzweiflung, Wut und Enttäuschung schreien könnte, und natürlich ist es oft genug deprimierend. Aber ich kann es leider nicht ändern.

Immerhin hatten wir das Glück, mit Kerstin und Tina zwei hervorragende Kräfte zu finden, mit denen ich mich noch dazu bestens verstand und bis heute verstehe. Ich hatte mich inzwischen an die beiden gewöhnt, daher war ich auch mit den jüngsten Veränderungen einverstanden. Weil meine Mutter gerne an den Vormittagen in der Woche komplett entlastet sein wollte, fragte ich Kerstin und Tina, ob sie einige zusätzlich Aufgaben übernehmen könnten. Somit war ich an jedem Wochentag bis mittags betreut und bis zum frühen Nachmittag bestens versorgt. Zusätzlich brauchten wir allerdings noch jemanden für nachmittags, um für meine Mutter auch hier die Verpflichtungen möglichst gering zu halten. Also fragte ich Kerstin, ob sie zusätzlich ab und zu am Nachmittag kommen wolle. Erst einigten wir uns auf einen, bald auf zwei, dann auf drei Tage, an denen sie mir Kaffee und Kuchen gab und mich zur Toilette brachte.

An drei Tagen war ich damit in der Regel bis zum frühen Abend unabhängig, sodass meine Eltern in Ruhe Ausflüge oder Erledigungen machen konnten. Irgendwann wollten sie aber gerne auch mal am Wochenende jemanden haben, der die Morgenpflege übernahm. Zum Glück war Kerstin auch da flexibel und kam erst an einem, später an zwei Wochenenden im Monat vorbei. Schließlich übernahm sie am Wochenende ebenfalls das Frühstück und die anderen Aufgaben, sodass ich auch an diesen Tagen bis zum Nachmittag unabhängig war. Der Wunsch, jemanden zu finden, der mir abends das Essen gab und mich auch ins Bett brachte, war dagegen sicher schwieriger zu erfüllen.

Natürlich bin ich für meine Eltern eine enorme körperliche und auch psychische Belastung, und ihren Ruhestand haben sie sich sicherlich anders vorgestellt. Aber auch ich habe weder laut «Hier!» geschrien noch wie wild mit den Fingern geschnippt, als die ALS verteilt wurde. Meine Hilfsbedürftigkeit infolge der Krankheit macht es mir praktisch unmöglich, die alleinige Verantwortung für mich zu übernehmen. Leider kann ich mich nicht mehr um mich selbst kümmern, sondern bin darauf angewiesen, dass andere Menschen sich verantwortlich für mich fühlen, und es ist sehr schwer, solche Menschen außerhalb der eigenen Familie zu finden.

Ich weiß, dass meine Eltern auf einige Dinge verzichten müssen und ihre Tage nicht flexibel gestalten können. Ihre Freunde und Bekannten unternehmen viel gemeinsam, fahren oft in den Urlaub und gehen ziemlich früh ins Bett – alles Dinge, die meine Eltern nicht mehr uneingeschränkt tun können. Während die anderen ihre Tage in Ruhe verbringen, muss insbesondere meine Mutter zwischendurch mit mir zur Toilette, mein Essen zubereiten und es mir geben. Sie sagte mir mal, sie wisse ja nicht, was ihr eigenes Leben noch an negativen Überraschungen für sie bereithalte, deshalb sei eigentlich jetzt die Zeit, ihr eigenes Leben zu genießen.

Ich verstehe das, und ich würde alles dafür geben, dass meine Ma ihr Leben so leben könnte, wie sie es möchte. Aber ich kann mich leider nicht in Luft auflösen, und solange ich und die ALS da sind, werde ich nichts daran ändern können. Als kleiner Egoist hoffe ich natürlich, dass sich daran so schnell auch nichts ändern wird!

Allerdings habe ich schon ein paar Mal darüber nachgedacht, ob eine Magensonde und vielleicht sogar ein Blasenkatheter nicht doch eine Entlastung wären. Dann könnten wir beide die Zeit für Toilettengänge und das Essen einsparen. Theoretisch könnte ich mir bei der Gelegenheit gleich auch noch einen künstlichen Darmausgang legen lassen. Wenn die Ärzte schon dabei sind, Löcher in meinen Bauch zu bohren, kommt es auf eins mehr oder weniger auch nicht mehr an. Andererseits sträubt sich in mir alles bei dem Gedanken, und ich finde meinen Bauch ohne Löcher und Schläuche irgendwie schöner. Und so oft gehe ich jetzt auch wieder nicht zur Toilette.

Der Sommer war irgendwie merkwürdig. Entweder war das Wetter schlecht und so unbeständig, dass ich überhaupt nicht hinauskonnte, oder es war superschön und so heiß, dass ich mich trotz meines Ventilators nicht draußen aufhalten konnte, ohne fast zu schmelzen. Weil ich aber im Winter schon nicht an die frische Luft komme, muss ich die wenigen schönen Tage nutzen. Na ja, nur die Harten kommen in den Garten!

Sonst passierte nicht viel, allerdings war ich auch für drei Wochen quasi in Frankreich, denn es war wie jedes Jahr Tour de France. Im August meldete sich Karin wieder bei mir und kam kurz darauf auch vorbei. Ich mag ihre Lebendigkeit sehr und war froh, dass wir nach fast zwei Jahren Sendepause wieder Kontakt hatten. Außerdem war die für den 9. September geplante Hochzeit meiner Schwester nicht mehr weit.

Nina und ich sahen uns nach wie vor relativ selten und sprachen auch nicht oft miteinander. Sie war mit zwei Jobs, ihrem Freund Mirko und dem Bau ihres gemeinsamen Hauses ordentlich gestresst, und dieses Jahr kamen auch noch die Hochzeitsvorbereitungen dazu. Da war es nur logisch, dass Nina nicht auch noch viel Zeit für mich hatte. Als ich zurück nach Wolfsburg kam, hatte ich gehofft, ein vertrauteres oder innigeres Verhältnis zu ihr zu bekommen. Vielleicht verstehen wir uns aber einfach als Schwestern gut und haben uns lieb, interessieren uns jedoch nicht so sehr füreinander als Menschen. Jedenfalls hätte ich mich gefreut, wenn meine Erkrankung dazu beigetragen hätte, uns einander näher zu bringen, dann hätte die ALS wenigstens etwas Gutes gehabt. Aber ich kann und möchte auch niemanden drängen, Zeit mit mir zu verbringen. Natürlich springt Nina hin und wieder mal ein, wenn meine Eltern über Nacht weg sind, und übernachtet dann hier, doch darum geht es mir gar nicht. Ich hätte es schön gefunden, wenn sie mir ihre Hilfe und ihren Beistand angeboten hätte, verstehe jedoch, dass sie ihr eigenes Leben hat und vielleicht auch nicht so gut mit meiner Erkrankung umgehen kann. Schade finde ich es trotzdem, dass wir so wenig Kontakt haben.

Jedenfalls hatte ich bereits im Mai begonnen, im Internet

nach passenden Kleidern für die Hochzeit zu suchen. Hatte meine Mutter sich anfangs noch über meine frühen Bestellungen amüsiert, bekam sie allmählich Panik, weil sie nichts fand, was ihr gefiel. Anfang September feierten wir Ninas Junggesellinnenabschied, zu dem alle Mädels mit einem rosa Oberteil kommen mussten. Judy war natürlich auch dabei und bekam eine große rosa Schleife aus Tüll umgebunden, was sie nur mäßig lustig fand. Ich war froh, dass sie nicht wusste, was ich mir für die Hochzeit überlegt hatte, denn dagegen war die Schleife wie ein Halsband aus lauter Leckerlis.

Die Hochzeit von Nina und Mirko war wirklich schön, aber für mich auch sehr anstrengend. Es ging schon morgens früh um acht Uhr los. Um neun Uhr war ich so weit fertig, und meine Friseurin konnte mir die Haare stylen. Anschließend fuhr ich mit dem Rollstuhltaxi zum Standesamt nach Fallersleben. Nach drei Kilometern und knapp fünf Minuten Fahrtzeit war ich für die einfache Fahrt dreißig Euro los. Wenn ich nicht schon gesessen hätte, hätte ich mich erst mal setzen müssen, und verzichtete dankend auf jede weitere Fahrt. Danach schwitzten wir bei dreißig Grad im Standesamt, bevor es vor dem Gebäude einen großen Sektempfang gab, auf den eine endlose Fotosession mit dem Brautpaar folgte. Judy hatte ich ein Schild mit der Aufschrift «Just married» umgehängt und eine Schnur mit leeren Dosen am Halsband befestigt. Die sollte sie hinter sich herziehen, was sie leider nicht so lustig fand wie wir.

Meine Pflegekraft Kerstin war auch den ganzen Tag dabei und kümmerte sich um mich. Ohne sie hätte ich gar nicht mitkommen können, denn meine Eltern waren natürlich mit tausend anderen Dingen beschäftigt. Gegen Mittag fuhr das Brautpaar mit Familie und Trauzeugen in das italienische Café eines Freundes zum kleinen Mittagssnack mit Antipasti, diversen Nudelgerichten und Salaten. Nando kenne ich schon ewig, und da es auch in seiner Familie einen ALS-Fall gibt, fühle ich mich in seiner Nähe nicht so unsicher wie anderswo. Am Nachmittag fuhren wir kurz nach Hause, wo ich endlich auch etwas essen und mich ein bisschen ausruhen konnte.

Da ich viele Stunden lang im Rollstuhl immer in derselben Position gesessen hatte, tat mir alles weh. Insbesondere mein Nacken hatte trotz der Kopfstütze schwer gelitten, und es fiel mir ungemein schwer, den Kopf zu halten. Das dicke Ende sollte allerdings erst noch folgen. Am späten Nachmittag kam Kerstin wieder vorbei, um mich zur Hochzeitsparty mit etwa sechzig Gästen im Seehotel eines nah gelegenen Sees zu begleiten.

Obwohl es im Hinblick auf die ALS und meine Kräfte sicherlich die bessere Entscheidung gewesen wäre, nicht mitzufahren, konnte ich nicht widerstehen. Wer will schon die Hochzeit seiner kleinen Schwester verpassen? Bestimmt überanstrengte ich an dem Tag besonders die Nacken- und Schultermuskulatur völlig und schwächte sie infolgedessen auch stark. Das war mir durchaus vorher bewusst, und ich hatte mich genauso bewusst dafür entschieden, das Risiko einzugehen.

Auch mein Po tat mir nach vierzehn Stunden im Rollstuhl ganz schön weh, und trotzdem hielt ich bis Mitternacht aus. Kerstin fuhr mich dann nach Hause und brachte mich ins Bett. Da ich schon die Nacht vor der Hochzeit kaum ein Auge zugetan hatte, war ich richtig müde und konnte zum Glück ganz gut schlafen.

Die nächsten Wochen waren ziemlich anstrengend und kräftezehrend, denn es standen einige Events ins Haus. Zunächst feierte Kerstins Freund Olli seinen vierzigsten Geburtstag mit einem Brunch bei ihnen zu Hause. Obwohl ich die meisten Gäste kannte und im Grunde alle über meine Erkrankung Bescheid wussten, war ich ganz schön aufgeregt – wie so oft mehr oder weniger umsonst. Ein Wochenende später hatte ich Geburtstag und feierte meinen Vierunddreißigsten mit einigen engsten Freunden bei mir auf der Terrasse. Obwohl es bereits Ende September war, konnten wir es in der Sonne kaum aushalten. Kerstin war schon leicht kugelig, denn in zwei Monaten lief der Vertrag zur Untermiete aus und Anton, Luis oder Moritz würde ihr Leben bald auf den Kopf stellen. Zum ersten Mal waren tatsächlich alle da, und niemand war wegen einer Dienstreise oder des Oktoberfests in München verhindert. Schön!

Mitte Oktober hatten dann Nina und Kerstin Geburtstag. Beide natürlich wie immer am selben Tag, sodass ich am späten Vormittag zu Kerstin zum Frühstück ging und am Nachmittag direkt weiter zu Nina zum Kaffeetrinken. Da konnte ich den Kopf bereits nicht mehr oben halten, ohne ziemlich starkes Kopfwackeln zu bekommen. Während meine Eltern, Nina und Mirko einen Spaziergang machten, versuchte ich mich auf dem Sofa zu entspannen und die Nackenmuskulatur zu entlasten. Seit der Hochzeit hatte ich damit zunehmend Probleme, und insbesondere das aufrechte Sitzen im Rollstuhl fiel mir unendlich schwer. Wer nicht hören will, muss fühlen.

Ende Oktober wurde meine Mutter sechzig, und wir schenkten ihr – und uns – Karten für David Copperfield, der am Abend ihres Geburtstags in Braunschweig auftrat. Leider war meine Ma nicht wirklich glücklich über dieses Geschenk, da sie an ihrem Geburtstag eigentlich wegfahren und sich einen schönen Tag machen wollte. Toll, so macht Schenken richtig Spaß! Zum Glück fanden wir schnell einen Kompromiss: Sie konnte mit meinem Vater den Tag irgendwo schön verbringen, und abends wollten wir uns dann gemeinsam verzaubern lassen. Offenbar schlug mir die ganze Aufregung derart auf den Nacken, dass ich den Kopf überhaupt nicht mehr unter Kontrolle bekam und deshalb schweren Herzens allein zu Hause bleiben musste.

Ich bezweifle, dass ich mich jemals an diese Konsequenz gewöhnen werde. Am nächsten Morgen reisten bereits die ersten Verwandten an, denn am folgenden Tag wollte meine Mutter mit etwa dreißig Gästen bei uns zu Hause feiern. Meine Pflegekraft Kerstin kam abends zu mir, sodass ich erst in aller Ruhe die leckeren Köstlichkeiten vom Büfett genießen und danach noch ein wenig mitfeiern konnte. Langsam hatte ich genug von aufregenden Ereignissen und sehnte mich nach etwas Ruhe und Entspannung. Aber schon einige Tage später stand noch eine Überraschung von Nina und Mirko an, denn sie hatten uns Karten für Atze Schröder geschenkt. Leider musste ich darauf aus dem gleichen Grund verzichten und zu Hause bleiben wie bei David Copperfield. Mein Kopf war einfach zu schwer für mich.

Im November verbrachte ich sehr viel Zeit am Laptop, da ich einer Schülerin bei ihrer Abschlussprüfung zum Thema ALS half. Sie hatte im Internet nach Hilfe gesucht, woraufhin ich ihr meine Unterstützung anbot. Anke hatte im August 2003 ihren Vater nach nur fünf Monaten an ALS verloren. Weil sie etwas Angst vor den ganzen Gedanken und Gefühlen hatte, die sicher wieder hochkommen würden, schrieben wir die Hausarbeit gemeinsam. Mir machte es großen Spaß, und Anke war total froh und dankbar. Die Arbeit war am Ende auch wirklich gut, und ich war glücklich und stolz, dass ich immer noch für etwas zu gebrauchen war. Ich glaube, ich war seit langem mal wieder uneingeschränkt glücklich. Nicht weil die Arbeit positiv benotet wurde und Anke eine tolle Prüfung hinlegte, nicht weil mich alle lobten und es toll fanden, dass ich der Schülerin geholfen hatte, sondern einfach nur, weil ich es trotz allem geschafft hatte.

Glücklich zu sein war allerdings gar nicht so einfach, wie es sich anhört. Schon oft war mir der Gedanke gekommen, ob ich jemals wirklich glücklich gewesen war mit mir oder ob mein Glück nicht doch immer von anderen Dingen wie dem Partner, der Beziehung, dem Erfolg oder der Anerkennung abhing. Ob ich es womöglich gar selbst von diesen Faktoren abhängig machte? Vermutlich kann man nur dann mit einem Partner wirklich glücklich werden, wenn man auch allein Glück empfinden kann und mit sich selbst im Reinen ist. Vielleicht ist das Geheimnis des Glücks ja, in sich glücklich zu sein. Oder kann man das nicht trennen? Wie gesagt: Glücklichsein ist eine ziemlich komplizierte Sache.

Da mich die ALS zu einer relativ passiven und stark eingeschränkten Lebensführung zwingt, merke ich immer wieder, welche Momente ich am meisten vermisse und welche Dinge wirklich Glück bedeuten. Leider empfand ich all diese Faktoren damals nie als besonders großes Glück, sondern als Selbstverständlichkeit oder Normalität. Laufen, sprechen, atmen, Gesundheit, Unabhängigkeit, Selbständigkeit, Entscheidungsfreiheit, Selbstbestimmung und Eigenverantwortung zum Beispiel. Aber auch kleine Dinge, wie mit meinem Hund toben und ihn streicheln zu können, alles sagen zu können, was ich mitteilen möchte, jemanden in den Arm nehmen zu können oder in den Arm genommen zu werden. Ich vermisse es, meinen eigenen Körper ebenso wie den anderer Menschen spüren zu können. Ich vermisse es, hingehen zu können, wohin ich möchte und wann ich es möchte. Das heißt jetzt aber nicht, dass ich mein «altes» Leben oder die «alte» Sandra vermisse, sondern nur die vielen, zumeist ungenutzten Möglichkeiten. Ich glaube, ich wäre heute ein «besserer» gesunder Mensch. Schade, dass ich keine Gelegenheit bekomme, mir das selbst zu beweisen.

Das größte Glück der Welt erfuhren Kerstin und Olli Ende November, als sie Eltern wurden. Moritz wog bei der Geburt 3820 Gramm, war sechsundfünfzig Zentimeter groß und sah aus wie ein kleiner Italiener. Ich besuchte die drei gleich am Tag nach der Geburt des Kleinen im Krankenhaus. Kerstin und Olli sahen zwar erschöpft, aber sehr glücklich aus, und Moritz ist seither ihr ganzer Stolz. Ich war total erleichtert und froh, meine ganzen Geschenke nun endlich an den Mann oder vielmehr an den Moritz bringen zu können. In den vergangenen Monaten hatte ich kräftig eingekauft und hoffte nun, dass ich mir die richtigen Gedanken gemacht hatte.

Das hoffte wahrscheinlich auch meine Mutter, denn in meinem Bad mussten ein paar Umbauarbeiten stattfinden. Ich bekam eine vollkommen barrierefreie Dusche sowie ein höhenverstellbares Waschbecken, das ich bei Bedarf auch bequem mit dem Rollstuhl unterfahren konnte. Weil ich bei jedem Toilettengang Wasser am Wasserhahn trank und dazu den Kopf auf dem Waschbecken ablegen musste, war ich skeptisch, ob das mit dem neuen Becken noch gut ging, da es völlig anders geschnitten war als das alte. Tatsächlich war es mir nicht mehr möglich, den Kopf abzulegen, doch zum Glück fanden wir auch hier schnell eine Lösung, und mit Hilfe eines über Eck gelegtes Brettes konnte ich bald wieder wie bisher meinen Durst stillen. Darüber hinaus bekam ich ein Blattwendegerät zum Blättern in Büchern und Zeitschriften. Das Umblättern erfolgt über einen mit einer Haftkleberolle versehenen Wendearm, der zudem über eine Infrarotbedienung gesteuert werden kann. Durch leichtes Tasten werden die Blattwendungen ausgelöst. Das Gerät erleichtert mir das Lesen sehr, allerdings ist es mit dem rollbaren Ständer sehr groß und etwas sperrig. Ich werde nie begreifen, warum Hilfsmittel für Behinderte auch immer irgendwie behindert aussehen müssen.

Über Weihnachten durfte ich endlich mal wieder richtig lange in den Federn liegen bleiben. Ach, wie schön! Weil Kerstin Urlaub hatte, konnte ich ohne Zeitdruck ausschlafen, weshalb die Nächte viel ruhiger und erholsamer waren. Ich schlief schneller ein und wachte nachts deutlich seltener auf. Merkwürdig, dass mich offenbar allein das Wissen, morgens um halb neun aufstehen zu müssen, derart unter Druck setzte. Aber wenn ich ständig bis zwei oder drei Uhr nachts wach lag, wurde ich logischerweise irgendwann ungeduldig und sauer auf mich selbst. Je mehr ich mich ärgerte, desto schlechter konnte ich einschlafen. Über die Feiertage brauchte ich mich diesem Druck jedoch nicht auszusetzen, weshalb nicht nur die Ringe unter den Augen langsam verschwanden, sondern auch die starke Tagesmüdigkeit spürbar nachließ.

Ansonsten war Weihnachten wie immer ein wenig stressig. Judy raste, nachdem der Postbote geklingelt hatte, mal wieder wie eine Verrückte die Treppe hoch und verletzte sich dabei so schwer am Knie, dass sie wie ein nasser Sack mitten auf den Stufen liegen blieb. Meine Mutter musste sie die Treppe hochziehen, und Judy hüpfte nur noch auf drei Beinen umher. Dank Schmerztabletten und Antibiotika ging die Schwellung nach einigen Tagen schnell wieder weg.

Ich bin in solchen Momenten immer total traurig, weil ich sie nicht mal streicheln kann, um ihr zu zeigen, wie lieb ich sie habe. Ich hoffe, dass sie dennoch merkt, wie viel sie mir bedeutet. Sie ist mein größtes Glück, und ich würde alles dafür geben, einmal ihre Zuneigung und ihre Freude spüren zu können. Weil ich sie schon lange nicht mehr streicheln, geschweige denn mit ihr toben, Gassi gehen oder Fußball spielen kann, bin ich leider oft Luft für sie. Das verletzt mich sehr und tut doppelt weh, wenn ich sehe, wie sie mit allen anderen voller Hingabe schmust. Es ist unendlich schwer, in seinem eigenen Leben immer nur Zuschauer sein zu können.

Über die Feiertage waren Nina und Mirko bei uns, außerdem meine Tante und meine Oma. Natürlich beschenkten wir uns wie jedes Jahr gegenseitig wie wild und aßen ebenso viel wie lecker. Silvester war dagegen ziemlich trostlos, traurig und einsam. Ich war mit Judy allein zu Hause, hatte viel Zeit zum Nachdenken und sah ein bisschen fern. Kein besonders schöner Start ins neue Jahr, aber so konnte es wenigstens nur noch besser werden.

2006/1 Willkommen im Web

Anfang Januar las ich im Gästebuch von Mario den Eintrag eines ebenfalls von ALS betroffenen Paares. Da sie Hilfe suchten, nahm ich spontan Kontakt zu ihnen auf. Carola hatte erst vor kurzem die Diagnose ALS bekommen und inzwischen schon einen schlimmen Leidensweg hinter sich. Viele Untersuchungen, Fehldiagnosen und demzufolge auch falsche Behandlungen hatte sie seitdem über sich ergehen lassen müssen. Wir tauschten uns fast täglich per Mail aus, und ich versuchte, den beiden mit meiner Erfahrung zu helfen und Mut zu machen. Unser Kontakt war von Anfang an sehr offen, persönlich und ehrlich. Es war ein schönes Gefühl, nicht immer nur selbst Unterstützung zu brauchen, sondern auch mal wieder anderen etwas geben zu können.

Plötzlich kapierte ich etwas, wovon ich zwar schon oft von anderen Betroffenen gehört oder gelesen hatte, was ich mir aber nie zuvor derart bewusst gemacht hatte: ALS bedeutet Lebensgefahr. Innerhalb kürzester Zeit war bei Carola die Schluckmuskulatur weg, und eine Lungeninfektion folgte. Da die Muskulatur zum Abhusten des Sekrets zu schwach war, stand nach etlichen Bronchoskopien die schwierigste Entscheidung überhaupt an: Carola ließ einen Luftröhrenschnitt durchführen. Sie wurde kurzfristig intubiert und bekam anschließend ein Tracheostoma eingesetzt. Ich war schockiert!

Da die Krankheit bei mir so langsam verläuft, wähne ich mich gerne in der trügerischen Sicherheit, dass es für immer so weitergeht. Dabei könnten auch bei mir plötzliche Veränderungen jederzeit zu einer lebensbedrohlichen Situation führen. Ich versuche diesen Gedanken, so gut es eben geht, zu verdrängen und positiv zu denken. Da ich mich in einer vergleichbaren Situation wahrscheinlich gegen einen Luftröhrenschnitt entschieden hätte, war mir einmal mehr bewusst, wie wichtig im Notfall eine Patientenverfügung in Verbindung mit einer Vorsorgevollmacht ist. Ich wollte diese Dokumente schon lange aufsetzen, schob es jedoch seit mehreren Jahren vor mir her.

Kurz darauf meldete sich ein ehemaliger Arbeitskollege meines Vaters bei mir, da er ebenfalls kurz zuvor die Diagnose ALS erhalten hatte. Andreas war erst Anfang vierzig und hatte drei kleine Kinder.

Ich verstehe das nicht! Da wird immer behauptet, relativ junge Betroffene seien eher eine Ausnahme. Wenn ich jedoch im Internet auf den verschiedenen Websites die Gästebucheinträge anderer Betroffener lese, sind die meisten Erkrankten zwischen dreißig und fünfzig. Zudem habe ich das Gefühl, dass immer mehr Menschen an ALS erkranken. Oder bin ich vielleicht nur sensibler für dieses Thema geworden? Bis zu meiner eigenen Erkrankung hatte ich nichts, aber auch gar nichts von der Amyotrophen Lateralsklerose gehört. Natürlich kannte ich Stephen Hawking und sein Schicksal, an welcher Nervenerkrankung der Astrophysiker leidet, wurde mir jedoch erst nach meiner eigenen Diagnose bewusst.

Wahrscheinlich veränderte dieser Moment meine gesamte Wahrnehmung – und nicht nur die, denn meine Einstellung zu verschiedenen Dingen war seither eine völlig andere. Zum Beispiel bin ich bis heute irritiert von der erneuten Aufregung und Diskussion um die passive Sterbehilfe. Ich bezweifle, dass ein gesunder Mensch beurteilen, geschweige denn verstehen kann, was einen kranken Menschen dazu bewegt, die Dienste einer Sterbehilfeorganisation in Anspruch zu nehmen. Ich selbst war früher ebenfalls strikt gegen Sterbehilfe, mittlerweile denke ich aber etwas anders darüber. Warum darf ein gesunder Mensch seinem eigenen Leben jederzeit ein Ende setzen, ein todkranker Mensch dagegen nicht? Ist die Aussicht, bald sterben zu müssen, kein ausreichender Grund, sterben zu wollen? Ich denke, jeder mündige Mensch sollte das Recht haben, frei über sein eigenes Leben entscheiden zu können. Niemand macht sich so eine Entscheidung leicht, doch wenn sich jemand für diesen Weg entschieden hat, dann sollte er ihn auch gehen dürfen.

Ich habe mich über die Angebote der Dignitas informiert und entschieden, dass dies keine Alternative für mich ist. Natürlich wäre ich bereit, für die entsprechende Hilfe zu zahlen, aber die ständige Forderung nach Spenden und Mitgliedschaften schreckte mich ziemlich ab. Ich glaube, ich wollte mir lediglich die Möglichkeit verschaffen, zu einem Zeitpunkt meiner Wahl frei über das Ende meines Lebens entscheiden zu können. Das verzweifelte Gefühl, als kranker und darüber hinaus noch vollkommen hilfloser Mensch diese freie Wahl nicht mehr treffen zu können, ohne einen anderen an den Rand der aktiven Sterbehilfe zu bringen, ist wohl das eigentliche Problem. Wie viele alte Menschen besaßen früher eine Kapsel Zyankali, ohne sie jemals zu nehmen. Das Gefühl, diese Möglichkeit zu haben, gab ihnen jedoch Sicherheit und nahm ihnen die Angst.

Im Übrigen wundert es mich nicht, dass in den Wintermonaten die Zahl der Suizide ansteigt. Dieses miese Wetter und die Dunkelheit schlagen einem wirklich aufs Gemüt, und man sehnt sich nach Abwechslung. Durch den immer gleichen Ablauf sind meine Tage relativ eintönig, und die einzige Abwechslung sind die Gespräche mit Kerstin, Tina und meinen Therapeuten. Weil ich jeden Tag für etwa zwölf Stunden an derselben Stelle sitze oder vielmehr sitzen muss, sind auch meine Aussicht und Perspektive ewig dieselben. Zudem esse ich aus Gründen der Einfachheit seit sechs Jahren morgens oft das gleiche Müsli oder Brötchen.

Um trotzdem hin und wieder ein wenig Abwechslung zu haben, kaufe ich mir regelmäßig neue Klamotten oder CDs, die ich nicht wirklich brauche. Oder ich bestelle im Internet Sachen, die mir gefallen, um sie irgendwann zu verschenken. So habe ich wenigstens noch das Gefühl, am Leben teilzuhaben. Wenn ich nicht mehr in die Läden gehen kann, müssen die Geschäfte eben zu mir kommen. Ich glaube, meine Eltern sind mittlerweile schon per Du mit unserem Paketzusteller. Sicher wäre es schön, mal wieder in die Stadt zum Shoppen zu fahren, aber solche Aktivitäten sind eben nicht nur schön, sondern auch schön anstrengend für mich. Daher sorge ich lieber bei mir zu Hause für Abwechslung.

Das Problem, keine Veränderungen um mich herum zu haben, macht mir schwer zu schaffen. Früher stellte ich oft und gerne die Möbel um oder gestaltete die Räume neu, doch seit ich auf Hilfe angewiesen bin, verändert sich nichts mehr. Da ich mit der gelben Wandfarbe meiner Küche allmählich ziemlich unzufrieden war und seit zwei Jahren gerne eine orangefarbene Wand haben wollte, versprachen mir meine Therapeuten Katja und Celine, die Wände zu streichen.

Eines Samstags rückten die beiden dann tatsächlich mit Farbe, Pinseln, Rollen und Klebeband bewaffnet an. Vor und nach dem ersten Anstrich war ich ehrlich gesagt noch etwas skeptisch. Die Wand war total fleckig und zudem quietschorange. Als ich leise erste Bedenken anmeldete, drohte Celine, mich gleich auf der Terrasse zu parken. Daraufhin zog ich es vor, meinen Bedenken und Zweifeln durch wortloses Grimassenschneiden Ausdruck zu verleihen. Nach dem dritten Anstrich kam langsam der Farbton durch, den ich ausgesucht hatte, und nach dem vierten Mal war es perfekt. Zur Belohnung und als kleines Dankeschön aßen wir danach leckeres Sushi.

Die beiden sind wirklich lieb, und ich bin glücklich, dass wir uns gefunden haben. Katja und ich schmiedeten nach dem Anstrich gleich neue Pläne, denn wir wollten auch ein paar meiner Leinwände bemalen. Ich hatte da nämlich einige Ideen, die ich gerne noch realisieren wollte. Überhaupt gibt es bis heute viele Dinge, die ich für mein Leben gern noch tun würde. Immer nur auf dem Sofa sitzen zu können ist nicht gerade die Erfüllung meiner Träume. Manchmal wundere ich mich, mit wie wenig «Leben» ich momentan zufrieden bin. Ich bin ziemlich sicher, dass die meisten Menschen in meiner Situation vor allem damit mehr Probleme hätten.

Übrigens habe ich schon einige Male darüber nachgedacht, dass die meisten Menschen nicht den Hauch einer Ahnung haben, was es tatsächlich bedeutet, an ALS erkrankt zu sein. Einen kleinen Einblick kann theoretisch jeder gesunde Mensch erhalten, wenn er sich einfach mal ein Wochenende lang von morgens bis abends wie ich aufs Sofa setzt. Jetzt wird der eine oder andere sicher denken: Au ja, ein schönes, faules Wochenende auf dem Sofa, aber weit gefehlt! Hier kommen nämlich die Bedingungen, und die sind wahrlich kein Spaß: Für jede Bewegung der Arme oder Beine, für jede Veränderung der Position, für jedes noch so kleine Bedürfnis muss immer jemand gerufen werden, der einem dabei hilft.

Leider steht dieser Jemand aber nicht abrufbereit hinter der Tür, und selbstverständlich hat er oder sie weder Lust noch Zeit, wegen jeder Kleinigkeit herbeizurennen. Also müssen Prioritäten gesetzt und jedes Mal muss überlegt werden, ob das Problem oder Bedürfnis auch wichtig genug ist. Eventuell ist gerade niemand da, der helfen könnte, oder derjenige ist beschäftigt und kann erst nach einer halben oder ganzen Stunde herkommen. In diesem Fall heißt es geduldig – und bitte immer gutgelaunt – zu warten. Um wirklich nachvollziehen zu können, was es bedeutet, ALS zu haben, müsste das dabei entstehende Gefühl der totalen Hilflosigkeit, Abhängigkeit und Verzweiflung wahrscheinlich noch mit einhundert multipliziert werden, aber es ist immerhin ein kleiner Einblick.

Natürlich können durch so ein ALS-Wochenende sämtliche körperlichen Symptome wie die ständigen Muskelzuckungen, die Krämpfe, die gesteigerten Reflexe, die Spastik, die Muskelschwäche und die gesamte Anstrengung bei jeder noch so kleinen Bewegung nicht vermittelt werden. Auch die psychischen oder emotionalen Veränderungen und Belastungen können nicht nachempfunden werden.

Die zunehmende emotionale Labilität machte mir in letzter Zeit besonders zu schaffen. Ich hatte meine Emotionen immer weniger unter Kontrolle, und mein Körper reagierte immer häufiger mit Weinen auf Situationen, die nicht wirklich zum Weinen waren. Ein falsches Wort brachte mich oft schon aus der Fassung, oder ich musste in Momenten weinen, in denen kein normaler Mensch auch nur eine Träne vergießen würde.

Das meine ich jetzt genau so, wie ich es sage: Ich musste und muss bis heute dann einfach losweinen! Trotz aller guten Vorsätze kann ich mich in diesen Momenten nicht kontrollieren oder steuern, und alle anderen stehen wie damals schon Stefan hilflos und auch etwas verständnislos daneben. Oft verstehe ich mich selbst nicht mehr, wie kann ich da erwarten, dass mein Umfeld es tut oder Verständnis für mein merkwürdiges Verhalten hat?

Seit einiger Zeit besuchten meine Eltern einen Pflegekurs bei der Krankenkasse, und danach besserte sich ihr Verständnis für meine Situation spürbar. Jedenfalls waren seit diesem Tag einige überflüssige Diskussionen hinfällig, was ich sehr angenehm fand. Außerdem lernten sie in dem Kurs verschiedene Techniken, wie sie mich leichter und rückenschonender bewegen konnten, da ich nun mal nicht mithelfen konnte.

Seitdem stellte meine Mutter mir in Situationen, in denen ich schlecht sprechen konnte, nun nicht mehr mehrere Fragen auf einmal, sondern formulierte nacheinander kurze, einfache

Fragen, die ich nur mit ja oder nein sowie Nicken oder Kopf-schütteln beantworten musste. Sie war konzentrierter, ver-ständnisvoller, hörte mir mehr zu und hatte – auch wenn sie mir helfen musste – irgendwie bessere Laune. Ich hatte das Gefühl, dass sie die Pflege und Hilfe für mich nicht mehr so belastete und sie insgesamt viel entspannter war. Als positiver Nebeneffekt lief die ganze Pflege reibungsloser und somit auch viel schneller ab. Kerstin fiel diese Veränderung sofort auf, und sie freute sich genauso sehr darüber wie ich.

Seit einigen Wochen war ich auf der Suche nach einer zusätzlichen Pflegekraft. Ich hatte eine Anzeige formuliert und sie unter anderem im Krankenhaus, in den Praxen meiner Therapeuten und in unserer Apotheke aufhängen lassen. Eines Nachmittags erzählte mir Kerstin, dass eine ihrer Freundinnen Interesse habe, mir zu helfen. Weil Kerstin schon häufiger von Anette und deren Freund Heiko erzählt hatte, war diese mir irgendwie vertraut, ohne dass ich sie kannte. Wir vereinbarten ein erstes Treffen, und weil Anette mir sofort sympathisch war, kam sie gleich am nächsten Tag zum Einarbeiten. Beim ersten Mal verfolgte sie erst mal nur unser Tagesprogramm. Die immer gleichen Abläufe geben mir Sicherheit, daher ist es wichtig, dass sie genau so eingehalten werden, wie ich sie gewohnt bin. Obwohl Anette keinerlei Erfahrungen im Pflege-bereich hatte, fiel es ihr nicht sehr schwer, die speziellen Griffe und Techniken zu erlernen. Ich war erleichtert, eine weitere helfende Hand gefunden zu haben, und hoffte, Anette möge lange bleiben.

Ziemlich erleichtert war ich auch, dass ich seit Januar wieder Kontakt zu Sandra und Thomas hatte. Sie hatten auf meine Weihnachts-Mail geantwortet, und seitdem schrieben wir uns. In einer meiner Mails erzählte ich Thomas von meinem immer noch unerfüllten Wunsch nach einer eigenen Homepage. Kurz darauf kündigte er an, dass er mir gemeinsam mit seinem Internetpartner Wavetool eine Homepage schenken wolle. Da war ich vielleicht aufgeregt und freute mich natürlich riesig. Thomas meldete meine Homepage bei Detlef Soodmann, dem Inhaber der Internet- & Serviceagentur, an, und ich konnte diesem meine Vorstellungen hinsichtlich des Layouts per Mail mitteilen.

Schon der erste Entwurf war ein Volltreffer. Obwohl er mich nicht kannte, mich noch nie gesehen oder mit mir gesprochen hatte, schien er meinen Geschmack dennoch zu kennen. Genau so hatte ich mir das Design gewünscht. Sofort begann ich mit dem Einstellen meiner Inhalte in Form von Texten und Bildern und war die nächsten Wochen gut beschäftigt. Tage- und nächtelang tat ich nichts anderes als schreiben, lesen, korrigieren, überarbeiten, einstellen, löschen, Bilder laden und Kommentare verfassen. Dabei dachte ich nicht nur viel nach, sondern lachte, weinte und staunte, an wie viele Kleinigkeiten, Gespräche, Gedanken und Gefühle ich mich noch ganz genau erinnern konnte. Detlef ertrug in der ganzen Zeit tapfer meine mit Fragen über Fragen gespickten E-Mails und beantwortete sie geduldig. Selbst die eine oder andere typische Frauenfrage brachte ihn nicht aus der Ruhe.

Allerdings musste mein rechter Arm unter der vielen Schreiberei ganz schön leiden, denn er wurde nicht nur insgesamt schwächer, sondern zeigte auch deutliche Gebrauchsspuren. Beispielsweise hatte sich am rechten Handgelenk an einer Stelle infolge der vielen Mausbewegungen tatsächlich fast Hornhaut gebildet. Die Zusammenstellung der Informationen und das Schreiben der Texte kostete mich extrem viel Zeit und Mühe, dennoch war es ein schönes Gefühl, wieder eine sinnvolle Aufgabe zu haben. Bis heute ist das Schreiben für mich wie eine Therapie und tut mir total gut. Außerdem habe ich so unglaublich viel Spaß dabei, dass ich Thomas und unbekannterweise auch Detlef dafür knutschen könnte.

Mitte Mai hatte ich fünfzehnjähriges Abitreffen. Zwei ehemalige Mitschülerinnen hatten alle Beteiligten in mühsamer

Kleinarbeit ausfindig gemacht und angeschrieben. Adriane und Susanne organisierten das Treffen wahrlich perfekt und erstellten sogar eine Homepage als gemeinsame Plattform. Seit dem Verlassen der Schule im Jahr 1991 hatte ich eigentlich zu keinem aus dem Jahrgang richtig Kontakt. Lediglich mit Kerstin, die in der Schule nur «Guffel» hieß, traf ich mich seit etwa drei Jahren mehr oder weniger regelmäßig. Etwa genauso lange kam auch meine ehemalige Mitschülerin Celine hin und wieder zu mir, um mir als Ergotherapeutin oder als Freundin zu helfen.

Auf die Einladung hin meldeten sich noch einige andere Mädels, und bald schrieben wir uns E-Mails, in denen wir wahrscheinlich mehr voneinander erfuhren als während der gesamten Schulzeit. Gern wollten sie mich auch mal besuchen kommen, da ich ihnen von meinen Bedenken und Ängsten, an dem Abitreffen teilzunehmen, geschrieben hatte. Zum einen war ich nicht sicher, ob ich körperlich und seelisch stark genug dafür war, zum anderen wollte ich nicht die Stimmung durch meine Anwesenheit drücken oder die anderen unter Druck setzen, in irgendeiner Form auf mich reagieren zu müssen.

Obwohl mir alle Mut machten, beschloss ich wie immer, auf meinen Bauch zu hören. Da eine Teilnahme an dem Treffen für mich einfach zu anstrengend gewesen wäre, erklärte ich allen Beteiligten in einer E-Mail meine Situation und bot ihnen an, mich vor der Veranstaltung bei mir zu Hause zu besuchen. Daraufhin bekam ich viele liebe Mails von den unterschiedlichsten Leuten aus aller Welt. Ich freute mich über jede einzelne Nachricht, unabhängig davon, ob mir jemand zu- oder absagen wollte oder musste.

Vor dem Treffen war ich ganz schön aufgeregt, weil ich nicht genau wusste, wie viele Leute tatsächlich kommen würden, und zum Glück war meine Freundin Kerstin bei mir, um mir zu helfen. Es war wirklich schön, alle wiederzusehen, und ich freute mich riesig, dass so viele gekommen waren. Auch wenn ich mich leider nicht richtig mitteilen und mich kaum unterhalten konnte, wie ich es gern getan hätte, hatte ich großen Spaß und werde diesen Tag nie vergessen. Die meisten erkannte ich übrigens sofort wieder, denn sie hatten sich kaum verändert, waren höchstens etwas reifer geworden. Das schönste Kompliment machte mir an diesem Tag Adriane – wahrscheinlich ohne es zu wissen –, indem sie mich zwischen allen anderen einfach nicht erkannte. «Wo ist denn Sandra?», fragte sie verwirrt. Offenbar sehe ich doch noch nicht so gehandicapt aus, wie ich mich manchmal fühle.

Auch nach dem Treffen passierten noch viele schöne Dinge. Zum einen bekam ich viele aufmunternde Mails von denjenigen, die mich besucht hatten, und auch von jenen, die nicht kommen konnten. Zum anderen hatte Guffel bei dem offiziellen Abitreffen mit meiner Kamera alle fotografiert, die ich noch nicht gesehen hatte. Als wir die Bilder zusammen ansahen, staunte ich nicht schlecht, wie sehr sich einige meiner ehemaligen Klassenkameraden verändert hatten. Obwohl ich während der Schulzeit nur mit wenigen engeren Kontakt hatte, waren mir alle auf eine sonderbare Weise vertraut. Ich freute mich sehr darauf, mit einigen in Verbindung zu bleiben und vielleicht noch zu entdecken, was für wertvolle Menschen sich hinter dem bloßen Namen verbargen.

Weil mir das Wiedersehen so viel Spaß gemacht hatte, überlegte ich, ob ich eventuell an einem Tag im Monat ein festes Treffen bei mir zu Hause einrichten sollte. Auch für meine Freunde wäre ein fester Treffpunkt sicherlich von Vorteil. Jeder wüsste dann, dass beispielsweise an jedem zweiten Samstag im Monat ab sechs Uhr abends bei mir «Tag der offenen Tür» war, und wer Zeit und Lust hatte, konnte einfach vorbeikommen. Mir würde es gefallen, hin und wieder etwas Leben in der Bude zu haben.

Bemerkenswerterweise bekam ich wenige Tage später eine Mail von Martin aus Stockholm, der mir von dem Buch *Diens-*

tags bei Morrie erzählte. Der Roman handelt von einem an ALS erkrankten Professor, den jeden Dienstag ein ehemaliger Student besucht. Die Gespräche mit dem Professor öffnen dem jungen Mann wieder die Augen für all jene Dinge, die einem Leben Sinn und Erfüllung geben. Ich hatte schon mal von dem Buch gehört, kannte es aber noch nicht, und plötzlich las ich, dass Martin es bereits für mich als Hörbuch bestellt hatte. Ich war total platt und freute mich natürlich sehr. Nicht, weil er mir ein Geschenk machte, sondern vielmehr wegen der Gedanken und der Geste, die dahinterstanden. Die waren nämlich unbezahlbar.

Unbezahlbar ist auch, eine Freundin wie Kerstin zu haben. Wir kennen uns schon ewig und haben viele schöne Dinge erlebt. Wir haben oft gemeinsam trainiert und uns in verschiedenen Kursen im SFC verausgabt. Wir haben zusammen gefeiert, viel gequatscht und noch mehr gelacht. Als Kerstin noch bei der TUI in Hannover arbeitete, flogen wir oft und günstig zusammen in die Ferne. Meistens machten wir einen ziemlich sportlichen Urlaub in einem Robinson-Club im sonnigen Süden. Wir hatten immer viel Spaß und teilen noch heute so manches Geheimnis. Ich kann mich nicht erinnern, dass wir uns mal richtig gestritten haben. Sicher sind wir nicht immer einer Meinung, aber wir schätzen und respektieren die Ansichten des anderen.

Seit meiner Erkrankung versucht Kerstin mir zu helfen, wo sie nur kann. Sie hört mir zu, wenn ich jemanden zum Reden brauche, sie sagt, was sie denkt, wenn ich einen Rat benötige, und übernimmt Dinge, die ich allein nicht mehr erledigen kann. Selbst als ich noch in Dortmund lebte, ging sie beispielsweise für mich in Wolfsburg, Braunschweig oder Hannover shoppen. Entweder brachte sie die Sachen persönlich zu mir, oder sie gab sie meinen Eltern mit, wenn diese mich besuchen wollten. Da wir nicht nur dieselbe Größe, sondern auch den gleichen Geschmack haben, gefielen und passten mir die meisten Klamotten, und sie musste nichts umtauschen. Leider kann ich Kerstin meinerseits aufgrund meiner Erkrankung immer weniger durch Taten helfen. Dafür versuche ich, für sie da zu sein und ihr beizustehen, wenn sie mich braucht.

Anstrengend waren nach wie vor das Schlafen und Umdrehen im Bett. In letzter Zeit hatte ich wieder verstärkt Krämpfe in der Nacht, vor allem in den Waden und Füßen. Dieses Mal kamen sie jedoch nicht plötzlich, sondern schlichen sich sozusagen langsam an. Dabei nahm die Muskelspannung erst kontinuierlich zu, bis der Muskel zu krampfen begann. Nach ein paar Minuten entspannte sich der Muskel genauso langsam wieder, und entweder war der Spuk danach vorbei, oder er begann bei der kleinsten Bewegung von vorne. Na ja, langweilig wurde mir so jedenfalls nicht.

Bis zu meiner Erkrankung war ich eine passionierte Bauchschläferin. Als die ersten Probleme beim Drehen auftraten, schulte ich kurzerhand um auf Seitenschläferin, weil Entspannung in Rückenlage absolut unmöglich war. Allerdings schliefen mir in Seitenlage immer öfter die Arme und Schultern ein. Was für ein blödes Gefühl. Plötzlich musste ich öfter und länger auf dem Rücken schlafen, als mir lieb war. Anfänglich ging das wirklich gar nicht, und ich kämpfte mich Nacht für Nacht mehrfach von der Seite auf den Rücken und wieder auf die Seite. Seit ich mich nicht mehr selbständig vom Rücken zurück auf die Seite drehen konnte und somit keine andere Wahl hatte, als auf dem Rücken zu schlafen, ging es komischerweise prima. Es schien also doch alles reine Kopfsache zu sein.

Genauso ist es bei meinem Lieblingsthema: der Toilette. Es ist wirklich so, auch wenn es sich total bescheuert anhört. Seit ich von der Hilfe anderer Menschen abhängig bin, ist der Gang zur Toilette ein zentrales Thema geworden. Ich muss jeden Tag planen, wer wann da ist, um mich zur Toilette zu begleiten, und kann dementsprechend viel oder wenig trinken. Bei meinem normalen Tagesablauf ist es in der Regel unkritisch, weil sich meine Blase wohl schon auf die festen Zeiten eingestellt hat. Kritisch kann es dagegen manchmal werden, wenn mein gewohnter Rhythmus empfindlich gestört wird. Ich versuche zwar, meine Blase zu trainieren, und kann schon mal ein bis zwei Stunden warten, obwohl ich muss, aber zirkusreif sind wir noch nicht.

Manchmal habe ich allerdings den Eindruck, alle denken, dass ich meine Blase perfekt dressiert hätte und ihr sogar kleine Kunststücke beibringen könne, sodass sie auf Kommando das tut, was ich oder sie möchten. Wenn beispielsweise mein Latte macchiato eher wieder nach Freiheit schreit als erwartet und ich Pipialarm nach oben funke, bekomme ich nicht selten Fragen gestellt wie: «Warum musst du denn jetzt schon?» Was soll ich darauf antworten? «Allez hopp», vielleicht?

Richtig unangenehm wird es, wenn ich ein gewisses Bedürfnis verspüre und niemand in der Nähe ist, um mir zu helfen. Generell muss ich dringender, wenn niemand da ist. Betritt dieser Jemand dann den Raum, ist der Druck sofort deutlich geringer, oder ich muss sogar überhaupt nicht mehr. Es ist also auch hier reine Kopfsache. Immerhin habe ich eine Lösung gefunden, zumindest für den Fall, dass ich am Laptop bin. Entweder schreibe ich eine E-Mail an jemanden, der gerade online ist, oder ich verfasse am Laptop eine SMS mit der Bitte um Hilfe oder mit der Bitte, jemanden zu informieren, der mir helfen kann.

Allerdings habe ich auch schon ein paar Mal darüber nachgedacht, was ich in einem richtigen, eventuell sogar lebensbedrohlichen Notfall tun könnte. Ich habe zwar sowohl auf dem Sofa als auch im Bett und auf der Terrasse einen Personenruf, aber der nutzt mir natürlich nur, wenn erstens jemand im Haus ist und zweitens derjenige sofort auf den Pieper reagiert. Da ich das Gerät bisher vor allem als Melder für

Pipialarm benutze, kann es durchaus mal etwas länger dauern, bevor jemand zu mir herunterkommt.

Was könnte ich also tun, wenn ich mich beispielsweise derart heftig an meiner eigenen Spucke verschluckte, dass ich keine Luft mehr bekäme? Wäre ich in einer solchen Situation überhaupt noch in der Lage, den Personenruf auszulösen? Und was würde passieren, wenn auf diesen erst nach einigen Minuten eine Reaktion erfolgte? Genauso frage ich mich, was passieren würde, wenn ich mich eines Tages überhaupt nicht mehr im Bett drehen könnte und nachts umgelagert werden müsste? Würde dann jedes Mal jemand herkommen, oder müsste ich dann eine feste Nachtwache einstellen? Keine Ahnung!

Es ist wirklich sehr beängstigend, zuzusehen, wie eine Funktion nach der anderen verloren geht und ich in immer mehr Bereichen abhängig werde. Schon jetzt ist Denken das Einzige, was ich noch genau so schnell kann wie vor der ALS. Und irgendwann wird es das Einzige sein, was ich überhaupt noch kann.

Meine Homepage war mittlerweile fast fertig, und mir fehlten nur noch ein paar Texte von Freunden, Bekannten und Therapeuten sowie Fotos. Wenn ich gewartet hätte, bis ich alles zusammenhabe, wäre ich wahrscheinlich heute noch nicht im Netz. Also schrieb ich einige Schlafmützen nochmal an, darunter auch meinen Exfreund Stefan.

Prompt bekam ich eine Antwort, und er fragte mich, ob er mal wieder vorbeikommen könne. Wir hatten uns lange nicht gesehen, denn 2004 war er nur zweimal ganz kurz hier gewesen und 2005 überhaupt nicht mehr. Mittlerweile lebte Stefan schon über zwei Jahre mit seiner neuen Freundin und einem neuen Job in einer neuen Wohnung in einer neuen Stadt. Er hatte mich zwar trotzdem regelmäßig besuchen kommen wollen, aber irgendwie blieb es bei dem guten Vorsatz.

Jedenfalls kam er eine Woche nach unserem Mail-Kontakt

tatsächlich vorbei. Judy hatte anfangs Probleme, sich an Stefan zu erinnern, und bellte ihn erst mal kräftig an. Als sie ihn dann aber beschnupperte, gab es vor Freude überhaupt kein Halten mehr. Quiekend wie ein Schwein tanzte sie um ihn herum, vorne, hinten, durch die Beine, warf sich auf den Rücken und streckte alle viere nach oben. Auch ich fand es sehr schön, ihn zu sehen, zog es jedoch vor, meiner Freude etwas gemäßigter Ausdruck zu verleihen. Stefan schien erleichtert, dass mir die Schwere meiner Erkrankung und der ständige Fortschritt optisch nicht in dem Maße anzusehen waren, wie er es vermutlich erwartet hatte.

Ich war gespannt, was ich bei seinem Anblick empfinden würde, ob ich überhaupt noch etwas empfinden würde und ob es trotz der langen Zeit wieder wehtun würde. Aber da war nichts außer einer schönen Erinnerung. Darüber war wiederum ich sehr erleichtert. Als ich ihm später stolz meine Homepage präsentierte, fühlte ich mich durch sein Lob bestärkt, die Seite so schnell wie möglich ins Internet zu stellen.

Wenige Tage danach war ich endlich online und bekam sofort viel positive Resonanz, sowohl per Mail als auch in den vielen lieben Einträgen in meinem Gästebuch, über die ich mich jedes Mal freute wie Bolle.

Die Homepage machte zwar viel Arbeit, und ich hatte meine liebe Mühe, alle E-Mails und Gästebucheinträge zu beantworten, aber es tat mir sehr, sehr gut, meine Geschichte aufzuschreiben. Zum ersten Mal kam mir der Gedanke, dass ich vielleicht doch ein Buch über mich und die ALS schreiben sollte. Darin wollte ich so offen und ehrlich wie möglich schildern, was es tatsächlich bedeutet, ALS zu haben, welche Probleme, ebenso Ängste und Gedanken durch die Krankheit entstehen, und gleichzeitig zeigen, dass es trotzdem noch Spaß und Freude am Leben geben kann.

Umso mehr freue ich mich bis heute über das große Interesse und die Anteilnahme. Besonderes schön finde ich, dass meine Homepage auch andere Betroffene erreicht und ich ihnen vielleicht ein wenig Mut spenden kann. Die Gewissheit, mit seinen Problemen nicht alleine zu sein, kann im täglichen Kampf eine Hilfe sein und macht vieles erträglicher. So geht es mir jedenfalls. Ich habe durch meine Homepage außerdem viele schöne Erfahrungen gemacht, denn ich habe nicht nur Menschen wiedergefunden, die ich für viele Jahre aus den Augen verloren hatte, sondern bin auch von völlig Fremden durch ihr Mitgefühl, ihre Hilfsbereitschaft und ihr Engagement überrascht worden.

In den nächsten Wochen bekam ich immer mehr Post. Einige Betroffene schrieben mir, dass sie genauso fühlten wie ich, dass sie dieselben Probleme, Gedanken und Ängste hätten und dass ich ihnen voll aus dem Herzen spräche. Mir standen oft vor lauter Freude Tränen in den Augen, denn ich hatte so sehr gehofft, durch meinen offenen Umgang mit der Krankheit genau das zu erreichen und vielleicht sogar Dinge auszusprechen, die für viele Betroffene schwer in Worte zu fassen sind. Aber ich erhielt auch viel lieben Zuspruch von Angehörigen, die dankbar waren zu erfahren, wie ein Betroffener empfindet – obwohl die Eindrücke natürlich individuell sehr unterschiedlich sein können. Einige fanden es hilfreich, zu lesen, was mich zum Beispiel nervte, ärgerte oder verletzte oder was sie eventuell im Umgang mit den Erkrankten falsch machten, ohne es zu wollen. Sie waren erleichtert, dass bestimmte Probleme und Verständnisschwierigkeiten nicht nur bei ihnen vorhanden waren, sondern dass mein Umfeld dieselben Schwierigkeiten hatte.

Für mich als abhängigen und hilflosen und dennoch erwachsenen Menschen sind neben Vertrauen, Verständnis, Geduld und Ruhe vor allem mein Wille oder vielmehr Einverständnis bei allem, was mit, an mir oder auch für mich gemacht wird, besonders wichtig. Das Gefühl, anderen Menschen vollkommen ausgeliefert zu sein, mich weder durch Worte noch durch Taten wehren, verteidigen oder schützen zu können, ist eine der schrecklichsten Empfindungen überhaupt. Natürlich möchte jeder Angehörige, jede Pflegekraft und jeder sonstige Helfer nur helfen, und alles, was sie tun, ist ganz bestimmt immer gut gemeint. Aber manchmal ist gut gemeint leider genau das Gegenteil von gut.

Wie in einer Partnerschaft auch sind es nicht die großen Dinge, die mich nerven oder die auf Dauer besonders schwer zu ertragen sind, als vielmehr die vielen kleinen Dinge. Einer dieser Punkte ist das Essen. Es hat mich von Anfang an gestört, wenn jemand sagte, dass ich «gefüttert» werde oder jemand mich tatsächlich wie ein Baby fütterte. Wenn zum Beispiel etwas vom Essen im Mundwinkel hängen blieb, wurde es schön mit dem Löffel abgefangen und mit einem kräftigen Rechts-Links-Schwung gefühlsmäßig nur noch weiter im Gesicht verteilt. Genauso wenig fand ich es schön, wenn mein Essen aussah wie schon mal gegessen, weil bereits in der Küche alles miteinander vermengt wurde und ich nicht mehr erkennen konnte, was ich da eigentlich zu mir nahm. Kartoffelbrei, Spinat und Spiegelei waren ein einziges Einerlei. Klar, im Magen kommt sowieso alles zusammen, aber auch mein Auge isst mit.

Natürlich weiß ich, dass alles keine böse Absicht ist, aber ich möchte nun mal nicht anders behandelt werden als andere. All das ist für sich genommen sicher nicht mal erwähnenswert, aber bis zu dreimal am Tag an dreihundertfünfundsechzig Tagen im Jahr strapaziert es meine Nerven dann doch ganz schön. Daher arbeite ich daran, diese Widrigkeiten nach und nach abzustellen.

Abgesehen von solchen Kleinigkeiten ging es mir nach wie vor relativ gut, und ich konnte keine gravierenden Verschlechterungen feststellen. Dennoch gab es leichte Veränderungen, die mir das Leben etwas erschwerten. Besonders bei großer Wärme und stehender Luft fiel mir das Atmen etwas schwerer.

Ich hatte dann das Gefühl, jemand säße auf meinem Brustkorb, und merkwürdigerweise fiel mir meine Atmung immer öfter auf, oder ich hörte meinen eigenen Atem plötzlich ganz bewusst. Früher war das anders gewesen. Außerdem bemerkte ich, dass ich zunehmende Probleme beim Schlucken hatte. Ich musste oft mehrmals schlucken, um die Nahrung tatsächlich herunterzubekommen. Manchmal dachte ich, jetzt wäre sie endlich weg, und wenn ich den Mund für die nächste Ladung öffnen wollte, plopp, war sie doch wieder oben. Als würde hinten im Rachen ein kleiner Hakan sitzen und sagen: «Ey du! Du kummst hier net rein!»

Vielleicht hatte ich auch deswegen das Gefühl, dass mein Speichelfluss weiter zugenommen hatte. Ich musste zumindest häufig bewusst meine Spucke sammeln und schlucken, um zu vermeiden, dass sie mir infolge des verminderten Lippenschlusses aus dem Mund lief. Das hasse ich nämlich. Natürlich, es ist nur Spucke, aber das sagt sich leicht, solange sie einem nicht selbst aus dem Mund läuft. Wenn es Moritz nicht die Bohne stört, dass ihm die Spucke vom Kinn tropft, mich dagegen schon, dann könnte es durchaus daran liegen, dass ich vierunddreißig Jahre älter bin als er ...

Neben dieser Problematik fielen mir auch einige körperliche Veränderungen stärker auf. Während meine Hände schon lange relativ knochig waren, zeichneten sich zunehmend auch an der Unterseite meiner Unterarme Elle und Speiche deutlich ab. Außerdem hatte ich mich früher immer gefragt, warum man bei einer offensichtlich runden Schulter von einer Schulter-Eckgelenk-Sprengung spricht. Inzwischen war ich schlauer.

2006/2 Der schönste Tag meines Lebens

Seit dem Eröffnungsspiel der WM verpasste ich nicht eine Begegnung und hisste natürlich auch immer eine Fahne, wenn Deutschland dabei war. Ich hätte so gern mitgefeiert und mir die Spiele live oder beim Public Viewing auf einer der großen Fanmeilen angesehen. Die Euphorie nur am Fernseher verfolgen zu können, fiel mir sehr schwer, ließ sich aber leider nicht ändern. Ab und zu bekam ich glücklicherweise Besuch von Kerstin, Karin oder Sandra, die mir durch ihre eigene Begeisterung die Stimmung etwas näher brachten. Sandra war sogar zweimal in Hamburg im Stadion und sprach von einer unglaublichen Atmosphäre. Sie sah sich mit mir das verhängnisvolle Halbfinale gegen Italien an, und wir überlegten zwischendurch, ob wir bei den deutschen oder den italienischen Elfmeterschützen nicht hingucken sollten, als plötzlich alles vorbei war. Aus der Traum!

Zum Glück stand die Tour de France vor der Tür, und ich freute mich schon sehr auf das Jahr eins nach dem blöden Lance Armstrong. Wie gern wäre ich auch hier mal live dabei gewesen und hätte Jan Ullrich die Alpen hochgeschrien. Aber ich hatte meine Wünsche und Träume eigentlich stets sehr erfolgreich vor mir hergeschoben und gehofft, sie mir selbst irgendwann später erfüllen zu können. Deshalb berührte mich unter anderem das Lied «Kein Zurück» von Wolfsheim so sehr. «Dein Leben dreht sich nur im Kreis, so voll von weggeworfener Zeit. Deine Träume schiebst du endlos vor dir her. Du willst noch leben, irgendwann, doch wenn nicht heute, wann denn dann? Denn irgendwann ist auch ein Traum zu lange her.»

Heute kann ich überhaupt nicht mehr verstehen, was mich davon abhielt, wenigstens einige meiner Träume und Wünsche in die Tat umzusetzen. Denn das Argument, keine Zeit dafür zu haben, ist allein deshalb nicht zulässig, weil jeder Tag vierundzwanzig Stunden hat und es an niemand anderem als mir selbst liegt, wie ich diese Stunden nutze. Es ist also nicht eine Frage der Zeit, sondern meiner eigenen Prioritätensetzung. Vielleicht bin ich deswegen oft enttäuscht oder traurig, wenn jemand sagt, er habe keine Zeit, mir zu helfen oder etwas für mich zu erledigen. Denn im Grunde bedeutet es, dass meine Bitte nicht wichtig genug ist oder dass andere Dinge im Leben eine höhere Priorität haben.

In den vergangenen Tagen hatte ich oft über meine eigenen Prioritäten nachgedacht und festgestellt, dass sie sich durch meine Erkrankung und mein neues Leben völlig verschoben hatten. In *Dienstags bei Morrie* geht es an einer Stelle um die Frage, was der erkrankte Professor machen würde, wenn er für vierundzwanzig Stunden wieder gesund wäre. Ich war total überrascht, denn auch ich hatte mir schon oft ausgemalt, wie mein Tag aussähe, wenn ich noch einmal alles tun könnte, was ich wollte. Noch überraschter war ich allerdings über die Antwort des Professors, denn sie glich meiner fast wie ein Ei dem anderen.

Früher hätte ich sicherlich geantwortet, ich würde nochmal auf die Malediven fliegen, ein Formel-1-Rennen inklusive Boxengasse besuchen oder nach New York zum Shoppen reisen wollen. Inzwischen sah meine Antwort ganz anders aus, denn ich würde an diesem Tag nur wirklich wichtige Dinge tun. Ich würde früh mit den Vögeln aufstehen und den neuen Morgen begrüßen. Dann würde ich mit dem Fahrrad ins Freibad fahren, um ohne mitzuzählen ein paar Bahnen zu schwimmen oder einfach nur das kühle Wasser auf der Haut zu genießen. Ich würde mir keinerlei Gedanken machen, ob ich eventuell zu dick sein könnte in meinem Badeanzug oder ob meine Haare ohne Föhnen auch wirklich gut aussehen. Anschließend würde ich beim Bäcker vorbeiradeln und noch warme, frische Brötchen holen. Vermutlich würde ich ein Laugenbrötchen wegen des herrlichen Dufts gleich auf dem Weg nach Hause verdrücken.

Nach einem gemütlichen Frühstück würde ich lange und ausgiebig mit Judy toben. Ich würde mit ihr Fußball spielen, mich über ihre große Spielfreude kaputtlachen und später einen langen Spaziergang mit ihr machen. Im Anschluss an eine weitere Runde Schmusen würde ich einkaufen gehen, und zwar am liebsten auf dem Markt. Genüsslich würde ich alles erstehen, was mich anlacht: viel frisches Obst, Salat und Gemüse. Ich würde die ganzen Gerüche, Formen und Farben aufsaugen und mich über die große Auswahl freuen. Am Käsestand würde ich verschiedene Sorten probieren und nicht immer nur die gleichen Käse kaufen. Vielleicht würde ich auch leckere Antipasti, Oliven, Brot und andere Köstlichkeiten mitnehmen. Wenn ich nach Hause käme und Judy mich begrüßte, als wäre ich ein halbes Jahr weg gewesen, wäre ich für diesen Moment der glücklichste Mensch der Welt.

Nachmittags würde ich mich mit meinen Freunden treffen. Bei schönem Wetter würden wir ins Café oder an einen See fahren und quatschen, lachen, spielen und im See baden, ehe wir gemeinsam essen würden. Ich würde viel mehr körperliche Nähe zwischen uns zulassen, sie umarmen oder halten und ihnen zeigen, wie sehr sie mir am Herzen liegen. Am frühen Abend würde ich zum Sport gehen und es in vollen Zügen genießen, meinen Körper zu spüren. Ich würde keinen Gedanken daran verschwenden, ob mein Po zu dick oder meine Brust zu klein ist. Es wäre mir vollkommen schnuppe, ob die anderen Frauen dünner, hübscher oder sonst irgendwie besser sind als ich. Ich würde einfach nur Spaß haben.

Nach dem Duschen würde ich einen leckeren Salat essen, mit Mais und Schafkäse. Abends würde ich mit meinen Freundinnen tanzen gehen, und wir würden die Tanzfläche bis zum Kehraus nicht mehr verlassen. Ich würde versuchen, mehr das Weibliche an mir zuzulassen und mich weniger darum zu kümmern, was andere von mir denken. Halb verhungert würden wir wahrscheinlich mitten in der Nacht noch irgendwo etwas furchtbar Ungesundes, aber super Leckeres essen, ohne darüber nachzudenken, wie viele Kalorien das sind. Nachts würde ich in meinem Bett liegen – auf dem Bauch natürlich – und mich zigmal vom Bauch erst auf die eine, dann auf die andere Seite und zurück auf den Bauch drehen. Das alles, ohne auch nur ein Mal aufzuwachen. Das wäre der schönste Tag meines Lebens!

Vielleicht werden einige Menschen überrascht sein, dass ein so normaler, unspektakulärer und für andere durchschnittlicher Tag mein größter Wunsch wäre. Aber aus meiner heutigen Sicht ist ein solcher Tag überhaupt nicht mehr normal, sondern etwas ganz Besonderes. Wenn andere Menschen sagen «Ich kann nicht», bedeutet es in Wahrheit häufig: Ich will, darf, soll oder traue mich nicht. Bei mir bedeutet «Ich kann nicht» dagegen tatsächlich, dass ich nicht kann, und zwar im wahrsten Sinne des Wortes. Manchmal beobachte ich andere beispielsweise beim Gehen, und dann denke ich jedes Mal das Gleiche: Es sieht eigentlich ganz einfach aus, immer ein Bein vor das andere, das kann doch nicht so schwer sein. Dennoch ist es mir unmöglich, zu gehen, obwohl ich es will und dürfte, obwohl ich keine Angst davor habe und mich ganz bestimmt trauen würde. Ich kann es eben wirklich nicht!

Diese Erkenntnis ist immer wieder äußerst deprimierend. Da die Krankheit beständig fortschreitet, erreiche ich nie einen Zustand, mit dem ich mich abfinden muss und kann. Habe ich mich gerade mit einer neuen Lebenssituation arrangiert, kommt die nächste Veränderung, und ich muss auch diesen erneuten Verlust irgendwie verkraften und verarbeiten. Natürlich bemühe ich mich, positiv zu denken und mich an dem zu freuen, was ich noch kann, anstatt um das zu trauern, was ich nicht mehr kann. Nur leider ist das oft nicht so einfach, wie es sich anhört. Es gibt Tage, da fällt es mir richtig schwer, morgens aufzustehen, nur um vielleicht erneut festzustellen, dass schon wieder etwas nicht mehr klappt. Sich täglich selbst zu motivieren, ist ganz schön schwer, und manchmal frage ich mich, für wen oder was ich eigentlich noch kämpfen soll? Ich habe keinen Partner und auch keine eigene Familie, die mich braucht und jeden Tag aufs Neue anspornt, nicht nachzulassen und nur nach vorn zu blicken. Stattdessen schränke ich das Leben meiner Eltern ein und bin eine große Belastung für sie. Zum Glück fällt mir dann meistens doch noch ein ziemlich guter Grund ein, für den es sich lohnt zu kämpfen: nämlich für mich!

Im Juli las ich in meinem Gästebuch den Eintrag einer Kommilitonin aus der Uni in Gießen. Leider hatte ich nach meinem Wechsel nach Dortmund und meiner Erkrankung den Kontakt zu Jenny verloren. Genau wie ich fragte sie sich, was wohl aus mir geworden sei, und googelte mich einfach mal. Sie war schockiert, als sie durch die Homepage von meiner Krankheit erfuhr, und hatte trotzdem den Mut mir zu schreiben. Über Jenny konnte ich auch einige andere Kontakte wiederherstellen, worüber ich mich wirklich sehr freute.

Es war total spannend, zu erfahren, was sich im Leben der Mädels verändert hatte. In meiner Erinnerung war ja noch immer das Jahr 1999. Mittlerweile hatten natürlich alle das Studium beendet, waren einige Jahre berufstätig, verheiratet, hatten Kinder oder schrieben an ihrer Doktorarbeit. Ihre Entwicklungen führten mir erneut deutlich vor Augen, was ich aufgrund meiner Erkrankung in den vergangenen Jahren alles verpasst hatte. Nicht nur, dass ich trotz einer sehr guten

Diplomarbeit mein Studium nicht beenden konnte und heute somit ohne Abschluss dastehe, auch die ganze Lernerei und Quälerei der vorangegangenen Semester war mehr oder weniger umsonst. Schließlich konnte ich mein erworbenes Wissen nie im Berufsleben anwenden und erweitern. Auch im privaten Bereich musste ich unfreiwillig darauf verzichten, einen Partner fürs Leben zu finden und mit dem sicheren Gefühl, zu lieben und geliebt zu werden, gemeinsam die Zukunft zu gestalten. So, jetzt aber genug des Selbstmitleids!

Vielleicht sollte ich auch hier versuchen, das Positive zu sehen, schließlich bleiben mir dadurch auch einige unschöne Erfahrungen erspart. Ich muss mich nicht dem allgemeinen Stress und Zeitdruck im Berufsleben aussetzen. Ich brauche mich nicht über meine Kollegen oder meinen Chef aufzuregen. Ich kann weder gemobbt noch gekündigt werden und muss keine Angst haben, den Anforderungen nicht gewachsen zu sein oder meinen Job zu verlieren. Niemand kann mir bei meiner Hochzeit reinquatschen, und ich muss niemanden einladen, den ich eigentlich gar nicht einladen will. Ich brauche mich nicht über meine Schwiegermutter aufzuregen und darüber zu ärgern, dass so ein «Schwiegertiger» meint, immer alles besser zu wissen – sei es in Sachen Eheführung, Kindererziehung oder Haushalt. Außerdem kann ich nicht betrogen werden und muss mich nicht scheiden lassen.

Meine Freundin Sandra würde vermutlich auch einen großen Vorteil darin sehen, dass ich niemals öffentlich hecheln und unter frenetischer Anfeuerung mehrerer mehr oder weniger fremder Menschen versuchen muss, «eine Melone zu kacken». So beschrieb sie nämlich auf meine Frage, wie es denn sei, ein Kind zu bekommen, die Geburt ihrer Tochter Frida. Nicht zuletzt bleibt es mir erspart, mit meinen Kindern zu leiden – sei es beim ersten Sturz, beim ersten Liebeskummer oder der ersten Trennung. Auch die wohl schlimmste Erfahrung, mitzuerleben, wie das eigene Kind verunglückt oder schwer erkrankt und eventuell noch vor seinen Eltern stirbt, werde ich niemals machen müssen.

Manchmal bin ich fast ein wenig erleichtert, nicht so alt werden zu müssen, dass ich die letzten Jahre meines Lebens vielleicht in einem Alten- oder Pflegeheim verbringen muss. Die Situation in vielen Heimen, die Einsamkeit und Gleichgültigkeit, die Demütigungen und die Würdelosigkeit, die alte und kranke Menschen oftmals ertragen müssen, schockieren mich schon heute.

Als wir meine Oma an ihrem fünfundachtzigsten Geburtstag im Altenheim besuchten, saßen viele der älteren Leute im Speisesaal und warteten aufs Mittagessen, obwohl es noch gar nicht Mittag war. Einige hatten immer noch ihr Lätzchen vom Frühstück um, und obwohl sie gemeinsam warteten, redete niemand auch nur ein Wort – alle starrten teilnahmslos vor sich hin. Angeblich war das «normal» und jeden Tag so. Das Leben reduziert auf schlafen, waschen, essen und warten aufs Essen, das ist noch weniger, als ich momentan noch habe. Dabei ist es jetzt schon schwer genug, einen Sinn in diesem bisschen Leben zu finden. Habe ich es etwa gerade tatsächlich geschafft, mir die ALS schönzuquatschen? Nein, nicht wirklich, trotzdem bin ich insgeheim froh, von der Melonennummer verschont zu bleiben.

Nein, schön ist es nun wirklich nicht, ALS zu haben. Denn neben all den Dingen, mit denen ich mich mittlerweile abgefunden habe, gibt es zahlreiche kleine Probleme, die mir das Leben manchmal ganz schön schwermachen. Hatte ich mich zunächst gefreut, dass ich wider Erwarten gut auf dem Rücken schlafen konnte, musste ich bald darauf feststellen, dass mir nach ein paar Stunden tierisch die Fersen wehtaten. Ein weiteres Problem waren die ständig kalten Hände und Füße. Ich hatte mich zwar daran gewöhnt, insbesondere meine Füße nicht mehr zu spüren, aber schön war – und ist – es nicht.

Weil ich niemanden habe, an dessen warmen Beinen –

natürlich zu seiner restlosen Begeisterung – ich meine «Eisbeine» vor dem Einschlafen aufwärmen könnte, freue ich mich jeden Morgen beim Aufstehen auf mein warmes Fußbad vor dem Schlafengehen. Ab und zu kommt es allerdings vor, dass ein Fuß vor Kälte ganz blau, der andere dagegen knallrot und heiß ist. Ähnlich merkwürdig ist es mit meinen Händen. Eigentlich sind sie immer kalt, weiß und im Bereich der Fingernägel blau, sodass ich praktisch, ohne in die Maske zu gehen, die Hand einer Leiche im nächstbesten Tatort spielen könnte. Jeden Nachmittag ab drei werden sie dann plötzlich warm und manchmal sogar so heiß, dass meine rechte Hand regelrecht an der Maus und der Unterlage kleben bleibt.

Vermutlich will mein Körper mir damit signalisieren, dass ich eine Pause machen soll, denn am Laptop kann ich so nicht arbeiten. Ab und zu scheint mein Körper meine tägliche Arbeit aber auch einfach nur mal so aus Spaß boykottieren zu wollen, denn ohne jede Vorankündigung krampfen dann irgendwelche Muskeln lustig vor sich hin. Plötzlich steht beispielsweise mein rechtes Handgelenk im rechten Winkel zum Unterarm nach oben, oder mein Daumen ist seitlich abgespreizt, obwohl er normalerweise infolge der Atrophie eher unter der Hand verschwindet. Manchmal fängt mein Mittelfinger an wie wild zu tippen, als würde er ohne mein Zutun ein Telegramm schreiben wollen.

Es ist ein ziemlich merkwürdiges Gefühl, wenn sich Körperteile wie von selbst bewegen, ohne dass man es will oder stoppen kann. Vielleicht ist es vergleichbar mit einem Schluckauf, der einfach nicht mehr aufhört. Ich hätte nie gedacht, wie heftig so ein Hicksen sein kann. Wenn ich Schluckauf habe, wird mein Kopf jedes Mal nach hinten geschleudert, aber wie! Mit viel Schwung kracht der Hinterkopf dann gegen mein CD-Regal, das normalerweise als Kopfstütze fungiert. Immer wenn ich mich gerade wieder nach vorn gekämpft habe, kommt der nächste Hickser, und ich kann mir die nächste Beule abholen. Prima Beschäftigungstherapie!

Mitte August kamen meine Tante Jutta und mein Cousin und Patenkind Yannick vorbei. Sie wollten ausdrücklich mich besuchen, worüber ich mich umso mehr freute. Endlich hatten wir mal richtig Zeit und Ruhe, um zu reden und etwas ausführlicher zu hören, was es alles Neues gab. Yannick war auch happy, denn er konnte zum ersten Mal seit der bestandenen Führerscheinprüfung so eine weite Strecke fahren, ohne dass ihm sein Vater reinquatschte.

Selbstverständlich ist es für die Verwandtschaft nicht so leicht, mal eben nach Wolfsburg zu kommen, denn der größte Teil der Familie wohnt nördlich von Frankfurt, der Rest am Chiemsee, in München und in der Nähe von Köln. Andererseits ist es nicht unmöglich, und ich würde mich schon freuen, wenn ich sie öfter sehen könnte.

Dafür bekam ich in den folgenden Tagen noch Besuch von anderen lieben Menschen, denn bei mir fand ein lang geplantes, aber oft verschobenes Mini-Abi-Treffen statt. Mit fünf Mädels war meine Bude gut gefüllt, und wir hatten viel Spaß, während Susis Hund Quentin Judy zu beeindrucken versuchte – allerdings ohne Erfolg. Sie schnupperte einmal überall, drehte sich um und ließ sich genervt stöhnend auf den Boden fallen. «Ein Mann, was soll ich denn mit einem Mann anfangen?»

Wieder alleine arbeitete ich weiter an meiner Homepage, die mir immer noch unendlich viel Spaß machte. Ich verbrachte oft Stunden damit, Texte zu überarbeiten, neue zu schreiben oder Bilder einzustellen. Jeden Morgen war ich gespannt, wie viele neue Zugriffe es gab und ob wieder jemand einen Eintrag in meinem Gästebuch hinterlassen hatte. Zudem bekam ich zahlreiche Rückmeldungen per Mail, sodass ich mich über Unterbeschäftigung wirklich nicht beklagen konnte.

Nach einem ziemlich bescheidenen August – wettermäßig gesehen – überraschte mich der September wieder mit viel

Sonne und angenehmen Temperaturen. Ich genoss die schönen Tage draußen auf der Terrasse und konnte sogar jeden Tag eine Stunde in der Sonne schmoren, ohne einen Hitzeschock zu bekommen. Schließlich musste ich mir noch ein bisschen Bräune zulegen, denn Kerstin, Olli und Moritz waren im Urlaub, und es war zu befürchten, dass zumindest Kerstin kohlrabenschwarz wiederkommen würde. Ach, was würde ich nicht alles für einen Urlaub am Meer geben. Blaues Wasser, weißer Sand, Sonne satt und lecker Essen, lange Spaziergänge am Strand, schwimmen im Meer und Sport, bis die Socken qualmen ... Nein, nein, nein, gar nicht erst daran denken. Der Zug ist für mich wohl abgefahren.

Ansonsten ging es mir gut, auch wenn mich mein bevorstehender Geburtstag ganz schön schockierte – ich wurde nämlich fünfunddreißig Jahre alt. O Gott, o Gott! Ich wusste noch genau, wie ich mit zwanzig immer dachte, dass ich mit dreißig Jahren ja schon uuuuuralt wäre und so ein langweiliges Spießerleben führen würde, bestimmt verheiratet und Mutter von zwei Kindern wäre mit einem eigenen Haus, einer großen Garage und einem Hund. Mit meinen nunmehr fünfunddreißig Jahren war ich dann wahrscheinlich bereits scheintot – na ja, stimmte ja auch fast. Wenigstens meine Vorstellung, einen eigenen Hund zu haben, hatte sich erfüllt. Aber wer hätte gedacht, dass mein Leben mit fünfunddreißig wirklich beinahe zu Ende sein würde? Aber erstens kommt es immer anders, und zweitens als man denkt.

Völlig überraschend überlebte ich meinen Geburtstag und machte sogar eine kleine Geburtstagsfeier auf meiner Terrasse. Ich hatte wirklich einen sehr schönen Tag, anstrengend zwar, aber auch mal wieder etwas anderes in meinem normalen Tagesablauf. Das Wetter war wie schon im letzten Jahr super, und ich konnte mit meinen Freunden und meiner Familie bis um elf Uhr abends draußen sitzen.

Wenige Tage nach meinem Geburtstag bekam ich Besuch

von Annika und Lars von den *Wolfsburger Nachrichten*. Im Vorfeld der alle zwei Jahre stattfindenden Benefizveranstaltung «Wolfsburger bewegen» des örtlichen Lions Clubs sollten diverse Zeitungsberichte erscheinen, um möglichst viele Menschen für die Aktion zu begeistern und zum Mitmachen zu motivieren. Auf die Bitte Susanas vom Fitnessstudio SFC hin, die sich aktiv an der Aktion beteiligte, schrieb ich für die Presse ein paar Zeilen über mich, die ALS und die mutmachende Unterstützung, die ich selbst vor vier Jahren durch diese Aktion erfahren durfte. Mein Text gefiel und berührte die Redakteurin Annika so sehr, dass sie mich fragte, ob sie einen großen Bericht über mich machen dürfe. Ich war natürlich sofort begeistert und sagte zu.

Den Fotografen Lars kannte ich schon ziemlich lange und war deshalb relativ entspannt, als er mit den ersten Bildern begann. Wegen der ALS sah und sehe ich auf Fotos leider häufig angestrengt und verkrampft, manchmal auch total verzweifelt und weinerlich aus, obwohl ich eigentlich nur lächeln will. Daher ermahnte ich Lars, er solle ja ein schönes Bild von mir machen, woraufhin er unaufhörlich auf den Auslöser drückte und ich mich fühlte wie ein Model.

Bereits eine knappe Woche nach dem Besuch der beiden erschien ein sehr einfühlsam geschriebener Bericht über mich in den *Wolfsburger Nachrichten* mit einem großen und wirklich schönen Foto von mir. Und dass ich mich selbst auf einem Bild schön finde, das will schon etwas heißen. Die Resonanz auf den Artikel war riesig. Innerhalb weniger Stunden hatte ich so viele neue Zugriffe auf meine Homepage wie bisher in einer Woche. Natürlich bekam ich auch Unmengen an Post, und ich schaffte es kaum, die zahlreichen Mails und Einträge in meinem Gästebuch alle zu beantworten. Weil es mir bis heute jedoch viel Spaß bereitet, erledige ich es ohne Stress immer der Reihe nach. Falls es mir irgendwann doch zu viel werden sollte, muss ich mir eben eine Assistentin suchen.

Ich bin jedes Mal aufs Neue überrascht, dass ich mit meiner Geschichte deutlich mehr erreiche, als ich mir jemals hätte vorstellen können. Dass Menschen plötzlich ihr eigenes Leben, ihre Prioritäten und Einstellungen hinterfragen und überdenken, gefällt mir. Es ist ein unbeschreibliches Glücksgefühl, dass ich im Prinzip fremden Menschen etwas geben kann und sie sich mir in gewisser Weise nah oder verbunden fühlen.

Anfang Oktober fuhren meine Eltern für ein paar Tage in den Urlaub, und ich genoss zunächst die himmlische Ruhe. Allerdings gab es auch einige Dinge, die mir fehlten: das gemeinsame Lachen mit meiner Mutter über sie selbst, meinen Vater, mich oder Judy, die nächtlichen Schmuseattacken zwischen ihr und Judy, das von ihr gezauberte Essen und unsere Toilettengespräche – die ich nicht wirklich mochte und dennoch irgendwie vermisste.

Für mich war in diesen Tagen dank der Unterstützung von Kerstin, Nina, Tina und Anette perfekt gesorgt. Kerstin kam wie immer morgens und zusätzlich abends zum Essen sowie zur anschließenden Abendpflege. Am frühen Nachmittag brachte mich Anette einmal auf die Toilette, und Tina tat dasselbe nach Kaffee und Kuchen am späteren Nachmittag. Nina kam nach der Abendpflege, wir sahen gemeinsam fern oder unterhielten uns mit Mirko, wenn er dabei war. Später zog sie mich aus und brachte mich schließlich ins Bett. Dank ihrer Hilfe konnten sich meine Eltern wenigstens ein paar Tage erholen und ein wenig Kraft für den Alltag tanken.

Als sie wieder zu Hause waren, erzählten sie mir übersprudelnd von all ihren Erlebnissen. Sie hatten mehr oder weniger zufällig in Warnemünde die gesamte Fußballnationalmannschaft getroffen und von vielen ein Autogramm bekommen. Meine Mutter war total aus dem Häuschen, sie hätte Michael Ballack «küssen können», wie sie behauptete, so nah stand er wohl vor ihr. Meine Ma hat wirklich eine sehr lebendige und lustige Art, Dinge zu erzählen, und ich lache mich über ihre Berichte regelmäßig schlapp. Nur verliert sie dabei schon mal den roten Faden und kommt vom Hundertsten ins Tausendste, sodass man irgendwann einfach abschalten muss, um nicht in einem Zustand totaler Verwirrung zu enden. Damit wäre wohl auch geklärt, von wem ich das Quasselstrippen-Gen geerbt habe, denn ich habe früher oft geredet, bis meinem Gegenüber schwindelig wurde.

Allerdings erlebten nicht nur meine Eltern in diesen Tagen ein absolutes Highlight, sondern auch ich. Als ich eines Morgens meine E-Mails abrief, traf mich fast der Schlag, denn ein Absender lautete: Xavier Naidoo GmbH «Söhne Mannheims». Völlig perplex sagte ich zu Kerstin: «Ich habe eine Mail von Xavier Naidoo bekommen.»

Na ja, nicht ganz, aber fast. Die Mitarbeiterinnen des Söhne-Mannheims-Teams hatten meine Homepage im Internet entdeckt, und als sie lasen, dass ich seine Musik sehr mag, wollten sie mir gern mit einer von Xavier signierten CD eine Freude machen. Ich habe mich riesig über die Mail gefreut und hätte am liebsten vor lauter Glück ein kleines Tänzchen aufgeführt. Hoffentlich bekomme ich keine Schnappatmung, wenn die CD tatsächlich eintrifft, dachte ich nur.

Die Schnappatmung bekam allerdings nicht ich, sondern meine Ergotherapeutin Katja, denn sie ist auch ein großer Fan der Söhne Mannheims, und wir waren noch im letzten Jahr zusammen bei einem Konzert der Band. Als ich ihr von der Neuigkeit berichtete, fragte sie wie aus der Pistole geschossen: «Wann kommt er?» Dabei bekam sie offenbar einen ziemlich starken Blutsturz und hektische rote Flecken im Gesicht. Wenige Tage später war ich sehr gespannt, wie sie reagieren würde, denn – hurra, hurra, die Post ist da – es war «Post von Xavier» gekommen, wie mein Vater völlig cool bemerkte, als wäre es das Normalste der Welt. «Wie, was, wo? Gib her, nein, Quatsch, mach auf! Schneller …» Da war sie dann, die CD. «Für

Sandra, Gottes Segen und viel, viel Kraft, von Xavier – ONE LOVE 2006», hatte der Sänger auf das Cover von «... Alles Gute Vor Uns ...» geschrieben.

Ich freute mich sehr, und es bedeutete mir viel, dass Xavier sich die Zeit genommen hatte, mir auf diesem Wege Kraft zu wünschen und zu geben. Die CD war natürlich toll und mit der lieben Widmung für mich unbezahlbar.

Es war unglaublich, aber wahr, in zehn Wochen war schon wieder Weihnachten. In den Regalen im Supermarkt drängelten sich bestimmt schon die Schokoladen-Weihnachtsmänner in die erste Reihe. Horror! Zum Glück blieb mir der Anblick erspart, denn mein letzter Einkauf in einem Supermarkt war garantiert über drei Jahre her. Damals ist mir zum ersten Mal aufgefallen, dass ich Probleme mit der Atmung bekam, wenn es irgendwo sehr intensiv roch. Zunächst blieb mir in der Obst- und Gemüseabteilung beinah die Luft weg, und ich verspürte einen ziemlich unangenehmen Hustenreiz. Dabei roch es eigentlich nach frischem, süßem Obst und nicht etwa nach Käsemauken oder Kuhmist. Ähnlich erging es mir beim Bäcker. Auch wenn meine Mutter oben kochte und es dann im ganzen Haus superlecker, aber auch sehr intensiv nach Essen roch, hatte ich plötzlich Probleme beim Atmen und fing an zu hüsteln. Noch schlimmer war es aber, wenn jemand rauchte und seine Kleider, Hände und/oder der Atem nach kaltem Rauch rochen.

Allerdings scheint es hier große Unterschiede zu geben, denn obwohl drei meiner Therapeuten rauchen, habe ich bisher nie etwas davon bemerkt – na ja, fast nie.

Selbst bei meinen eigenen Düften musste ich mittlerweile aufpassen, um nicht im falschen Moment einzuatmen, wenn Kerstin morgens den jeweiligen Duft aufsprühte. Da hieß es dann erst mal: Luft anhalten. Es war mir unglaublich unangenehm, wenn mir jemand anderes frisch oder stark parfümiert sehr nah kam, und ich plötzlich anfing zu röcheln und nach Luft zu schnappen. Insbesondere wenn dieser Duft schwer und süß oder einfach nicht mein Fall war, veratmete ich mich regelmäßig. Nach ein paar Minuten akklimatisierte ich mich zwar meistens einigermaßen, aber es fiel mir trotzdem schwer, den Hustenreiz zu unterdrücken.

Dafür hatte ich für mein Problem mit den Fersenschmerzen eine Lösung gefunden. Ich bestellte mir nämlich im Internet ein paar ganz tolle Kissen, die nicht nur superweich, sondern auch von der Füllung her total genial waren. Sie passten sich vollkommen der Körperform an, verteilten sich entsprechend der Druckbelastung ständig neu und das, ohne unangenehmen Druck auf die jeweiligen Körperteile auszuüben. Sensationell – Schmerzen ade.

Die kalten Hände versuchte ich zwischendurch mit warmen Kornsäcken zu bekämpfen, und auch über Nacht behielt ich immer häufiger einen Kornsack im Bett, um die Füße warm zu halten. Auf die Idee, mir eine Heizdecke ins Bett zu legen, war ich natürlich auch schon gekommen. Aber unter meiner Bettdecke war es wie bei den alten Waschbecken mit einem Wasserhahn für kaltes und einem zweiten für warmes Wasser. Entweder schnatterte ich mit Geierpelle vor Kälte vor mich hin, oder ich ölte kurz vor einem Hitzeschock aus allen Poren. Während ich bei Kälte sozusagen «erstarrte» und praktisch bewegungsunfähig war, hatte ich beim Schwitzen das Problem, dass die Bettdecke ständig an meinen Armen und Beinen festklebte und ich das Gefühl hatte, in meiner Rollmopsstellung innerlich zu überhitzen. Ich musste dann irgendwie versuchen, Luft unter die Decke zu bekommen, was als Rollmops natürlich leichter gesagt als getan war.

Manchmal wünschte ich, ich könnte selbst Hilfsmittel entwerfen und herstellen. Dann würde ich ein spezielles Gerät entwickeln, das die Bettdecke auf «Hm» an allen vier Ecken anhebt und nach einer problemlosen Drehung oder Positionsveränderung auf «Hmhm» wieder herunter lässt ... oder so ähnlich.

Da ich schon mal am Träumen bin: Wenn ich – mit meinem heutigen Wissen um die vielfach extreme Hilflosigkeit und Abhängigkeit bei einer Erkrankung wie ALS – wieder gesund wäre, würde ich Wohn- und Betreuungsprojekte für Menschen mit Behinderung oder schwerer Erkrankung auf die Beine stellen. In einem Haus mit mehreren behindertengerecht ausgestatteten Wohnungen und einer großen Gemeinschaftswohnung könnten erkrankte Singles oder Paare, von denen ein Partner erkrankt ist, in einer eigenen Wohnung leben und dennoch die Vorteile einer Wohngemeinschaft nutzen. Sowohl Zeiten als auch Kosten für Haushaltshilfen, Pflegekräfte, Therapeuten und Betreuer könnten optimiert und reduziert werden. Außerdem müsste niemand allein leben und allein kämpfen.

Tagsüber wäre in der gemeinsam genutzten Wohnung die optimale Betreuung der Betroffenen gesichert, und alle könnten zusammen essen, reden, spielen, lachen und weinen. Nachts könnte jeder in seinen eigenen vier Wänden schlafen und mit Hilfe einer entsprechenden Technik durch gemeinschaftlich finanzierte Nachtwachen von der Gemeinschaftswohnung aus überwacht und betreut werden. Klingt doch super, oder? Hat nicht irgendjemand ein paar Millionen über?

2006/3 Das Lachen nicht verlernen

Mitte Oktober stand wie jedes Jahr der Geburts-tagsgroßkampftag bei Kerstin und Nina an. Eigentlich wollte ich vormittags zu Kerstin zum Brunch und am frühen Abend zu Nina zum Essen gehen. Allerdings hatte ich die zwei Nächte davor kaum geschlafen und konnte daher am Sonntag nicht mal die Augen offen halten. Nachdem ich mich mit der anderen Kers-tin durch die Morgenpflege gequält hatte, legte ich mich daher noch einmal ein paar Stunden hin und fuhr erst am Nachmit-tag zu Kerstin und von da aus zu Nina. Das war zwar weniger anstrengend, und trotzdem war ich am Abend total geschafft.

Zwei Tage später flogen Nina und Mirko ins warme Spa-nien. Menno, ich will auch!, dachte ich nur. Allein die bloße Erwähnung von Urlaub in der Sonne grenzte bei der Aussicht auf einen kalten, grauen November an Körperverletzung.

Ich könnte wirklich, ohne mit der Wimper zu zucken, Herbst und Winter aus dem Kalender streichen, obwohl die irren Farben im Herbst oder eine verschneite, glitzernde Win-terwelt unter blauem Himmel natürlich auch etwas für sich haben. Na ja, auf die leckeren Plätzchen, Lebkuchen, Marzipan, Nüsse und Zimtsterne an Weihnachten möchte ich eigentlich auch nicht verzichten – aber das war's dann auch. Ohnehin bekomme ich von dieser ganzen Zeit nur noch sehr wenig mit: keine Weihnachtsfeiern, kein Wichteln – noch nicht einmal Schrottwichteln –, kein Glühwein auf dem Weihnachtsmarkt, keine Einstimmung durch geschmückte Weihnachtsbäume, Lichterketten und verkleidete Weihnachtsmänner in den Städten, keine Kinder, die einem vorab gekaufte Heuler oder Knall-frösche zwischen die Beine werfen, kein gestresstes Gerenne nach passenden Weihnachtsgeschenken, keine Weihnachts-musik und kein zum hundertsten Mal gespieltes «Last Christ-mas» in den Kaufhäusern. Außerdem kein selbst gebackenes Weihnachtsgebäck und erst recht kein Anteil am Backen der Plätzchen, deren leckerer Duft sich im ganzen Haus verteilt. Dabei liebe ich diesen Geruch – insbesondere den von Vanille-kipferln. Wahrscheinlich würde ich davon jedoch bloß wieder eine Hustenattacke bekommen.

Jedenfalls merke ich alljährlich nur am kontinuierlich ansteigenden innerfamiliären Stresspegel, dass bald wieder eine «Fröhliche Weihnacht» ins Haus steht. Das Suchen und Finden des perfekten Christbaums, die Einigung auf Farbe, Form und Gestaltung des diesjährigen Baumschmucks, der verzweifelte Versuch, den entsprechenden Karton im Chaos des Kellers wiederzufinden, das gemeinsame Aufstellen und Schmücken des Baumes oder die Auswahl und der Einkauf für das festliche Weihnachtsessen bringen Jahr für Jahr wohl zig Familien an den Rand des Wahnsinns. Das soll jetzt nicht heißen, dass ich Weihnachten nicht schön finde, aber wenn nach dreihundertvierundsechzig Tagen im selben Rhythmus plötzlich jemand die Tür aufmacht und verkündet, heute sei Weihnachten, ist es eben schwer, sich von jetzt auf gleich in die richtige Stimmung zu versetzen.

Ich habe wirklich viel darüber nachgedacht, was ich – neben selbst gebackenen Plätzchen natürlich – am meisten vermisse, was mir am meisten fehlt, seit mich die ALS in diese eher pas-sive Lebensführung zwingt. Klar, ich vermisse meinen Sport und meine Freizeit, mir fehlt es, zu arbeiten, zu lernen, mich selbst und andere herauszufordern, und ich würde liebend gerne wieder richtig laufen, ausgelassen tanzen, schmerzfrei sitzen, ohne Hilfe essen, angstfrei schlucken, ohne Anstren-gung atmen, auf dem Bauch schlafen, mit meiner eigenen

Hand schreiben oder genauso schnell, wie ich denken kann, sprechen können – und beim ersten Mal verstanden werden. Aber am aller-, aller-, allermeisten vermisse ich die Leichtigkeit des Lebens.

Selbst mit Hilfe anderer sind inzwischen die einfachsten Handgriffe unglaublich schwer. Zum Beispiel muss ich bei einer so leichten Sache wie dem Zähneputzen – also: ans Waschbecken stellen, Zahnpasta auf die Zahnbürste geben, zwei Minuten Zähneputzen, Mund ausspülen, abtrocknen, fertig – so viele Dinge beachten, dass das Ganze nicht nur für mich zu einer komplizierten und extrem anstrengenden Angelegenheit wird. Ich sitze dabei auf meinem Rollator vor dem Waschbecken, beide Füße stehen auf einem Kindertritt, die Arme liegen leicht überkreuzt auf oder zwischen den Oberschenkeln. Bereits hierbei muss ich permanent darauf achten, den Oberkörper zu stabilisieren und den Kopf oben zu halten, gleichzeitig ein Zittern oder Krämpfe in Armen, Beinen und Nacken zu vermeiden und trotzdem nicht die Konzentration auf die eigentliche Aufgabe der nächsten vier Minuten zu verlieren.

Erst laden die helfenden Hände die Zahnbürste und halten sie mir im Idealfall in entsprechender Höhe, Winkel und Neigung vor den Mund. Während des Zähneputzens muss ich jedoch die ganze Zeit über im Spiegel überprüfen, ob Höhe, Winkel und Neigung noch stimmen, weil ich mir sonst mit den relativ scharfen Kunststoffkanten der elektrischen Zahnbürste das Zahnfleisch verletze. Sollte die vorgeschriebene Flugbahn tatsächlich verlassen werden, versuche ich dies durch Kopfzeichen zu korrigieren. Natürlich muss ich den Mund während des Putzens offen halten und versuchen, sowohl den Schluckreflex als auch den ziemlich heftigen Würge- und Beißreflex zu kontrollieren oder am besten ganz zu unterdrücken.

Allerdings ist das nicht ganz so einfach, wenn einem jemand unkontrolliert mit einer oszillierenden Zahnbürste im Mund herumfuchtelt, denn atmen muss ich zwischendurch auch noch. Darum habe ich einen festen Putzplan aufgestellt, nach dessen Reihenfolge mir die Zähne seither Tag für Tag geputzt werden.

Durch die Unterstützung anderer Menschen entsteht aber auch die Schwierigkeit, dass ich viele Dinge nicht mehr in meinem eigenen Tempo erledigen oder mir so viel Zeit für etwas nehmen kann, wie – und vor allem auch wann – ich möchte. Bedingt durch die tägliche Morgenpflege kann ich nicht mal länger schlafen, wenn ich noch müde bin, nie nochmal eine Stunde vor mich hin dösen, aber natürlich auch nie schon mal früher aufstehen, wenn ich nicht mehr schlafen kann. Ich kann nicht mal länger auf der Toilette sitzen bleiben und irgendwelchen sinnvollen oder völlig sinnlosen Gedanken nachhängen, denn noch ehe der letzte Tropfen in der Schüssel aufschlägt, kommt auch schon mein Helferlein zur Tür herein. Manchmal würde ich so gern mal zehn Minuten regungslos unter der Dusche stehen oder vielmehr sitzen, ohne etwas zu tun, einfach nur, weil es schön ist.

Auch beim Essen muss ich mich gewissermaßen dem Tempo und der Zeit desjenigen anpassen, der mir meine Mahlzeiten reicht. Dadurch verkommt das Ganze mehr zur Nahrungsaufnahme und hat weniger mit Genuss zu tun. Ich kann nun mal keine längere Pause machen, zwischendurch reden oder Zeitung lesen und später noch einen Nachschlag nehmen. Das Dessert kann ich auch nicht mehr wie früher genüsslich in winzigen Miniportionen verspeisen, und wenn ich einfach mal Lust auf Weingummi, Chips oder Schokolade habe, muss ich meistens eine vorher von mir festgelegte Stückzahl hintereinander wegessen und kann leider nicht im Laufe des Abends von Zeit zu Zeit in die Tüte greifen, um ein paar zusätzliche Kalorien einzufahren. Ich weiß ja, dass es nicht mehr anders geht, und eigentlich ist es auch gar nicht so schlimm, aber manchmal vermisse ich genau diese kleinen Momente.

Neben der Leichtigkeit des Lebens in all seinen Facetten vermisse ich aber auch die Möglichkeit, mich und das Leben mit meinen eigenen Händen spüren zu können. Dinge anzufassen und ihre Form, Struktur, Beschaffenheit, Weichheit oder Festigkeit zu erfühlen, fehlt mir total. Wie schön es ist, Judys weiches Fell nach dem Bürsten, fließende Stoffe aus Samt und Seide, stachelige Rosen, raue Baumstämme und glatte Blätter, alltägliche Gegenstände oder die Haut eines Menschen berühren zu können, weiß ich erst, seit ich es nicht mehr kann. Ich erinnere mich auch nicht, wann ich selbst zuletzt mein eigenes Gesicht, meine Haare oder meine Füße berührt habe. Wie fühlt sich mein Ohr oder mein Knie an, wie weich ist meine Haut und wie fest mein Po? Die Berührungen anderer Menschen vermisse ich ebenfalls sehr.

Für ALS-Betroffene, die diese schwierige Zeit gemeinsam mit ihrem Partner bewältigen, ist es sicher besonders schlimm, ihn nicht mehr in den Arm nehmen zu können. Eine Umarmung sagt oft mehr als tausend Worte, und das Gefühl von Liebe und Geborgenheit kann keine andere Berührung geben. Klar können andere Menschen mich umarmen und halten, aber das ist einfach nicht dasselbe. Außerdem erinnert mein schlaffes Baumeln in der festen Umarmung anderer eher an einen nassen Sack als an starke Gefühle. Ich bin jedenfalls jedes Mal traurig, wenn ich eine liebe Umarmung nicht erwidern kann, habe allerdings auf den Homepages anderer Betroffener gelesen, dass es ihnen ähnlich geht. Irgendwie ist es ziemlich merkwürdig und zugleich natürlich superschön und erleichternd, zu wissen, dass es Menschen gibt, die genauso fühlen und denken wie ich. Menschen, die mich – obwohl wir uns überhaupt nicht kennen – verstehen und genau wissen, was ich meine. Das ist jedes Mal wieder ein gutes Gefühl.

Für ein weniger gutes Gefühl sorgte dagegen mein Laptop. Praktisch über Nacht war das Stromkabel gebrochen und zog es vor, Funken zu sprühen, anstatt Strom zu leiten, sodass ich überhaupt nicht am PC arbeiten konnte.

Zum Glück kam genau an dem Tag, als das Kabel zur Wunderkerze mutierte, Kerstin auf einen Sprung vorbei und versprach mir, sich zu informieren, wie und woher ich am schnellsten ein neues bekommen könne. Bei Media Markt hatte man nämlich meinem Vater angeboten, es mit etwa vierwöchiger Lieferzeit zu bestellen. Vier Wochen – ich bin doch nicht blöd!

Schon am nächsten Morgen hinterließ Kerstin die Nummer einer Service-Hotline auf meinem Anrufbeantworter. Diese war im wahrsten Sinne des Wortes eine *hot line*, denn nach den ersten Anrufversuchen kam mein Vater entnervt zu mir herunter und fragte nach Kerstins Telefonnummer. Als ich wissen wollte, wozu er die brauche, antwortete er völlig trocken: «Die Nummer stimmt nicht, da war so eine Sex-Tante dran.» Ich hätte mich scheckig lachen können und wollte mir nicht vorstellen, was die Frau geantwortet hätte, wenn mein Vater ihr von den Problemen mit seinem «Stromkabel» berichtet hätte. Hihi, um es mal mit Hella von Sinnen zu sagen: Das trifft mein Komikzentrum.

Ich lache überhaupt sehr gern und viel und finde eigentlich an jedem Tag mehr als einen Grund dafür – selbst an den schlechten. Entweder bringen mich meine Therapeuten zum Lachen oder ich sie, oft kichere ich mit Kerstin, auch mit Freunden, und besonders über Moritz kann ich mich immer amüsieren. Aber am meisten und liebsten lache ich über Judy sowie über und mit meiner Familie – insbesondere natürlich über und mit meiner Mutter. Sie ist manchmal aber auch zu komisch.

Einige ihrer Versprecher sind legendär und führen noch immer zu regelrechten Lachanfällen, wenn wir sie uns in Erinnerung rufen. Beispielsweise erzählte sie mir irgendwann, dass demnächst Dr. Soundso einen Vortrag in der Autostadt halte, der eine absolute Konifere auf diesem Gebiet sei. Ah ja, doch so berühmt. Oder als sie eines Abends beim Ins-Bett-Bringen meinen Vater ermahnte, er solle ganz schnell die Tür zu meinem Schlafzimmer wieder zumachen, da sonst die taube Fliege hereinkomme. Mein Vater gehorchte, ich dachte nur Hä? und fragte meine Mutter: «Wie erkennt man denn eine taube Fliege?»

Sie sah mich in freudiger Erwartung an und sagte nur: «Na, wie denn?»

Ich verstand wieder nur Bahnhof und erklärte ihr, dass ich das eigentlich von ihr wissen wollte. Sie hatte dagegen scheinbar überhaupt nicht mitbekommen, was sie da gerade gesagt hatte, und war dementsprechend verwirrt, warum ich ihr um diese Uhrzeit so unmögliche Fragen stellte. Nachdem wir alles entwirrt hatten, mussten wir bestimmt eine halbe Stunde lang Tränen lachten, weil meine Mutter natürlich nicht die geringste Ahnung hatte, wie sie darauf gekommen war.

Mit Fliegen scheint sie es irgendwie zu haben, denn mindestens genauso legendär wie spektakulär ist nämlich ihr Killerinstinkt bei diesen Viechern. Entweder schlägt sie bereits tote Fliegen, deren Leichen noch vom letzten Massaker am Boden liegen, noch einmal tot – frei nach dem Motto: Doppelt gemoppelt hält besser, aber dreifach kann auch nicht schaden. Es kann nämlich durchaus passieren, dass sie die arme Fliege beim nächsten Toilettengang ein weiteres Mal ermorden will. Oder aber sie schleicht sich mit der Klatsche in der Hand an, schlägt kräftig zu und bemerkt dann: «Na toll, jetzt habe ich ein Blatt totgeschlagen.» Auch die Astlöcher meines Küchentischs oder Nägel in der Wand waren schon Ziele ihrer Angriffe. Köstlich, wirklich!

Doch zurück zu den Wunderkerzen im Oktober. Jedenfalls konnte mir mein Vater tatsächlich ein neues Original-Stromkabel bei der richtigen Hotline bestellen, das nach vier endlos langen Tagen ohne Computer geliefert wurde. Natürlich passiert so ein Schlamassel nie nach, sondern immer unmittelbar vor einem Wochenende – *Murphy's Law* eben.

Ende des Monats hatte meine Mutter Geburtstag. Leider konnte ich dieses Jahr nicht mitfeiern, da sie in einem Café zum Brunch eingeladen hatte. So gern ich auch dabei gewesen wäre, es hätte mich zu sehr angestrengt. Also hieß es mal wieder: «Sandra allein zu Haus.» Weil ich mittlerweile schon daran gewöhnt war zu verzichten, nutzte ich die Zeit einfach positiv und schrieb neue Texte für die Homepage. Ich hätte jeden Tag mehrere Seiten schreiben können, da mich so viele Dinge beschäftigten, dass ich befürchte, irgendwann den Speicherplatz der Seite zu sprengen.

Am Wochenende kam seit längerem mal wieder Karin zu Besuch, und weil auch Kerstin kurz vorbeischaute, war es fast so wie früher. Wir redeten und lachten viel, und eigentlich sollten wir das unbedingt bald mal wiederholen – allein wegen der lustigen Geschichten von früher. Bei einigen fehlt mir allerdings jede Erinnerung, obwohl ich – laut Aussage der anderen – dabei gewesen sein soll. Komisch, dass man sich an bestimmte Erlebnisse überhaupt nicht mehr erinnern kann, während es für andere ist, als wäre es erst gestern geschehen. Insbesondere die Erinnerungen an meine Kindheit und Jugend sind total verblasst oder nur noch aufgrund von Fotos vorhanden. Was soll mir diese Tatsache wohl sagen?

Erinnerungen beschäftigten mich auch in den folgenden Wochen sehr. Anhand der Tagebücher, die ich ursprünglich für Stefan geschrieben hatte, vervollständigte ich meine Geschichte, denn viele Vorfälle, Gedanken und Gefühle fehlten bisher. Das änderte sich nun, und mit der Überarbeitung merkte ich, dass es auch ein Stück weit Verarbeitung war und mir half, viele Dinge im Nachhinein besser verstehen zu können. Allerdings hatte ich gelegentlich immer noch das Gefühl, die Geschichte eines anderen Menschen zu lesen oder vielmehr zu schreiben und nicht meine eigene.

Ich weine oft um das Schicksal anderer Menschen, meine eigene Situation dagegen lässt mich relativ kalt. Bestimmt ist das eine Art Selbstschutz, oder ich habe es wirklich geschafft, mich so weit von der ALS zu distanzieren, dass sie mich und mein Herz für eine gewisse Zeit kaum berühren kann. Dann wieder gibt es Momente, in denen sie mich derart unvermittelt mit ihrer ganzen Härte trifft und mich so verletzt, dass ich den Schmerz kaum aushalten kann. Oft ist es nur ein einziges Wort, ein Satz, ein kleiner Gedanke oder ein Bild, wodurch mir plötzlich bewusst wird: Du bist krank, und du stirbst – bald.

Dieses Gefühl, dieses Bewusstsein ist für den Bruchteil einer Sekunde völlig rein und klar. Irgendwie ist es jedoch unmöglich, diesen Moment zu beschreiben oder mit einem anderen zu vergleichen. Danach bricht in meinem Kopf Chaos aus, und ich kann keinen einzigen klaren Gedanken mehr fassen. Ich habe keine Ahnung, wie ich die dabei aufsteigende Panik unter Kontrolle bekomme, aber am Ende gelingt es mir dennoch – meistens jedenfalls.

Die Tatsache, auf der einen Seite viel Kraft, Energie und eine gewisse Härte auszustrahlen und auf der anderen um einiges verletzbarer, sensibler und schwächer als ein gesunder Mensch zu sein, macht mir auch im Alltag zu schaffen. Wenn ich beispielsweise beim Föhnen den Kopf nicht lange genug in derselben Position halten kann und er langsam nach vorn sinkt, bringt mich an schlechten Tagen allein die Bemerkung «Lass doch den Kopf oben» völlig aus dem Gleichgewicht. Ich bin dann wütend und traurig zugleich. Natürlich weiß ich, dass diese Gefühle übertrieben heftig sind und der andere vermutlich gar nicht darüber nachgedacht hat, wie dieser Satz bei mir ankommen könnte. Aber vielleicht ist genau das der eigentliche Grund für meine Verletztheit. Andererseits ist es für meine Helfer unmöglich, sich bei jedem Satz vorher zu fragen, ob er mich eventuell verletzen könnte.

Normalerweise reagiere ich auch überhaupt nicht empfindlich, doch dann gibt es wiederum Tage oder Situationen, da würde ich am liebsten vom Rollator springen, laut «Ahhhhhhh!» schreien und mein Gegenüber vors Schienbein treten. Ich weiß nur zu gut, dass auch diese Reaktion ziemlich unangemessen wäre, und wahrscheinlich könnte man mich in dem Moment durchaus als übertrieben empfindlich bezeichnen, denn genau das ist mein Problem. Noch vor ein paar Jahren hätte ich mir nicht im Traum vorstellen können, dass derlei Kleinigkeiten eine solche Bedeutung für mich haben könnten. Oder dass es für mich mal entscheidend sein könnte, ob der Button meiner Umfeldsteuerung drei Zentimeter weiter rechts oder links liegt, meine Ärmel unten umgeklappt sind oder mein Shirt unter den Armen Falten schlägt.

Seit ich ALS habe und mich kaum noch bewegen kann, sind all diese Dinge durchaus entscheidend, sehr entscheidend sogar. Ist der Knopf zu weit entfernt, komme ich trotz wildester Verrenkungen nicht heran und bin somit weder in der Lage den Fernseher zu bedienen noch Hilfe per Pieper zu holen. Schlagen meine Ärmel unten am Rand oder unterm Arm größere Falten, bekomme ich nach einer gewissen Zeit höllische Schmerzen. Ich hätte das früher selbst nie geglaubt, insofern kann ich die Zweifel anderer nachvollziehen und verstehen, dass meine Korrektheit oder Pingeligkeit manchmal nervend ist. Aufgrund ihrer eigenen Erfahrungen hatte auch Nina recht, als sie vor kurzem anmerkte: «Das kann gar nicht wehtun, das ist ein T-Shirt.» Aus meiner Erfahrung dagegen muss ich leider sagen: «Es kann wehtun – und zwar sehr.» Nur wie soll ich diese Dinge einem gesunden Menschen verständlich machen, wenn ich sie selbst kaum glauben kann? Plötzlich stand ich durch die Erkrankung auf der anderen Seite und sah das Leben aus einer neuen, unbekannten Perspektive.

Ein Beispiel ist der Umgang mit Behinderten. Ich wusste früher nie, wie ich mich einem Menschen mit einem Handicap gegenüber verhalten sollte, und war jedes Mal aufs Neue verunsichert. Sollte ich denjenigen direkt an- oder besser wegsehen? Sollte ich fröhlich lächeln oder mitfühlend gucken? Freundlich grüßen oder einfach die Klappe halten? Sollte ich meine Hilfe anbieten und beispielsweise die Tür öffnen oder es denjenigen lieber selbst machen lassen? Kann man sich in solchen Situationen überhaupt richtig verhalten, oder ist allein der Gedanke, sich einem Behinderten oder Kranken gegenüber anders benehmen zu wollen als bei einem Gesunden, grundsätzlich falsch?

Aus meiner heutigen Sicht kann ich sagen, dass es kein richtiges oder falsches Verhalten gibt. Ich glaube, jeder Kranke oder Gehandicapte möchte ganz normal behandelt werden, das heißt so unkompliziert wie möglich und so rücksichtsvoll wie nötig. Allerdings hängt viel davon ab, wie der Betroffene selbst zu seiner Erkrankung steht, ob er seine Situation akzeptiert und annimmt und ob er seine innere Mitte gefunden hat. Mittlerweile ist es mir am angenehmsten, wenn sich Mitmenschen mir gegenüber genauso verhalten wie jedem anderen gegenüber auch. Wer gucken will, der soll gucken – oder eben nicht. Wer lächeln will, der soll lächeln – oder eben nicht. Wer grüßen möchte, der soll grüßen – oder eben nicht. Wer helfen will, der soll helfen – oder eben nicht.

Hauptsache, derjenige tut es nicht ausschließlich, weil ich krank bin, anders spreche und aussehe, weil ich mich anders bewege oder gar im Rollstuhl sitze, sondern weil er sich auch jedem anderen Menschen gegenüber so verhalten würde. Das ist natürlich leichter gesagt als getan, zumal es sehr viel Fingerspitzengefühl erfordert, zu erkennen, ob das ganz normale Verhalten in wirklich jeder Situation angebracht ist. Der Umgang mit Behinderten verunsichert bestimmt viele Menschen, aber weil es – ähnlich wie das Sterben und der Tod – ein Tabuthema ist, wird in der Öffentlichkeit nur selten darüber gesprochen. Schade eigentlich!

Mitte November bekam ich Besuch von meiner ehemaligen Nachbarin Manon und ihrer vier Wochen alten Tochter Finja Lil. Manon und ich sind zusammen aufgewachsen und hatten früher gemeinsam mit zahlreichen Nachbarskindern den Wald unsicher gemacht. Wir funktionierten Bäume zum Hotel um, stibitzten Maiskolben und Kartoffeln vom Feld und verspeisten sie anschließend am Lagerfeuer. In den Ferien übernachteten wir wechselweise bei mir oder bei ihr und veranstalteten Beauty-Tage mit Sauna, giftgrüner Gesichtsmaske und großem Fressgelage vor dem Fernseher. Unsere Leidenschaft war der Leistungssport – sie war Schwimmerin, ich Leichtathletin. Irgendwann ging sie mit ihren Eltern für ein paar Jahre nach Toronto, und wir verloren uns durch Abitur, Ausbildung und Studium aus den Augen.

Dennoch brach unser Kontakt nie ab, und ich freue mich jedes Mal sehr, dass sie bei mir vorbeischaut, wenn sie in Wolfsburg ist. Genauso schön finde ich es, dass ich seit unserem Jahrgangstreffen im Mai immer wieder Besuch von einigen ehemaligen Mitschülerinnen bekomme. Die Besetzung variiert zwar, aber ich bin wirklich glücklich, dass Kerstin, Katja, Dorthe, Nicole, Susi, Verena und Sandra sich Zeit für mich nehmen und so viel Interesse an mir und meinem Leben haben.

Dieses Mal war die Runde etwas kleiner, sodass ich mich ein bisschen intensiver mit Kerstin, Dorthe und Nicole unterhalten konnte. Kerstin war mir dabei erneut eine große Hilfe, weil sie mich aufgrund ihrer zahlreichen Besuche gut versteht und im Fall der Fälle übersetzen konnte. Da sie wegen eines Termins etwas früher gehen musste, hatte ich zunächst Bedenken, ob die Verständigung trotzdem klappen würde – und Dorthe und Nicole ging es sicher genauso. Gewöhnlich lässt meine Stimme nämlich nach einer gewissen Zeit nach und wird noch undeutlicher und angestrengter. Dann ist es selbst für geübte Zuhörer schwer, alles zu verstehen. Aber die beiden hatten sich bereits ganz gut eingehört, und wir unterhielten uns noch eine Weile angeregt. Es war ein schönes Erlebnis, und ich freute mich schon auf das nächste Treffen.

In jenen Tagen veranstaltete arte.tv einen Themenabend zur Amyotrophen Lateralsklerose. Zunächst sendeten sie den Spielfilm *Sterne leuchten auch am Tag*, in dem Veronika Ferres eine erfolgreiche Staatsanwältin spielt, die plötzlich die niederschmetternde Diagnose ALS erhält. Die anschließende Dokumentation *Wie Handschuhe voll Sand* von Reinhild Dettmer-Finke erzählt sehr einfühlsam von sechs Menschen, die in verschiedenen Stadien an ALS erkrankt sind, und informiert über den Krankheitsverlauf, den aktuellen Stand der Ursachenforschung und über Therapieansätze. Die zweite Dokumentation *Mein Kampf gegen die Zeit* von Andreas Franzén begleitet die 2003 an ALS erkrankte bekannte schwedische Fernsehjournalistin Ulla-Carin Lindquist in den letzten Monaten ihres Lebens. Auf die Diagnose ALS reagierte sie nicht mit Resignation, sondern wendete sich ganz bewusst offensiv an die Öffentlichkeit.

In vielen ihrer Worte, Gesten und Verhaltensweisen erkannte ich mich wieder, auch gefielen mir ihre Ehrlichkeit und Offenheit, ihr Lachen und ihre nachdenkliche Traurigkeit, ebenso wie ihre Eitelkeit und Eigensinnigkeit. Ihr Kampf gegen jede Art von Hilfsmittel, die mit Würde getragenen Niederlagen, das Abschiednehmen, Loslassen und Annehmen zeigten deutlich ihre innere Stärke. Am meisten berührten mich jedoch die folgenden Sätze:

«Und dann kratzt Mimi mich aus Versehen an der Hand. Aua! Meine schwache linke Hand gewinnt plötzlich Kraft genug, um ihr wehzutun. Ich schlage meine Freundin, und keine Bitte um Verzeihung kommt über meine Lippen. Was ist passiert? Ein kleiner Kratzer beleidigt mich. Die Ohnmacht, die Tatsache, dass ich mich nicht verständlich machen kann, ist so groß.»

Ich kenne dieses Gefühl der inneren Zerrissenheit nur zu gut. Irgendwann ist die aufgestaute Wut auf die ALS, meinen

153

immer schwächer werdenden Körper und damit auf mich selbst so groß, dass sie überläuft. In solchen Momenten werde auch ich ungeduldig und ungerecht, bin genervt und schnell gereizt oder fange vermeintlich grundlos an zu weinen. Eigentlich will ich mich gar nicht so verhalten, es tut mir furchtbar leid, und ich ärgere mich, weil ich weder fähig bin, es zu vermeiden, noch mich für mein Benehmen zu entschuldigen.

Diese Dokumentationen waren in meinen Augen die emotionalsten Beiträge einer Reihe ausführlicher Fernsehberichte über ALS in diesem Jahr. Das Interesse der Fernsehsender ließ auf einen zunehmenden Informationsbedarf der Öffentlichkeit schließen. Da ich nach wie vor alles tun wollte, damit das Thema ALS mehr Beachtung erhielt, entschied ich mich, einen Beitrag über meinen Alltag mit der Krankheit drehen zu lassen. Auch wenn in dem kurzen Bericht keine umfassenden Informationen vermittelt werden konnten, blieb das Thema den Menschen dennoch im Gedächtnis.

Sorgen machte ich mir allerdings, wie ich in den Nächten vor dem Termin zur Ruhe kommen sollte. Ich schlief ja selbst ohne den Gedanken an aufregende Dreharbeiten schlecht genug und war nachmittags häufig dementsprechend müde. Einen unfreiwilligen Blick auf meine Mandeln wollte ich den Fernsehzuschauern gewiss nicht zumuten, also wandte ich mich an meinen Arzt. Ich fragte ihn, ob ich eventuell in den Nächten vor dem Termin Schlaftabletten nehmen könnte, um wenigstens am Drehtag ausgeschlafen zu sein und keine roten Augen zu haben. Zu meiner Erleichterung stimmte er zu. Das war mit Abstand die beste Entscheidung seit langem, denn zum ersten Mal seit Jahren schlief ich wieder mehrere Stunden am Stück, ohne auch nur einmal aufzuwachen. Sensationell – schlafen war plötzlich nicht mehr anstrengend und fast so schön und erholsam wie früher.

Die Dreharbeiten waren für uns alle spannend. Wir hatten großen Spaß, insbesondere wenn die Kameraleute sagten, wir sollten doch bitte einfach so tun, als ob sie gar nicht da wären. Ja klar, nichts leichter als das. Ich wurde zunächst bei meiner Arbeit am Laptop mit der Bildschirmtastatur gefilmt. Danach demonstrierte ich, wie ich mit der Umfeldsteuerung die Stereo-anlage bediente, und wurde beim Musikhören aufgenommen. Es folgten Bilder von der Ergotherapie mit Katja, vom Transfer von der Therapieliege auf den Rollator und weiter vom Rollator aufs Sofa. Schließlich bekam ich – natürlich inszenierten – Besuch von Karin, fuhr mit Kerstin im Rollstuhl nach draußen und spielte gemeinsam mit meiner Mutter Fußball und Fangen mit Judy. Zuletzt interviewten sie sowohl mich als auch meine Mutter.

Wir sollten die Fragen möglichst kurz in zwei bis drei Sätzen beantworten – ehrlich gesagt, mit Abstand die schwierigste Aufgabe. Wie sollte ich all das, was vor meiner Diagnose geschehen war, außerdem die Symptome, den Krankheitsverlauf, all meine Gedanken und Gefühle und den Alltag mit so wenigen Worten beschreiben? Jedenfalls hatte ich am Ende des Interviews den Eindruck, überhaupt nicht das gesagt zu haben, was ich eigentlich mitteilen wollte. Während ich damit beschäftigt war, unzufrieden mit mir zu sein, versuchte das Fernsehteam verzweifelt aufzuschreiben, was ich gesagt hatte, um meine Antworten im Beitrag mit Untertiteln versehen zu können. Das war ja wie im Mittelalter.

«Wieso spult ihr denn die Aufzeichnung nicht einfach zurück, und Kerstin übersetzt mein Geplapper mit Hilfe des Diktiergeräts vom Handy?», schlug ich schließlich vor. Na logisch – warum einfach, wenn es auch kompliziert geht? Der Kameramann ließ also die Aufnahme vorsichtig zurücklaufen und drückte auf Play. Ich saß da und dachte nur: Ach du Schande – Bandsalat. Doch zu meinem Entsetzen begann Kerstin in aller Ruhe diese unverständlichen Wortfetzen zu übersetzen. Das schien tatsächlich meine Stimme, meine Sprache zu sein. Ich war zutiefst schockiert und mir plötzlich

gar nicht mehr so sicher, ob ich den fertigen Beitrag überhaupt sehen wollte. Mein Selbstbild wich offenbar erheblich
von der Realität ab, und ich wusste nicht, ob ich diese Realität
ertragen konnte, ertragen wollte.

Nach dem Drehtag entschied ich mich, die Schlaftabletten
trotz des Gewöhnungs- und Abhängigkeitseffekts weiter einzunehmen. Wieder richtig gut schlafen zu können, war mir
wichtiger als die Nebenwirkungen des Medikaments. Meine
Nächte waren sogar so erholsam, dass meine Physiotherapeutin Nicole erfreut eine erhebliche Zunahme der Kraft in den
Beinen feststellte. Allerdings musste ich erst nach und nach
herausfinden, um wie viel Uhr ich am besten ins Bett ging, um
am nächsten Morgen pünktlich um acht Uhr wirklich wach zu
sein. In den folgenden Tagen war ich morgens oft noch derart
schläfrig, dass ich kaum die Augen aufbekam und praktisch
den ganzen Tag auf dem Sofa vor mich hin döste.

Außerdem setzte allmählich die alljährlich aufkommende
Weihnachtsdepression ein. Ich zog mich immer mehr zurück,
war zunehmend gleichgültig und hatte zu nichts richtig Lust.
Selbst wie ich aussah, was ich aß oder trank, ob ich etwas
im Fernsehen verpasste oder E-Mails unbeantwortet blieben,
war mir egal. Ich hatte noch nicht mal Lust, im Internet auf
Schnäppchenjagd zu gehen, und selbst zum Schreiben eines
neuen Eintrags für die Homepage fehlte mir der Antrieb. Ich
fand mich selbst total doof und hätte manchmal einfach nur
losheulen können. Allerdings hatte ich mich ganz gut unter
Kontrolle und weinte nur selten und möglichst dann, wenn
ich allein war. Meistens kam ich aus so einem psychischen Tief
nur durch Wut wieder heraus – Wut auf mich, Wut auf andere,
Wut auf diese elende Krankheit, Wut auf das eingeschränkte
Leben überhaupt. Anscheinend war ich noch nicht wütend
genug!

Meine Wut nahm zu, als ich in einem Gästebucheintrag
las, dass mit Roby erneut ein junger Mensch den Kampf gegen

die ALS verloren hatte. Roby erhielt im Sommer 2004 seine Diagnose und begann bereits im Mai 2005 auf seiner Website mit dem Titel EnjoyYourLife über seine Erkrankung zu berichten. Kurze Zeit später gründete er gemeinsam mit seiner Frau und einigen Freunden die gemeinnützige Organisation stopALS zur Förderung und Unterstützung der weltweiten ALS-Forschung. Nach einigen erfolglosen Therapieversuchen, um eine Verlangsamung des Krankheitsverlaufs zu erreichen, entschied sich Roby, mit Hilfe einer Sterbehilfeorganisation aus dem Leben zu scheiden. Er wurde zweiunddreißig Jahre alt, hinterließ eine Ehefrau und eine sechs Monate alte Tochter.

Ich war furchtbar wütend, als ich davon hörte – das Leben kann so hart sein. In den folgenden Tagen dachte ich viel nach und versuchte verzweifelt, mich durch meine Wut aus diesem Tal herauszuziehen. Wider Erwarten gelang es mir nicht. Ich hatte Angst, es womöglich nicht allein zu schaffen, zu erschöpft, zu müde vom Leben zu sein, ja, lebensmüde zu sein.

Bisher hatte ich diesen Begriff mit verrückten, waghalsigen oder gedankenlosen Aktionen von Menschen verbunden, die ihr Leben leichtfertig aufs Spiel setzten. Aber lebensmüde zu sein war ganz anders: leise, unauffällig, einsam, nachdenklich und überhaupt nicht leichtfertig. Wieder war ich sehr wütend, denn ich wollte nicht mal ein kleines bisschen lebensmüde sein.

Natürlich möchte ich manchmal «einfach» alles hinwerfen, um das ohnehin Unvermeidbare schneller hinter mich zu bringen. Allerdings erfordert dieser Schritt viel Mut. Mehr Mut als weiterzukämpfen. Sein Leben aufzugeben ist nicht einfach.

Ich konnte es nicht und wollte es nicht – also musste ich weiterkämpfen. Ich versuchte weiter an meiner Geschichte für die Homepage zu schreiben, doch es fiel mir unendlich schwer, die richtigen Worte zu finden, und ich formulierte stundenlang an einem einzigen Satz herum. Nein, so machte das Schreiben keinen Spaß.

Dann kamen die Feiertage. Obwohl Weihnachten dank Mirkos Bespaßung sehr lustig war und wir viel mit ihm und über ihn lachten, war ich froh, als danach langsam der Alltag wieder einkehrte. Zwischen Weihnachten und Neujahr fand erneut ein Mini-Abi-Treffen bei mir statt, was mir offenbar sehr guttat, denn danach fiel mir das Schreiben endlich wieder leicht. Gott sei Dank! Ich schrieb, beantwortete Gästebucheinträge und E-Mails, und bald ging es mir mit jedem Tag ein bisschen besser.

An Silvester war ich wie im letzten Jahr mit Judy allein zu Hause, allerdings hatten wir diesmal jede Menge lautstarken Besuch. Zuerst kam Bruce vorbei, dann Jonny, Ricky, Elton und Tina und später auch noch Robbie, Anastacia und Bono. Es war echt nett. Ach ja, Simply Red, Destiny's Child und Coldplay unterhielten uns auch noch gut. Auf 3sat sendeten sie ein Konzert nach dem anderen, und ich hörte sie nicht nur alle, sondern fühlte sie auch, denn mein Sofa bebte fast. Arme Judy, nächstes Jahr sollte ich ihr besser Schallschutzkopfhörer besorgen. Wenigstens bekamen wir beide so von der Knallerei überhaupt nichts mit und rutschten unbemerkt ins Jahr 2007.

2007/1 Das nächste, bitte!

Ich hatte in den letzten Wochen wirklich sehr mit mir selbst zu kämpfen, aber: neues Jahr, neue Kraft, neue Energie und neue Lust – hoffentlich!

Leider kam es ein bisschen anders und ging sofort richtig zur Sache. Anfang Januar bekam ich aus unerklärlichen Gründen plötzlich höllische Hautschmerzen. Die Haut am Oberkörper brannte und reagierte äußerst empfindlich auf Berührung und Druck. Besonderes schmerzhaft war es an den Stellen, an denen ich den ganzen Tag Kontakt mit meinem Sofa oder meinem eigenen Körper hatte – also an den Schulterblättern, hinten an den Oberarmen und im gesamten Bereich unter den Armen. Ich war begeistert, eine allergische Hautreaktion war genau das, was mir zu meinem Glück fehlte – zumal ich nicht den Hauch einer Ahnung hatte, warum oder worauf ich plötzlich derart heftig reagierte.

Gleichzeitig bekam ich zu allem Übel Rückenschmerzen oder vielmehr Schmerzen unterhalb des Schulterblattes, allerdings ausschließlich auf der linken Seite, da hier das Schulterblatt wesentlich spitzer und weiter herausstand als auf der rechten. Ich wusste morgens nach dem Aufstehen schon nicht, wie ich die kommenden vierzehn Stunden auf dem Sofa überstehen sollte, denn auch in der Nacht fand ich – trotz Schlaf- und Schmerztablette – keine schmerzfreie Schlafposition mehr. Da ich meine Position selbständig nicht mehr wesentlich verändern konnte, ich aber grundsätzlich kein Jammerlappen bin und auch nicht sein wollte, hieß es: Zähne zusammenbeißen.

In einigen Nächten konnte ich es jedoch einfach nicht aushalten und musste meine Eltern per Pieper wecken. Ich hatte vermutlich wieder einmal gehofft, dass geteiltes Leid halbes Leid sei. Im Grunde verdreifachte sich das Leid dadurch nur, denn wirklich lindern konnten sie meine Schmerzen nicht, und nun hatte nicht nur ich, sondern sie hatten ebenfalls eine anstrengende Nacht. Immerhin verdreifachte sich dadurch auch der Druck, so schnell wie möglich eine Lösung zu finden. Meine Matratze war extrem hart und aufgrund des zunehmenden Muskelabbaus inzwischen offenbar zu hart für meine Knochen. An etlichen Wirbeln zeichneten sich schon seit längerem merkwürdig verhärtete Druckstellen ab, die jedoch weder wehtaten noch größer wurden.

Zum Glück machte meine Mutter ein Sanitätshaus ausfindig, das spezielle Matratzenauflagen von Tempur probehalber verlieh, sodass ich über mehrere Tage testen konnte, ob die Auflage mein Problem überhaupt löste. Es klappte! Tempur ist ein Hightech-Material, das die NASA ursprünglich für das amerikanische Weltraumprogramm entwickelt hat. Durch das Gewicht und die Körpertemperatur wird das Material weicher, gibt entsprechend nach und passt sich exakt der Form des Körpers an. Dank dieser druckreduzierenden Eigenschaft schlief ich endlich wieder schmerzfrei.

Mittlerweile ließen zum Glück auch die Hautschmerzen aus genauso unerklärlichen Gründen wieder nach, wie sie gekommen waren. Allerdings blieben die Schmerzen am Schulterblatt beim Sitzen auf dem Sofa. Es wäre ja auch zu schön gewesen!

Tagelang quälte ich mich durch die Stunden und freute mich schon morgens wieder auf mein Bett. Ich hatte immerzu das Gefühl, ein kleiner spitzer Knochen bohre sich durch die Haut, doch da war kein Knochen, und laut Aussage der anderen auch keine Druckstelle oder Rötung zu sehen. Es war total unbefriedigend, nicht selbst nach der möglichen Ursache des Schmerzes sehen oder tasten zu können. Herrje, von nichts kommt nichts, irgendetwas musste da doch sein. Nach einigen Tagen fiel es mir wie Schuppen von den Augen: Es war ein blödes Frauenproblem. Die wenigen verbliebenen Muskeln an meinem Rücken waren dermaßen verspannt, verklebt und hart, dass erbsengroße Knubbel entstanden, die unter der Haut deutlich zu spüren waren. Direkt auf so einer Erbse saß der Längenversteller des BH-Trägers. Das musste ja wehtun. Nach einigen Versuchen fand ich eine weniger schmerzhafte Einstellung, und somit war auch das Problem der vermeintlichen Prinzessin auf der Erbse fürs Erste gelöst.

Allerdings stand kurz darauf das nächste Problem auf der Matte. Meine Hände waren infolge der Atrophie sehr knochig und schlapp, und ich konnte keinen Finger mehr gezielt und isoliert bewegen oder anheben. Entweder alle oder keinen, hieß die Devise. Nur der Daumen der rechten Hand tanzte aus der Reihe und verweigerte hartnäckig jede körperliche Anstrengung. Der Bereich zwischen Daumen und Zeigefinger war nichts weiter als ein schlaffer Lappen Haut, weshalb ich den Daumen nicht neben dem Zeigefinger halten konnte. Er verschwand immer unter meiner Hand, lag an der Handinnenfläche und verursachte dort insbesondere nachts einen ziemlich unangenehmen Druckschmerz.

Erschwerend kam in letzter Zeit hinzu, dass sich sowohl der Zeige- als auch der Mittelfinger derselben Hand durch ungewollte Zuckungen krümmten und den Daumen umfassten. Weil ich keinen der Finger wieder strecken konnte, musste ich irgendwie verhindern, dass sie diese Faxen machten. Mit Hilfe eines Fixierpflasters tapten wir von nun an jeden Abend den Daumen neben den Zeigefinger und umwickelten Zeige- und Mittelfinger am zweiten Gelenk, damit sie gerade blieben. Na bitte, dieses Problem war also auch gelöst. Das nächste, bitte!

Oje, oje – so war das nun auch wieder nicht gemeint. Mitte Januar kam es plötzlich zu einem Serverabsturz, wodurch viele

Daten meiner Homepage auf Nimmerwiedersehen verschwanden. Das war mal ein echt megagroßes Problem, hätte ich doch bloß die Klappe nicht so weit aufgerissen. Meine Homepage war fast eine Woche nicht online und ich praktisch arbeitslos. Der Server-Anbieter hatte zwar die Sicherung sämtlicher Seiten zugesagt, die Daten jedoch nie gespeichert. Alle Bilder waren gelöscht, die Texte nur auf einem völlig veralteten Stand wiederherstellbar, zahlreiche Gästebucheinträge gingen verloren, und auch das Layout war zum Teil zerstört. Horror pur!

Schließlich konnte die Seite auf dem Stand von Mitte Dezember sichergestellt werden. Ich war froh, dass ich im Dezember aufgrund meiner Lustlosigkeit nicht allzu viel Neues geschrieben hatte. Allerdings musste ich sämtliche Aktualisierungen vom Januar noch einmal tippen. Es war richtig viel Arbeit, aber bereits Ende Januar war die Homepage fast wieder auf demselben Stand wie vor dem Absturz. Puh!

Dabei hatte Tina just in dieser Zeit einen kleinen Anschlag auf mich verübt. Nach dem Frühstück gibt sie mir immer meine Tabletten, ohne jedoch ganz genau zu wissen, was sie mir da eigentlich in den Mund steckt. Sie kennt die Farben der einzelnen Tabletten, und ich kontrollierte nie, ob sie wirklich die richtigen Pillen nimmt, zumal Kerstin meinen täglichen Medikamenten-Cocktail morgens bereitstellt. Tina verabreichte mir also wie jeden Tag drei Vitamin-E-Kapseln, eine weiß-blaue Schmerztablette, eine weiß-blaue Kapsel Antidepressiva und eine weiße Rilutek-Tablette – dachte ich.

Nach etwa einer Stunde wurde mir irgendwie mulmig – die Hände kribbelten, mir wurde ganz warm, und ich fühlte mich merkwürdig schwer und matt. Was soll das denn jetzt?, fragte ich mich. Ein plötzlicher Anfall von Frühjahrsmüdigkeit? Bei den aktuellen Temperaturen war das gar nicht mal so unwahrscheinlich. Doch von wegen: Da die Rilutek-Tabletten aufgebraucht waren und die neue Packung von der Apotheke noch nicht geliefert worden war, hatte Tina einfach die andere

weiße Pille genommen. Farbe passt ... ab dafür! Die Schlaftablette zum Frühstück – auch nicht schlecht. Obwohl die
Angelegenheit für mich nicht sonderlich lustig war, mussten
wir alle darüber lachen. An meiner Homepage konnte ich
jedenfalls nicht arbeiten, denn den Rest des Tages schnarchte
ich mit Judy selig im Duett.

Mein Hund hatte uns in den letzten Wochen ganz schön
auf Trab gehalten. Irgendwann im Januar hatte sie auf einmal
mitten im Flur Wasser verloren – blutrotes Wasser. Ich war völlig panisch, denn ich wusste, dass Berner Sennenhunde häufig
Nierenprobleme bekommen und deshalb eingeschläfert werden müssen. O Gott, alles, nur das nicht, dachte ich. Unsere
Tierärztin diagnostizierte eine schwere Blasenentzündung mit
Blut und Eiter im Urin. Judy bekam unter anderem Antibiotika
und war dementsprechend schlapp. Nach einer Woche ging es
ihr zwar schon wieder etwas besser, aber der Befund war noch
nicht in Ordnung, und die Therapie wurde verlängert.

Nach einer weiteren Woche verlor sie plötzlich erneut Wasser, während sie mein Wohnzimmer durchquerte. Ich glaube,
Judy war es total peinlich. Sie sah so geknickt aus, als wollte
sie sagen: «Tut mir leid, aber ich kann nichts dagegen tun.»
Arme Maus! Eine weitere Untersuchung beim Tierarzt mit
Ultraschall und Röntgen ergab, dass Judys Blase mit unzähligen Blasensteinen gefüllt war und sie sofort operiert werden
musste. Kein Wunder, dass das arme Tier undicht war. Nach
der OP hing sie durch die Vollnarkose ziemlich in den Seilen.
Allerdings verhinderte eine überdimensionale Halskrause, dass
sie sich entspannt hinlegen konnte. So lief sie die ganze Zeit
unruhig umher, stieß überall mit der Halskrause an, hechelte
unaufhörlich und kam aber nicht an den Wassernapf, weil
auch hier das blöde Ding im Weg war.

In solchen Momenten tut es mir doppelt weh, ihr nicht
helfen, nicht beistehen und sie auch nicht trösten zu können.
Wenigstens konnte ich mich durchsetzen und ließ den riesigen

«Lampenschirm» um ihren Hals gegen ein T-Shirt und alte Shorts meiner Mutter austauschen. Jetzt sah Judy nicht nur zum Knutschen aus – so wie *Unser Charlie* –, sondern konnte sich auch wieder frei bewegen und kam trotzdem nicht an die Narbe heran. Mit einem lauten Seufzer ließ sich Judy auf den Boden fallen, und schon ein paar Minuten später sägte sie ganze Wälder ab.

Wenn mein Engel so entspannt vor mir auf dem Boden liegt und schläft, strahlt sie unendlich viel Ruhe und Zufriedenheit aus. Manchmal beobachte ich stundenlang, wie sie atmet, wie sich ihr Körper hebt und senkt, und allein das macht mich glücklich. Ich liebe sie wirklich sehr. Ohne Judy könnte ich die ALS, meinen reduzierten Alltag und die Zukunftsaussichten nicht ertragen. Ohne Judy wäre ich sicher nicht so weit gekommen, wäre ich vielleicht sogar nicht mehr hier. Sie gibt mir Kraft, sie bringt mich auch an traurigen Tagen zum Lachen, sie ist im Grunde alles, was ich noch habe. Deshalb habe ich auch unendlich große Angst, dass Judy vor mir sterben könnte. Sie zu verlieren, würde ich bestimmt nicht überleben.

Eigentlich denke ich nicht viel über mein langsames Sterben, den Moment des endgültigen Abschiednehmens und die Bedeutung meines Todes nach. Dementsprechend schiebe ich immer wieder bestimmte Vorhaben wie meine Patientenverfügung vor mir her, obwohl ich sie dringend aufsetzen müsste. Bisher hatte ich einfach nicht den Mut, mich ernsthaft damit auseinanderzusetzen. Allerdings hatte ich mir vorgenommen, in diesem Jahr sämtliche Vorsorgemaßnahmen zu treffen, um sowohl beruhigter leben als auch sterben zu können. Dazu gehörte natürlich auch, dass ich mir Gedanken über meine Bestattung machte. Allein die Vorstellung, in einer dunklen Kiste in der kalten Erde zu liegen, mit Erde beworfen und körperlich langsam zersetzt zu werden, fand und finde ich unerträglich – tot hin oder her.

Ich fühlte mich auf Friedhöfen immer total unwohl und

empfand die dort herrschende Ruhe als gespenstisch. Dort könnte ich unmöglich meinen Frieden finden. Außerdem möchte ich auf gar keinen Fall, dass sich auch noch nach meinem Tod jemand um mich oder mein Grab kümmern muss. Daher entschied ich mich, mir bei FriedWald meinen eigenen Baum zu kaufen – frei nach dem Motto: mein Haus, mein Auto, mein Baum. Das Unternehmen bietet eine alternative Bestattungsform, bei der die Asche der Verstorbenen direkt an den Wurzeln eines Baums beigesetzt wird, der in einem der in Deutschland als FriedWald ausgewiesenen Wälder steht. Die Grabpflege übernimmt die Natur, wodurch eine sehr natürliche und dennoch würdevolle Alternative zu den gewohnten Bestattungsritualen entsteht. Der Gedanke, verbrannt und anschließend mitten im Wald und damit mitten im Leben zur Ruhe zu kommen, außerdem ein mögliches Ausflugsziel und keine Verpflichtung zu sein, gefällt mir extrem gut.

Allerdings zeigte die Diskussion mit meinen Freundinnen, dass die Empfindungen der einzelnen Menschen sehr unterschiedlich sind und ich mich bei diesem Thema allein auf mein Gefühl verlassen sollte. Mein Gefühl sagte mir jedenfalls, dass es genau das Richtige für mich sei. Jetzt musste nur noch schnell der Frühling kommen, damit ich mir ein schönes grünes Plätzchen aussuchen konnte.

Es fiel und fällt mir wirklich schwer, mich mit all den Themen zu beschäftigen, die den eigenen Tod betreffen. An manchen Tagen kann ich meiner Zukunft ganz nüchtern und angstfrei entgegensehen, dann wieder schnürt es mir die Kehle zu bei dem Gedanken daran, womöglich schon bald einfach weg zu sein. Die Ungewissheit, nicht genau zu wissen, wohin man geht, ängstigte mich schon als Kind sehr, und zwar viel mehr als der Moment des Sterbens an sich. Das soll jetzt nicht heißen, dass ich nicht glaube und vertraue – allerdings wäre mir zu wissen deutlich lieber. Irgendwie schaffe ich es jedoch immer wieder, die Angst zu verscheuchen, einzusperren oder nicht zuzulassen. Das bedeutet allerdings nicht, dass ich keine Angst habe.

Genauso ist es mit meiner Stärke. Natürlich habe auch ich viele schwache Momente, in denen ich im Selbstmitleid ertrinken könnte. Wenn jemand beispielsweise zukünftige Ereignisse oder sportliche Höhepunkte wie die Fußball-WM 2010 in Südafrika anspricht, denke ich mir oft ein «vielleicht ohne mich» hintendran. Wenn sich verliebte Paare umarmen und küssen, wenn glückliche Familien mit ihren Kindern an unserem Haus vorbeiradeln oder ich Menschen sehe, die fröhlich und unbeschwert feiern, tanzen, lachen, reden, essen und trinken, frage ich mich, wer wohl entschieden hat, dass ich das alles nicht mehr erleben darf. Wenn ich draußen liege, den blauen Himmel sehe, die warme Sonne auf der Haut spüre, die Bäume im Wind rauschen und die Vögel zwitschern höre, könnte ich heulen, weil ich all diese Farben, Gefühle und Geräusche um nichts in der Welt missen möchte.

Auch in diesen Momenten des Selbstmitleids wird mir mit jedem meiner Gedanken bewusster, dass ich gehen muss – ob ich will oder nicht. Allein das Wissen, dass es schon unendlich viele Menschen vor mir geschafft haben, den Tod zu ertragen, kann meine aufkommende Panik etwas abmildern. Trotz alledem bin ich in meinem Denken und Handeln dem Leben näher als dem Tod. Ich habe auch noch einige äußerst lebendige Wünsche, die ich gern verwirklichen würde, zum Beispiel eine große Gartenparty im Sommer, Urlaub auf einem Kreuzfahrtschiff, Leinwände bemalen oder mein Schlafzimmer umgestalten. Ich schmiede oft Pläne, träume davon, male mir diese Tage in Gedanken immer wieder aufs Neue farbenfroh aus und ziehe aus der Vorstellung dieser Ereignisse viel Mut, Energie und Kraft – auch wenn ich weiß, dass ich mir kaum einen dieser Wünsche noch erfüllen kann.

Im Februar fragte mich ein Schüler aus Herne, ob ich seine Facharbeit zum Thema ALS im Leistungskurs Biologie als Begleitperson unterstützen wolle. Es war interessant und machte mir großen Spaß, mich mit Sven auszutauschen, Texte Korrektur zu lesen und seine Fragen zu beantworten. Es war wie damals bei Anke und ihrer Hausarbeit wieder ein schönes Gefühl, jemandem helfen zu können und nicht immer nur selbst Hilfe zu benötigen. Ohne es zu wissen, hat Sven mir eine große Freude gemacht. Ich war in dieser Zeit vor lauter Enthusiasmus extrem viel am Laptop und handelte mir fast täglich einen Satz roter Augen ein, sodass ich ernsthaft eine Heino-Gedächtnisbrille in Erwägung zog.

Solche Probleme gab es zwar phasenweise auch schon früher, aber ich bildete mir ein, dass meine Augen seit einigen Jahren besonders empfindlich reagierten. Draußen im grellen Sonnenschein konnte ich sie ebenfalls kaum mehr offen halten und musste – selbst mit Sonnenbrille – unentwegt blinzeln. Ob diese Empfindlichkeit an einer Überanstrengung oder an der Umstellung meiner Augen von meinem Kellerasseldasein im Herbst und Winter auf mein Sonnenanbeterinnendasein im Frühling und Sommer lag – *who knew*? Besonders unangenehm waren die roten, brennenden Augen natürlich, wenn ich Besuch bekam und vor lauter Zusammenkneifen nicht mehr richtig erkennen konnte, wer da überhaupt vor mir stand.

Besuch hatte ich in den wenigen Wochen seit Jahresbeginn übrigens schon reichlich. Manon und ihr Mann Florian waren mit Baby Finja Lil hier, Karin, meine Abi-Mädels und – ebenfalls aus der Schulzeit – Silke, Susi und Katja. Besonders freute ich mich über den Besuch von Nina und Frauke. Die Freundin meiner Schwester arbeitet – Überraschung, Überraschung – bei VW, genauer gesagt im Marketing. Dort organisierte sie gemeinsam mit meiner ehemaligen Schulfreundin Britta die letzte Weihnachtsfeier, auf der traditionell Gelder für erkrankte ehemalige Mitarbeiter

167

gesammelt werden. Dieses Mal sollte das Geld tatsächlich mir zugutekommen. Es bedeutete und bedeutet mir sehr viel, dass ich trotz der vielen Jahre meiner Erkrankung nicht vergessen bin und die Menschen immer noch Anteil an meinem Schicksal nehmen.

Natürlich besuchte mich auch Kerstin alias Guffel noch immer regelmäßig, und ich freute mich sehr, außerdem meine andere Freundin Kerstin und Moritz deutlich öfter zu sehen, seit sie ihre Arbeitszeit bei VW reduziert hatte. Sie kam meistens spontan vorbei, mal mit, mal ohne Olli, mal mit, mal ohne den Kleinen. Wenn Olli und Moritz nicht dabei waren, konnten wir uns wie früher ganz in Ruhe unterhalten und Probleme besprechen, wenn wir zu viert waren, quatschten und lachten wir häufig über und mit Moritz, und wenn Kerstin mit Moritz allein kam, saß ich jedes Mal wie im Kino auf dem Sofa, während sie ihrem Sohn hinterherrannte und verzweifelt versuchte, das Chaos zu beseitigen, das er innerhalb von Sekunden anstellte.

Zunächst probierte er sämtliche Fernbedienungen und mein Handy – natürlich nicht mit den Fingern, sondern per Lutschtest. Mahlzeit! Am Sofa entdeckte er mit einem Strahlen im Gesicht den schönen roten Taster meiner Umfeldsteuerung und war völlig fasziniert von den vielen lustigen Knöpfen, die piepend aufleuchteten, sofern er sie drückte. Je energischer Kerstin den Taster mit einem «Nein» belegte, desto deutlicher schien Moritz zu hören: «Los, drück mich!»

Bei einer seiner Runden durch mein Wohnzimmer fiel sein begeisterter Blick auf die Magnetsammlung an meinem freistehenden Kühlschrank. Ob die Dinger wohl schwimmen können?, fragte er sich wohl. Gedacht – probiert. Mit einem lauten Platschen versenkte er einen nach dem anderen in Judys Wassernapf. Och, wie blöd, die gehen ja unter. Eine Millisekunde später wendete Moritz sich wieder dem Tisch und seinen Verlockungen zu. Oh, Teelichter. Zuerst zerlegte er sie ordentlich in sämtliche Einzelteile – Kerze, Docht und Aluschälchen –, um anschließend im Blumenwasser der Vase ihre Schwimmtauglichkeit zu testen. Was? Mama sagt schon wieder «Nein» – Spielverderberin! Na gut, dann eben nicht ins Wasser, sondern direkt in den Mund. Ui, Wachs, schmeckt gut.

Ich konnte ihm stundenlang zusehen und mich amüsieren, für Kerstin dagegen war es ziemlich anstrengend, ihm permanent hinterherzuhasten und sich gleichzeitig auf meine Worte zu konzentrieren. Aber ich wollte diese Action nicht missen und freute mich jedes Mal schon auf den nächsten Blödsinn, den Moritz aussheckte.

Ähnlich problematisch wie die Kommunikation zwischen Moritz und Kerstin ist es häufig zwischen mir und meinen Helfern. Vor allem Situationen, in denen ich eine Bitte äußere, die mein Gegenüber gar nicht oder nur bruchstückhaft versteht, entwickeln oft richtigen Comedy-Charakter. Zunächst wiederhole ich denselben Satz ein paar Mal, ehe ich durch mehrfaches Umformulieren meiner Bitte versuche, mich verständlich zu machen. Falls das die Verständigung auch nicht fördert, kürze ich den Inhalt und lasse überflüssige Füllwörter weg, um schlussendlich einen eindeutigen Befehl zu erteilen. So weit, so gut – aber wie beim Fußball macht auch hier die zweite Mannschaft die Angelegenheit kompliziert.

Meine Helferlein sind häufig derart voller Tatendrang, dass sie nicht abwarten können, bis sie mich tatsächlich richtig verstanden haben. Obwohl an dem großen Fragezeichen in ihrem Gesicht deutlich zu erkennen ist, dass sie offensichtlich nur Bahnhof verstehen, bin ich nicht in der Lage, ihre Verständnisfragen vor der damit verbundenen Aktion zu beantworten. Letztlich heißt das, ich bin einfach zu langsam für diese Welt! Bei jeder Zwischenfrage verändern sie – zu meinem grenzenlosen Erstaunen und manchmal auch zu meiner absoluten Verzweiflung – vorschnell die Position eines anderen Körperteils, Kleidungsstücks oder Gegenstands.

Ein zugegebenermaßen leicht überspitzter und dennoch realistischer, da typischer Dialog klingt dann beispielsweise so:

«Kannst du mir bitte mal das Shirt hinten etwas weiter runterziehen?»

«Was? Liegen die Arme nicht richtig?»

Zack – meine wehrlosen Arme werden hochgenommen und mir in den Schoß gelegt, obwohl sie eigentlich prima lagen, wo sie lagen. Ey!

«Nein. Kannst du mir bitte das Shirt hinten etwas weiter runterziehen?»

«Was soll ich machen? Hier was?»

Wusch – der rote, ebenfalls völlig wehrlose Taster meiner Umfeldsteuerung wird ein Stück weiter nach rechts, links, oben oder unten verschoben, obwohl auch dieser optimal platziert war. Menno!

«Nein. Zieh doch mal hinten mein Oberteil weiter runter!»

«Was ist hinten los? Ist das Kissen nicht richtig? Weiter rein? Oder raus?»

Schwupp – schon ist mein Nackenkissen weg. Es wird einmal aufgeschlagen und anschließend wieder hinter meinem Kopf positioniert und in Form gepresst, obwohl es vorher genau richtig war. Hallo?

«Nein! Mein Oberteil muss hinten weiter runter.»

«Was ist denn mit dem Oberteil?»

Zerr – es wird einmal kräftig vorne an meinem Oberteil gerupft, sodass ich oben äußerst offenherzig und unten herum ziemlich presswurstig aussehe. Sapperlot!

«Neeeiiin! Es muss hinten nach unten.»

«Unten? Die Strümpfe hoch? Oder was?»

Bevor wer auch immer zu meinen Füßen abtauchen kann, mache ich eine energisch abwehrende Bewegung mit den Beinen. Nein, Mensch!

«Pulli runter!»

«Das habe ich doch eben gemacht.»

Hilfe!

«Hinten runter!»

«Das kann man ja vielleicht auch etwas freundlicher sagen.»

Ahhhhhhh!

Dies ist nur einer von unzähligen vergleichbaren Momenten, in denen ich gelernt habe, entnervt, aber ruhig bis zehn zu zählen und nicht wild um mich schlagend Amok zu laufen – obwohl jede einzelne Faser meines Körpers schreit: «Ich eskaliere gleich!» Einerseits möchte ich natürlich richtig verstanden werden und versuche durch mehr oder weniger geduldiges Wiederholen und Umformulieren dieses Ziel zu erreichen. Andererseits handele ich mir durch meinen Ehrgeiz und meine Hartnäckigkeit oftmals völlig überflüssige Probleme ein. Einige der ungewollten Veränderungen müssen nämlich wieder rückgängig gemacht werden, damit ich allein zurechtkomme.

Häufig sind sich die anderen der Veränderungen jedoch überhaupt nicht bewusst. Wenn ich dann sage: «Mach einfach alles wieder so, wie es war», dann sehen mich zwei große fragende Augen an: «Keine Ahnung, wie war es denn?» Am Ende ist häufig das ursprüngliche das kleinste meiner Probleme. Sowohl für meine Helfer als auch für mich wäre es mit Sicherheit oft wesentlich bequemer und leichter, wenn ich meine ursprüngliche Bitte gar nicht erst äußern und mich einfach mit der jeweiligen Situation zufriedengeben würde – egal ob es irgendwo drückt, kneift oder sonst irgendwie stört. Manchmal, wenn ich es selbst leid bin, mich mehrfach wiederholen zu müssen, schüttele ich nach dem zweiten Missverständnis resigniert den Kopf, gebe auf oder behaupte, es sei nicht so wichtig gewesen.

Aber oft kann ich weder das eine noch das andere. Ich *will* nun mal verstanden werden – auch wenn es noch so unwichtig ist, was ich zu sagen habe. Es ist unendlich deprimierend, sich nicht richtig mitteilen zu können und nicht verstanden zu werden – wahrscheinlich genauso frustrierend, wie es für die anderen ist, mich nicht zu verstehen. Trotz aller Schwierigkeiten hoffe ich, dass ich den Tag, an dem es mir wirklich egal sein sollte, ob man versteht, was ich möchte oder nicht, niemals erleben werde.

Seit Beginn der ALS ist der komplette Sprachverlust meine allergrößte Angst, und ich bekomme ganz oft Panik, wenn ich mir diesen Zustand auch nur vorstelle. Meine Gedanken und Wünsche, meinen Willen, aber auch Schmerzen oder Probleme nicht kommunizieren zu können, muss die reinste Hölle sein. Selbst wenn die Möglichkeit besteht, mich mit Hilfe eines entsprechenden Computer-Steuerungsprogramms verständlich zu machen, müsste ich meine ganzen Gedanken in wenigen Worten oder einem einzigen Wort zusammenfassen und hoffen, dass die anderen wissen, was ich will. Deshalb ist es eine große Erleichterung, wenn alle Pflegekräfte und Menschen in meinem Umfeld die wiederkehrenden Abläufe selbständig beherrschen, meine Gewohnheiten und Kommandos kennen und meine Zeichen mit Kopf, Augen oder sonstigen noch bewegungsfähigen Körperteilen richtig deuten.

Hin und wieder lege ich daher Trainingstage ein, an denen ich versuche, mit so wenigen Worten wie möglich oder sogar nur durch Gesten und Zeichen zu verdeutlichen, was ich möchte – leider klappt das nicht immer, aber immer öfter. Manchmal fühle ich mich dabei an meine Aerobicstunden erinnert, in denen ich mit den Teilnehmern ja auch eine Choreographie erarbeitet habe, die sie am Ende der Stunde mit minimaler Unterstützung durch meine Kommandos oder Handzeichen allein beherrschen sollten. Mit dem Unterschied, dass zu Hause nicht ein ganzer Haufen Hühner, sondern nur ein Hühnchen nach meiner Pfeife tanzt.

Durch meinen geregelten, täglich gleichen und nicht besonders abwechslungsreichen Tagesablauf verstanden Kerstin und ich uns nach mehr als drei Jahren intensiven Trainings (fast) immer blind. Falls nicht, genügte meist ein Wort, eine Kopfbewegung, ein Brummlaut oder ein Blick, und sie wusste, was ich meinte.

Die Abläufe der Pflege sind wie ein Paartanz: Ich kann diesen Tanz nur gemeinsam mit einem Partner absolvieren, und je besser wir die Schritte und Schrittfolgen beherrschen, desto leichter tanzt es sich und desto weniger trampeln wir uns gegenseitig auf die Füße. Wie sagt Patrick Swayze als Jonny noch in *Dirty Dancing* zu Baby? «Das ist mein Tanzbereich, und das ist dein Tanzbereich.» Wenn mich statt meiner gewohnten Tanzpartnerin eine andere Tänzerin zum Tanz bittet, kann es sein, dass wir uns erst wieder eingewöhnen müssen. Obwohl mittlerweile alle die Choreographie richtig gut verinnerlicht haben, gibt es dennoch gelegentliche Missverständnisse oder Verständigungsprobleme und somit Plattfüße.

Natürlich war es überhaupt kein Problem, wenn so etwas passierte, aber wenn wir uns bei unserem morgend- beziehungsweise abendlichen Tänzchen häufiger vertanzten und auf die Zehen traten, hatte das mehrere unerwünschte Nebenwirkungen. Zum einen war es für uns beide anstrengend, immer wieder Schritte ausdiskutieren zu müssen, zum anderen verlängerte es die Pflegezeit, wodurch ich nicht nur in Zeitdruck wegen der anschließenden Therapie geriet, sondern zusätzlich und völlig unnötig Kraft verlor. Wertvolle Kraft, die mir später an anderer Stelle fehlte.

Wahrscheinlich ist es kaum nachvollziehbar, wie sehr diese kleinen alltäglichen Kämpfchen den Körper und die Psyche belasten und schwächen. Es war bereits eine kräftezehrende Herausforderung, den ganzen Tanz mit mehreren Partnerinnen einzustudieren und mir ihre individuellen Vorgehensweisen und Eigenheiten bei der Pflege einzuprägen. Die eine ist schneller, die andere langsamer, jede hält oder bewegt mich etwas anders, eine wäscht mit viel, eine mit weniger Druck. Sobald sich nun infolge des Krankheitsfortschritts ein Pflegeschritt, eine Hilfestellung, Technik oder Position verändert, habe ich oft Mühe, mir diese Änderungen zu erkämpfen – schließlich kann ich sie weder mal eben schnell erklären, geschweige denn vormachen.

Häufig ist es schon kompliziert genug, die Situation zu beschreiben, in der sich etwas verändert hat, von der Veränderung selbst ganz zu schweigen. Erschwerend kommt hinzu, dass ich praktisch jedes einzelne Gefecht viermal kämpfen muss: mit Kerstin, Anette, meiner Mutter und in Teilbereichen auch mit Tina. Außerdem schleichen sich unvermeidlich im Laufe der Zeit heimlich, still und leise doch individuell unterschiedliche Reihenfolgen im Ablauf ein. Ich kann die Pflege allerdings nur dann im Rahmen meiner Möglichkeiten optimal unterstützen, wenn ich genau weiß und mich darauf einstellen kann, welche Bewegungen oder Handgriffe als Nächstes folgen. Die festgelegte Reihenfolge ermöglicht mir nicht nur, das Gewicht entsprechend zu verlagern und den Kopf sicher zu halten, sondern hilft auch, keinen Pflegeschritt zu vergessen.

Wenn die Abläufe dagegen ständig durcheinandergewürfelt werden, bestimmte Handgriffe an manchen Tagen ausgeführt und an anderen weggelassen werden, komme selbst ich irgendwann ins Schleudern. War das heute schon dran, oder gestern?, frage ich mich dann. Um genau diese Unsicherheiten zu vermeiden, bestehe ich hartnäckig auf eine genaue Einhaltung der Choreographie. Anfangs führte mein Dickkopf zu minutenlangen Diskussionen mit meiner Mutter über die Notwendigkeit des einen oder anderen Handgriffs, obwohl der Vorgang an sich nur wenige Sekunden gedauert hätte. Was soll ich sagen? Rentnerlogik!

Manchmal ist dieser Rechtfertigungsbedarf allerdings

ziemlich ermüdend. Seit ich auf die Hilfe anderer Menschen angewiesen bin, muss ich nicht nur viele Handgriffe erklären, sondern oft auch begründen. Etwas völlig grundlos zu wollen ist reiner Luxus geworden. Hin und wieder beklagen meine Helfer, dass ich immer noch penibel darauf achte, dass bestimmte Dinge so gemacht werden, wie ich es möchte. Ja klar, sonst ist mir doch die Hilfe keine Hilfe. Wenn jeder machen würde, was und wie er wollte, bräche bei mir innerhalb weniger Tage Chaos aus, weil ich mich selbst nicht mehr auskennen würde.

Im Prinzip brauche ich in diesen Momenten nur jemanden, der meine Vorhaben umsetzt, und niemanden, der sie bewertet, hinterfragt oder anzweifelt. Ich benötige sozusagen ihre Hände und nicht ihr Hirn – obwohl ich mich natürlich grundsätzlich über die Anwesenheit jeder Gehirnzelle freue, die mitdenkt. Ich weiß, dass mein Wille manchmal anstrengend sein kann, aber ich freue mich immer, ihn zu spüren, denn er weckt sämtliche Lebensgeister in mir. Da bin ich hin und wieder gern mal ein bisschen anstrengend.

Jedes Mal, wenn ich etwas möchte, in dem andere vielleicht im ersten Moment keinen Sinn sehen, heißt es zunächst mal: «Warum?» Auf meine hinreichend zufriedenstellende Begründung folgt dann entweder: «Ist das nicht egal, ob es so oder so ist?», worauf ich meistens antworte, dass es dann ruhig auch so gemacht werden könne, wie ich es gern hätte, wenn es ohnehin egal sei. Oder ich erhalte die Antwort, dass es keinen Menschen störe, ob es nun so oder so sei, worauf ich beharrlich erwidere: «Doch, mich!»

Ich möchte gerne mal wissen, welcher Mensch auch nur einen einzigen Tag lang ausschließlich Dinge tut, die für andere ebenfalls sinnvoll, wichtig, richtig, notwendig oder logisch sind.

Eigentlich bin ich durch die ALS ziemlich genügsam geworden und auch mit meinem extrem eingeschränkten und eintönigen Leben zufrieden. Ich beklage mich nicht, habe nicht das geringste Problem damit, viel allein zu sein, brauche kein Ablenkungs- oder Unterhaltungsprogramm und auch keine ständige Bespaßung, um glücklich zu sein. Außerdem versuche ich mich und meine Wünsche, so weit es geht, zurückzunehmen, und ich esse brav, was auf den Tisch kommt. Mehr kann ich nicht tun.

Leider teilte Kerstin uns im Februar mit, dass sie aus familiären Gründen an zwei von drei Nachmittagen nicht mehr zu mir kommen könne. Diese Tatsache löste um mich herum allgemeine Begeisterung aus. Meine Mutter wollte bei der Organisation meiner Betreuung natürlich keinen Rückschritt machen und erwog erneut mein persönliches Schreckgespenst: Pflegedienst – Huuuaaa!

Neben völliger Bewegungslosigkeit, Sprachverlust, Aufgabe meiner Selbstbestimmung, nicht nur körperlicher, sondern auch finanzieller Abhängigkeit, ist die Abhängigkeit von einem Pflegedienst meine größte Angst. Natürlich kann ich verstehen und nachvollziehen, dass meinen Eltern die ein bis zwei Stunden tägliche Arbeit mit mir an anderer Stelle fehlen und sie ihre Tage lieber völlig unabhängig von meinen Belangen gestalten würden. Außerdem kocht meine Mutter ja auch noch für mich mit, wäscht und bügelt meine Wäsche, kauft ein und besorgt Medikamente und Rezepte. Ich weiß, dass das viel zusätzliche Arbeit neben ihrem eigenen stressigen Leben ist, und ich würde wirklich alles dafür geben, diese Hilfe nicht zu benötigen. Aber ich kann es nun mal nicht ändern.

Zum Glück konnte ich Anette für zunächst einen der beiden Nachmittage gewinnen, und die Einarbeitung verlief relativ reibungslos. Dadurch, dass sie schon seit einem Jahr zur Morgen- und Abendpflege vorbeikam, war sie bereits mit dem Toilettengang und diversen anderen Abläufen vertraut, und auch meine spezielle Technik beim Essen hatte sie zu meiner Erleichterung schnell raus. Allerdings blieben durch Kerstins

Ausfall viele persönliche Dinge unerledigt – denn natürlich bestand auch mein krankes Leben nicht nur aus Schlafen, Waschen, Essen und Trinken, Therapie, Laptop, Musikhören, Fernsehen und Toilettengängen. Kerstin führte für mich Telefonate mit Freundinnen und Therapeuten und erledigte meine Ablage und Post. Außerdem kannte sie die Inhalte von Schränken und Schubladen, meine Ordnungssysteme, meine Gewohnheiten und Vorlieben und machte an diesen Nachmittagen alles für mich, was ich wollte: auf-, aus- und umräumen, sortieren, Klamotten ausmisten und vieles mehr.

All diese Dinge noch einmal einem anderen Menschen zu vermitteln, dazu fehlte mir einfach die Kraft. Deshalb disponierte ich kurzerhand um und nutzte ab sofort den Donnerstag- und Freitagvormittag, an denen mir Kerstin jeweils bis mittags half, für solche Erledigungen. Ging auch! Jedoch fehlte mir manchmal für alle handwerklichen oder technischen Dinge einfach ein Mann im Haus. Probleme mit dem Laptop, Drucker, Fernseher oder DVD-Player, der Digitalkamera, meinen Hilfsmitteln oder dem Kühlschrank konnte Kerstin nämlich häufig auch nicht lösen. Außerdem stapelten sich auf meinem Küchentisch seit einem halben Jahr unzählige Bilderrahmen, die aufgehängt werden mussten, im Schlafzimmer sollte mein Fernseher mit einer Halterung an der Wand befestigt, die Anlage aufgestellt und angeschlossen werden und was weiß ich noch alles. Vielleicht sollte ich den Posten einfach mal öffentlich ausschreiben?

2007/2 Vier Heulkrämpfe und ein Pflegefall

Der März war ein ziemlich anstrengender Monat. Seit vielen Monaten bekam ich gleich viermal kurz hintereinander einen Heulkrampf als Zeichen von seelischer Überlastung und zu viel Stress. Meine leise Hoffnung, dass mir die Hilfe eines Pflegedienstes tatsächlich erspart bliebe, schwand zusehends, als meine Mutter über eine Bekannte Kontakt zu einer Mitarbeiterin eines Intensiv-Pflegedienstes herstellte. Eines Morgens kam diese zur Begutachtung und Einschätzung des Pflegebedarfs vorbei, was bei mir sofort Stress und damit Heulanfall *numero uno* auslöste.

Wenn ich oder vielmehr, wenn die ALS Stress empfindet, fängt sie nämlich oft an zu weinen, die Memme. Was ist schlimmer als zu weinen, obwohl man es gar nicht will? Das ist wirklich ein Grund zum Heulen – und so heule ich oft, weil ich nicht heulen will. Oje, das klingt ja mal total bekloppt. Ist aber so.

Eine Woche später kam die Pflegedienstmitarbeiterin erneut vorbei, um mit meinen Eltern und mir zu besprechen, wie ihr Unternehmen uns unterstützen könne. Das war wieder zu viel Stress für mich – Anfall *numero due*. Voraussetzung dafür, dass ein Pflegedienst überhaupt tätig werden kann, ist die Beantragung einer sogenannten Behandlungspflege. Diese wiederum bedingt, dass ich eine Behandlung benötige, die eine ungelernte Kraft nicht ausführen kann, also etwa eine Beatmung oder die Ernährung über eine PEG. Da ich bisher aber – toi, toi, toi – weder das eine noch das andere brauchte und diese Maßnahmen im Bedarfsfall im Rahmen der Patientenverfügung ausschließen wollte, müssten wir andere, alternative Behandlungen in Erwägung ziehen.

Ich hatte generell Angst davor, der Krankheit durch die Anschaffung medizinischer Geräte zu viel Platz in meinem Leben einzuräumen. Bisher hatte ich versucht, die ALS nicht einen Millimeter mehr als unbedingt nötig in mein Leben zu lassen. Meine größte Sorge war, dass ich die Geräte – wenn sie erst mal da waren – wirklich bald benötigen könnte. Außerdem müssten natürlich zusätzliche Pflegekräfte eingearbeitet werden, die mich täglich mehrere Stunden betreuen sollten. Ich befürchtete, nicht mehr die körperliche und seelische Stärke zu haben, um neue Menschen einzuarbeiten und mich mühsam mit ihnen zu verständigen. In diesem Fall müsste ich wohl oder übel passiv bewegt werden. Ich hatte keine Ahnung, wie das gehen sollte, ob eine Pflegekraft allein das überhaupt schaffte, ob meine Spastik, meine emotionale Labilität den ganzen Stress mitmachte und wie viel Muskelkraft ich durch die zunehmende Passivität verlieren würde. Entsprechend war ich sehr beunruhigt. Hoffentlich würde ich diese ganzen Veränderungen überstehen – im wahrsten Sinne des Wortes. Denn Veränderungen bedeuteten Stress, und Stress bedeutete immer eine Verschlechterung – und so viel war ja nicht mehr übrig, was sich verschlechtern konnte.

Ich hatte schon öfter darüber nachgedacht, ob die anstehenden Veränderungen nicht auch die Chance wären, einen kompletten Neuanfang zu wagen. Aber so richtig ins Grübeln brachte mich erst Franz, ein von ALS betroffener Schweizer in meinem Alter, der als einer der Ersten auf meiner Homepage über sich und sein Leben mit der Diagnose ALS berichtete. Seine Entscheidung, in ein Pflegeheim zu gehen, war ein großer, einschneidender Schritt, und ich wusste, wie schwer ihm sein Entschluss gefallen war – umso mehr bewunderte ich seinen Mut und seine psychische Stärke. Trotz einiger Anlaufschwierigkeiten und einer anfänglichen psychischen Krise klang Franz nicht unglücklich und deprimiert.

Vielleicht kann ein Pflegeheim wirklich eine Alternative sein, um alle Beteiligten zufriedenzustellen und weder mich als Betroffene noch meine Familie zu sehr zu belasten. Andererseits: Wenn man erst einmal so lange und so tapfer gekämpft hat, ist ein solcher Schritt für den Betroffenen fast wie eine Bestrafung. Ich habe das Gefühl, dass die ALS so dreimal zuschlagen kann: Erst drängt sie uns Betroffene aus unserem gesunden Leben, anschließend auch aus dem mühsam erkämpften kranken Leben, und dann nimmt sie es uns ganz weg. Wir sterben sozusagen dreimal.

Abgesehen davon beschäftigte mich das Argument von Franz, das Haus seiner Familie nicht hochgradig pflegebedürftig oder gar tot verlassen zu wollen. In der Erinnerung und im Herzen meiner Eltern werden die Räume, in denen ich lebe, ohnehin immer mit mir und der ALS verbunden bleiben – aber noch geht es mir relativ gut. Wie belastend wird diese Erinnerung sein, wenn ich tatsächlich in meinem Elternhaus sterben sollte? Kann und will ich das überhaupt zulassen? Was ist richtig und was falsch? Das Leben ist wirklich nicht leicht, und solche Überlegungen machen es noch schwerer, denn meine Entscheidungen beeinflussen immer auch das Leben der Menschen, die mir nahestehen.

Entscheide ich mich, der ALS die Stirn zu bieten und zu kämpfen, also jede medizinisch mögliche Therapie sowie lebensverlängernde Maßnahme in Anspruch zu nehmen, verlängere ich einerseits meine Überlebenszeit, andererseits – neben all der schönen gemeinsamen Zeit – eben auch die körperliche und seelische Belastung meines Umfelds. Entscheide ich hingegen, nicht zu kämpfen, mich der ALS und meinem Schicksal ohne jede Gegenwehr hinzugeben, verkürze ich unnötigerweise meine Überlebenszeit und erhöhe dadurch ebenfalls die Belastung für mein Umfeld. Deshalb entschied ich mich für den goldenen, hoffentlich richtigen Mittelweg: keine Abkürzung, aber auch keinen Umweg. Das bedeutet, ich kämpfe so lange, wie mein Körper mitkämpfen kann. Ich nehme meine Medikamente, esse und trinke, solange ich kauen und schlucken kann, und ich atme, solange ich selbständig Luft holen kann. Ich akzeptiere alle Hilfsmittel, die mein Leben ausschließlich erleichtern, doch ich lehne lebensverlängernde Maßnahmen ab – also keine Beatmung und auch keine Magensonde. Ich kann mir einfach nicht vorstellen, dass andere über den Inhalt meines Magens oder die Sauerstoffsättigung meines Blutes bestimmen können. Wenigstens hier möchte ich meine Selbstbestimmung behalten. Nicht mehr und nicht weniger.

Sofern meine Patientenverfügung wie geplant bald konkrete Formen annahm, würde ich diese Themen dringend mit meinem Neurologen besprechen müssen. Bei seinem letzten Hausbesuch redeten wir in erster Linie über meine Homepage, die diversen Fernsehberichte über ALS, meinen Drehtag und natürlich auch über den Krankheitsverlauf und die Probleme der letzten Wochen und Monate.

Ansonsten hatte der Monat März noch mehr Herausforderungen zu bieten. Zunächst feierte meine Oma ihren siebenundachtzigsten Geburtstag und war nachmittags gemeinsam mit meiner Tante Ulli bei meinen Eltern zum Kaffeetrinken. Später kamen sie auch zu mir herunter, wir unterhielten uns ein bisschen und kamen irgendwie auf meinen Lieblingsfilm *Deep Blue* zu sprechen – eine überaus beeindruckende Naturdokumentation. Neben den atemberaubenden und in einem grandiosen Rhythmus geschnittenen Bildern ist die von den Berliner Philharmonikern eingespielte Filmmusik einfach wunderbar. *Deep Blue* ist somit nicht nur absolut sehens-, sondern auch hörenswert.

Ich hatte gehofft, dass sich meine Oma trotz ihrer zunehmenden Altersdemenz und Lustlosigkeit zumindest für die

Dauer des Films für die Pflanzen, Tiere und Farben begeistern könnte. Tatsächlich schien sie von den tollen Aufnahmen genauso fasziniert zu sein wie wir.

Die nächste Herausforderung war allerdings deutlich größer, denn meine persönlichen Friseurinnen Tanja und Rosi hatten sich angemeldet, um meine Frisur wieder auf Vordermann zu bringen. Ihre Hausbesuche waren eine große Erleichterung für mich, allerdings fiel es mir von Mal zu Mal schwerer, den Kopf die vollen zwei Stunden oben zu halten. Somit zahlte ich die wahre Quittung für meine neugewonnene Schönheit wie immer erst in den Tagen danach – mit Nackenschmerzen, Verspannungen, Zittern und extremer Schwäche der übermäßig beanspruchten Muskulatur.

Ende März hatten wir superschönes Wetter, und ich konnte mehrere Tage draußen in der Sonne genießen, auch wenn ich mir diesen Genuss erst erarbeiten musste. Tina hatte mich zuletzt im Oktober nach draußen gebracht, dementsprechend viele Anweisungen waren nötig. Mitten in meinen Erklärungsversuchen erschien Carola, eine Freundin, freudestrahlend am Gartenzaun. Ab diesem Moment hatte ich nicht mehr die nötige Ruhe, geriet in Stress und wollte mich so schnell wie möglich auf meine Sonnenliege setzen. Ein großer Fehler. Eigentlich sollte ich das Wort «schnell» längst aus meinem Denken entfernt haben, denn immer dann, wenn ich etwas schnell machen will oder soll, passiert dasselbe: Damit waren wir bei Heulkrampf *numero tre* im Monat März. Glückwunsch!

Das wirklich Schlimme an solchen Situationen ist, dass sich die Beteiligten häufig große Sorgen um mich machen. Seit ich ALS habe, gehört mir mein Körper jedoch nicht mehr alleine, und manchmal verwechseln mich die anderen mit meiner Mitbewohnerin. Die ALS und ich leben sozusagen in einer Zwangswohngemeinschaft und sind uns hin und wieder nicht ganz einig, wem in dieser WG was gehört. Vermutlich denken die anderen, ich weine aufgrund eines Fehlers ihrerseits. Meistens weine zunächst aber nicht ich, sondern nur die Heulsuse ALS. Mein inneres, eigentliches Ich sitzt unterdessen gelangweilt in einer Ecke meines Körpers und wartet, bis sich mein äußeres, durch die ALS gesteuertes Ich wieder fängt. Alles, was wir beide – also der Jammerlappen und ich – in diesem Moment brauchen, sind eine Wagenladung Taschentücher, etwas Verständnis, Zeit und Ruhe.

Wenn ich jedoch sehe, wie verunsichert, hilflos, besorgt und manchmal auch wütend die Menschen um mich herum sind und sie mich mit Fragen bombardieren, um herauszufinden, was los ist und wie sie mir helfen können, bin ich total überfordert. Ich möchte ihnen am liebsten sagen, dass alles so weit in Ordnung ist, aber ich kann nun mal nicht sprechen. Mit ALS kann man immer nur eine Sache auf einmal: entweder weinen oder sprechen. Also versuche ich innerlich die ALS zu beruhigen und zugleich äußerlich zu signalisieren, dass ich einfach noch ein paar Minuten Ruhe brauche. Stress, lass nach.

Wenn das nicht klappt, ich immer weiter mit Fragen gelöchert oder mit störenden Aktionen überschüttet werde und mein Körper scheinbar grundlos weiterweint, dann bin auch ich irgendwann völlig ratlos und verzweifelt. Diese Situation ist nun wirklich zum Heulen, und schließlich fange auch ich an zu weinen, weil ich nicht aufhören kann zu weinen. Trotz sintflutartiger Wassermassen kann eine solche Weinattacke am besten rational und nicht emotional beendet werden, und zwar von beiden Seiten aus. Ich versuche mich dann zum Beispiel durch mechanisches Handeln von meinen eigenen Gedanken abzulenken. Etwa konzentriere ich mich auf meine Atmung, zähle die Muttermale auf meinen Armen oder wiederhole in Gedanken immer wieder die Namen derjenigen, denen ich noch eine Mail schreiben will. Auch von den Menschen um mich herum brauche ich in diesem Moment eher tatkräftige

Unterstützung und weniger Trost. Ich benötige vor allem Hilfe beim Abwischen der herauslaufenden Spucke, beim Naseputzen und beim Trocknen der Tränen – nicht mal heulen kann ich mehr allein.

Umarmungen und andere tröstende Gesten verschlimmern dagegen mein Weinen, weil ich meine Heulerei ohnehin schon dämlich genug finde. Auch Wut, Vorhaltungen oder Appelle an meine Vernunft helfen nicht wirklich. Schließlich weiß ich selbst, dass ich mich wie ein Kleinkind aufführe. Es ist, als würden durch jedes weitere Wort sämtliche innere Dämme brechen und meine restliche Stärke würde einfach davongespült. In bestimmten Momenten sind mir die ganzen Emotionen eben einfach zu viel.

Ähnliche Gefühle löste das Rohmaterial des im Dezember gedrehten Fernsehbeitrags bei mir aus. Nachdem ich die DVD erhalten hatte, lag sie erst mal einige Wochen ungeöffnet herum, ehe ich den Mut fand, sie mir anzuschauen. Nach dreißig Sekunden konnte ich es jedoch nicht mehr ertragen, mich zu sehen und zu hören. O Gott, das war doch wohl hoffentlich nicht ich? Was ich da sah, war wirklich ein Schock für mich. Ich wirkte zwar gepflegt, zugleich aber unheimlich dünn und zerbrechlich, mein Gesicht war hager und seltsam verzerrt, der Rücken gebeugt und knochig, und der Kopf hing genauso schlaff herunter, wie die Arme neben meinem Körper baumelten.

Was waren das überhaupt für furchtbare Laute? War das tatsächlich meine Stimme? Es klang noch schlimmer als bei den Dreharbeiten, als Kerstin meine Sätze übersetzt hatte. Ich verstand kein Wort. Wenn ich spreche, höre ich mich in mir selbst viel deutlicher – vermutlich, weil ich in dem Moment genau weiß, was ich sage oder vielmehr sagen will. Kein Wunder, dass mich niemand verstand. Niemals hätte ich erwartet, so ... so ... so behindert zu sein. Wie konnte ich nur erwarten, dass andere Menschen mich ganz normal behandelten, wenn es für alle so klang, als wäre ich nicht nur körperlich, sondern auch geistig behindert.

Die beiden Kerstins und Katja teilten meine Ansicht zwar ganz und gar nicht, aber es besteht bekanntlich ein himmelweiter Unterschied zwischen Eigen- und Fremdwahrnehmung. Während meiner Freundin Kerstin lediglich eine kleine Lücke in meinen Zähnen auffiel, haderten meine Pflegekraft Kerstin und meine Ergotherapeutin Katja ausschließlich mit ihrem eigenen Körper. «O Mann, sehe ich fett aus!», «Vielleicht hätte ich mir vorher doch noch die Haare waschen sollen», «Guck dir mal mein Doppelkinn an!», «Warum gucke ich denn die ganze Zeit so ernst, wir lachen sonst doch immer viel?», hieß es die ganze Zeit. Mein Aussehen und Verhalten fanden sie alle drei dagegen überhaupt nicht schlimm.

Jedenfalls brauchte ich etliche Tage, um den Eindruck meines unerwartet schlechten körperlichen Zustands zu verdauen. Seit den Aufnahmen war mein Körper durch den Stress der vergangenen Wochen noch etwas schwächer geworden. Neben meinem rechten Arm war nun auch der linke fast völlig kraftlos, und ich konnte die Unterarme nur mit viel Mühe ein winziges Stück anheben. Bei neunzig Grad war dann Ende Gelände. Die Oberarme konnte ich überhaupt nicht mehr heben oder seitlich abspreizen, und infolgedessen lagen sie immer sehr nah an den Oberkörper gepresst, was ich ziemlich unangenehm fand. Meine Beine waren ebenfalls deutlich kraftloser, denn wenn sie standen, begannen sie früher zu zittern, und ich bekam schneller Muskelkater. Außerdem waren die Fußgelenke seit einiger Zeit ziemlich instabil, und ich knickte häufig um.

Manchmal stand ich mit beiden Füßen nur noch auf der Außenkante – aua! Wenn ich die Beine übereinandergeschlagen hatte, um auf dem Sofa am Laptop zu arbeiten, schlief mir plötzlich entweder das obere Bein ein, oder ich bekam starke Schmerzen in der Kniekehle. Zudem schien auch der

Kopf wieder schwerer geworden zu sein, und ich hatte große Probleme, ihn über längere Zeit oben zu halten. Dadurch litt nicht nur meine Sprache, auch das Kauen, Schlucken und die Atmung wurden erschwert. Darüber hinaus hatte meine Rumpfmuskulatur in letzter Zeit stark nachgelassen, und ich bekam zunehmend Schwierigkeiten, den Oberkörper beim Sitzen auf dem Rollator aufrecht zu halten. Im Vergleich zu den Krankheitsverläufen anderer Betroffener ging es mir insgesamt gesehen aber immer noch gut, und ich wollte mich nicht beklagen.

Genauso anstrengend, wie der Monat begonnen hatte, endete er auch. Meine Cousine Annika feierte am letzten März-Wochenende in der Nähe von Frankfurt ihre Konfirmation. Da die Reise und die Feier für mich zu kräftezehrend gewesen wären, waren sich auch meine Eltern unsicher, ob und für wie lange sie wegfahren konnten. Meine Mutter hatte in der letzten Zeit häufiger geäußert, wie gerne sie mal wieder ihre Mutter für einige Tage besuchen würde. Deshalb organisierte ich klammheimlich und als Überraschung für meine Eltern rund um die Uhr die Pflege für das gesamte verlängerte Wochenende von Freitagmorgen bis Montagabend.

Kerstin versorgte mich morgens und abends, Anette kam am frühen und Tina am späten Nachmittag, meine Freundin Kerstin kümmerte sich um Judys Fitness, und meine Ergotherapeutin Katja um mein leibliches Wohl – es ging zu wie in einem Taubenschlag. In der ersten Nacht brachte mich Kerstin auch noch ins Bett und übernachtete hier. In den anderen beiden Nächten schlief – besser gesagt wachte – Katja auf dem Schlafsofa, und Anette sollte die Bettzeremonie ausführen. Da sie das bisher noch nie gemacht hatte, hatten meine Mutter und ich ihr die Prozedur zwei Tage zuvor erklärt und gemeinsam den Ablauf geprobt. Außerdem hatte ich sämtliche Schritte schriftlich in einem Ablaufplan festgehalten – vorsichtshalber.

Zunächst lief alles wunderbar. Während Katja eine kleine Runde mit Judy drehte, brachte mich Anette zur Toilette und zog mir die Schlafklamotten an. Als sie sagte: «Na, das läuft doch super!», dachte ich nur: Na ja, der schwierigere Teil kommt erst noch. Im nächsten Moment war alles vorbei. Plötzlich war ich oder vielmehr die ALS irgendwie im Stress, und ich bekam in beiden Beinen eine Spastik, die sich gewaschen hatte. Anette und Katja waren erst mal völlig hilflos, und es tat mir unendlich leid, ihnen nicht helfen zu können. Zu allem Überfluss fing ich auch noch an zu weinen – *numero quattro*. An dem Abend waren wir alle drei heilfroh, als ich endlich im Bett lag.

Es ist wirklich ein total bescheuertes Gefühl, bestimmte Verhaltensweisen nicht beeinflussen zu können – gewisse Dinge passieren einfach, und ich kann nicht das Geringste dagegen tun.

Am folgenden Abend brachte mich sicherheitshalber Kerstin ins Bett. Wahrscheinlich hingen meine körperlichen Reaktionen sowohl von der Sicherheit und Routine der Pflegekraft als auch von meinem Vertrauen in sie und mich selbst ab, denn dieses Mal klappte die Prozedur reibungslos. Vertrauen und Zutrauen sind jedoch weder erzwingbar noch käuflich, und wenn jemand nicht bestechlich ist, dann die ALS – leider. Obwohl ich mich natürlich sehr für meine Eltern freute, war ich dennoch froh, als ihr Kurzurlaub beendet war und mein Alltag zurückkehrte.

Vermutlich ist es für die Psyche auch ein Unterschied, ob hauptsächlich fremde Menschen für die Versorgung verantwortlich sind, die dafür bezahlt werden, oder ob ein Teil der Betreuung in das normale Familienleben integriert ist und somit relativ flexibel und fließend gestaltet werden kann. Mein persönlicher Albtraum war und ist die Überwachung durch externe Kräfte rund um die Uhr. Selbst wenn die Pflegekraft ganz unaufdringlich im Nebenzimmer säße, würde ich mich die ganze Zeit beobachtet und gehetzt fühlen. Auch wenn ich weiß, dass diese Hilfe mit Sicherheit auch für mich viel angenehmer, praktischer und sicherer wäre, finde ich die an sich luxuriöse Vorstellung, dass sich ständig jemand Fremdes in meiner Nähe aufhält, der praktisch nur darauf wartet, mir helfen zu können, nahezu unerträglich.

Allerdings erkannte ich, dass ich mich auf Dauer nicht dagegen sträuben konnte, und deshalb nahm ich mir vor, für den Fall der Fälle auch daran das Positive zu sehen. Und das war eindeutig: nie wieder warten.

Dank der vielen schönen Tage im März lag ich oft draußen, und auch Ostern war relativ entspannt. Anette kam an den vier Tagen jeweils zur Morgenpflege und zum Teil auch zur Abendpflege, damit meine Mutter entlastet war. Mit Anette hatten wir wirklich viel Glück, denn sie arbeitete – neben ihren beiden Wochenenden im Monat, an mehreren Abenden und einem Nachmittag in der Woche – bisher auch an allen Feiertagen und deckte andere Engpässe ab. Dadurch brauchte meine Mutter in diesem Jahr erst dreimal bei der Morgenpflege einzuspringen. Auch wenn sie betont, dass sie damit am liebsten gar nichts zu tun haben wolle, ist es durchaus sinnvoll und wichtig, dass sie hin und wieder die Morgenpflege übernimmt, um nicht die Routine zu verlieren, mögliche Veränderungen mitzubekommen und damit überhaupt erst in der Lage zu sein, mir helfen zu können.

Nach Ostern brach plötzlich der Sommer aus, und das Wetter war viel zu schön, um lange am Laptop zu sitzen. Ich aalte mich erneut viel in der Sonne und war schon bald goldbraun wie ein Hähnchen. Allerdings hatte der Genuss auch seine Schattenseiten – nach dem mehrmonatigen Umbau und der Renovierung der Küche meiner Eltern folgte nun der außerordentlich geräuschvolle Abriss der Terrasse. Durch die fremden Männer und den Höllenlärm war Judy mit den Nerven völlig am Ende. Sie bellte ununterbrochen und sah mich immer wieder hilfesuchend an, als wollte sie sagen: «Sandra, tu was, die bösen Männer machen hier einfach alles kaputt.» Die braungebrannten, nackten Oberkörper der Bauarbeiter und Landschaftsgärtner waren bestimmt schön anzusehen – wenn ich sie denn in den durch das Zurechtschneiden der Granitsteinplatten entstehenden Staubwolken hätte erkennen können. Mir war aber auch nichts vergönnt!

Dafür freute ich mich umso mehr über insgesamt hunderttausend Klicks auf meiner Homepage. Anscheinend stolperten auch einige Redakteure von Zeitschriften, Produktionsfirmen und Fernsehsendern bei der Recherche zum Thema Amyotrophe Lateralsklerose über die Seite. In den folgenden Wochen erhielt ich nämlich mehrere Anfragen, über mein Leben mit der ALS für eine Reportage, einen Beitrag oder eine Dokumentation mit der Kamera berichten zu dürfen. Ich war sehr unentschlossen. Einerseits wäre es natürlich wieder eine Chance gewesen, der ALS mehr Aufmerksamkeit zu verschaffen, andererseits hätte es für mich persönlich eine ziemlich große Belastung bedeutet. Allerdings ging es nicht nur um mich. Meine Familie, Freunde ebenso wie Pflegekräfte und Therapeuten mussten ebenfalls zustimmen und sich im Fernsehen oder einem anderen Medium zeigen wollen. Darüber hinaus hätte ich den ganzen organisatorischen Aufwand nicht allein bewältigen können und entschied mich deshalb gegen die Fernsehkarriere.

In jenen Tagen fiel auch eine andere wichtige Entscheidung. Meine Ergotherapeutin Katja hatte sich im April gemeinsam mit ihrem Freund Torsten den FriedWald im Elm angesehen. Sie machten viele Fotos, schwärmten mir vor, wie schön es dort sei. Daher beschloss ich, mir meinen Baum nun doch nicht per Foto oder Film, sondern direkt vor Ort auszusuchen. Katja und Torsten sowie einige Freunde kündigten an, mich bei dem für Mitte Mai vereinbarten Baumauswahltermin zu begleiten. Das würde sicher ein spannender Tag werden.

Ende April erhielt ich eine Mail von Birgit, einer ALS-Patientin aus der Nähe von Wolfsburg. Vor dem Öffnen der Mail fiel mein Blick auf die Betreffzeile, in der nur ein Wort stand: Birgit! Ich wusste sofort, was das bedeutet. Die Nachricht von Birgits Tod machte mich natürlich sehr betroffen, aber ihr humorvoller Eintrag in meinem Gästebuch wird mir immer im Gedächtnis bleiben. Darin schilderte sie ein lustiges Missverständnis bei dem Versuch, ihrer Pflegekraft durch Buchstabieren eines Wortes etwas verständlich zu machen.

Ich selbst hatte auch schon einige lustige Missverständnisse durch Buchstabieren erlebt. Zum Beispiel versuchte ich mal Dorthe, Nicole und Verena klarzumachen, dass das Mädchen auf dem Kinderfoto einer Geburtstagseinladung ich selbst war. Nachdem ich das Wort «ich» unzählige Male wiederholt und schließlich mehrfach buchstabiert hatte – Ilona, Christian, Heinrich – gerieten die drei auf einen völlig falschen Dampfer. «Ilona? Ilona und Christian? Kenne ich nicht. Du? Waren die auch bei uns auf der Schule?» Na ja, fast. Hatte der Dampfer erst mal abgelegt, konnte ich noch so viel hinterherrufen und winken, es gab einfach kein Zurück mehr. Zum Glück konnte meine Ma die Mädels etwas später wieder auf den richtigen Kurs bringen und die Irrfahrt beenden.

Allerdings gab es in letzter Zeit noch einige weitere Anlässe zum Lachen. Ein Dauerbrüller waren die Versuche meiner Mutter, das Wort «Dekubitus» richtig auszusprechen. «Wie heißt das, Debudikus?» Nee. «Dekudibus?» Nö, es hat weder etwas mit Küssen noch mit Bussen zu tun. Ich fand es bemerkenswert, dass sie sich diese beiden fiesen Zungenbrecher merken konnte, das eine richtige Wort dagegen nicht. Besonders lustig waren natürlich auch immer doppeldeutige Versprecher. So rief meine Mutter erst neulich meinem Vater im Garten zu: «Rainer, kannst du mal Sandra um die Ecke bringen», worauf er etwas ungläubig nachfragte: «Was soll ich machen?» Er sollte mich nämlich eigentlich lediglich im Rollstuhl einmal ums Haus fahren. Irgendwann sagte meine Ma mal zu mir: «Erst fege ich, und dann mache ich dich fertig», oder Kerstin erklärte mir: «Hier hast du erst mal den Knopf, dann gebe ich dir den Rest!»

Ja, ja, nur keine Hemmungen.

Nach den vielen sonnigen und warmen Tagen im April und Anfang Mai folgten einige Wochen voller Tristesse und Regen. Ich sah zwar immer noch aus wie ein Hähnchen, allerdings eher wie eines vor dem Grillen – und das sowohl hinsichtlich der Hautfarbe als auch der Hautstruktur. Ich fror den ganzen Tag, und egal was ich anzog, ich hatte permanent Gänsehaut. Natürlich fiel auch der Termin im FriedWald buchstäblich ins Wasser. Aber verschoben ist nicht aufgehoben, und ich hoffte, wir fanden schnell einen neuen Termin, an dem wieder alle Zeit hatten.

Katja hatte mir für den Ausflug extra einen Pflege-Rollstuhl besorgt, dessen Rückenlehne nach hinten gekippt oder vielmehr, bei dem Rückenlehne und Sitzfläche nach hinten abgesenkt werden können. Trotz des Hightech-Geräts blieb ein Problem bestehen: die Kopfstütze. Mein Kopf war in alle Richtungen recht instabil, und eine Abstützung des Hinterkopfes allein war keine Lösung. Ich hätte sowohl eine Stütze am Kopf als auch im Bereich der Halswirbelsäule gebraucht, um zu vermeiden, dass mir der Kopf entweder zu weit nach hinten in die Überstreckung oder zu weit nach unten fiel und mir zu einem höchst unattraktiven Doppelkinn verhalf. Bisher hatte ich mir zwar meistens als meine eigene Expertin selbst helfen können, aber in letzter Zeit war ich des Öfteren mit meinem Latein am Ende.

Ich frage mich oft – ohne anmaßend sein zu wollen –, ob und wenn ja, welche Situation oder vielmehr welches Päckchen schwerer zu tragen ist: das des Erkrankten oder das eines Familienmitglieds, Partners oder Freundes. Ist es schwerer, langsam und Stück für Stück zu sterben, oder ist es schwerer, einem anderen Menschen dabei zuzusehen? Lässt sich das überhaupt ermessen oder vergleichen? Wahrscheinlich nicht! Im Grunde sind Betroffene mehrfach betroffen – erst müssen wir dem langsamen Verfall unseres Körpers hilflos zusehen, ihn mit allen Konsequenzen ertragen, und dann verlieren wir den Rest unseres Lebens für immer. Andererseits sind auch Angehörige doppelt betroffen – erst stehen sie dem körperlichen Verfall ihrer Lieben hilflos gegenüber, leiden mit ihnen, und dann müssen sie den Rest ihres Lebens mit dieser Erinnerung leben. Beides ALS – die Absolut Letzte Scheiße.

Manchmal wünschte ich, es gäbe eine Möglichkeit, dass gesunde Menschen nur für einen Tag einen ALS-Anzug tragen könnten, ähnlich wie diese Raumanzüge, mit deren Hilfe sich das Altsein und damit einhergehende Veränderungen wie Muskelschwäche, Unbeweglichkeit, Arthrose oder Rheuma simulieren lassen. So könnten Gesunde eine Vorstellung davon bekommen, was es bedeutet und wie es sich anfühlt, ALS zu haben. Ich glaube nämlich – egal wie nah man an der Krankheit dran ist und wie sehr man es auch versucht –, man kann es sich nicht vorstellen, man kann es nie wirklich nachempfinden.

Ich hätte es trotz meiner ausgesprochen lebhaften Phantasie niemals für möglich gehalten, dass mir eines Tages schon mein eigener Arm zu schwer oder dass das Atmen im Ruhezustand kräftezehrend sein könnte. Das war für mich schlicht und ergreifend unvorstellbar.

Leider gibt es keinen solchen ALS-Anzug, dafür gibt es im Leben immer mal wieder Situationen, durch die gesunde Menschen merken, wie hilflos man ist, wenn man sich, beispielsweise nach einer OP oder einem Arm- beziehungsweise Beinbruch, nicht wie gewohnt bewegen kann und ständig auf Hilfe angewiesen ist, oder wenn man, etwa durch eine Kehlkopfentzündung, vorübergehend nicht sprechen kann oder darf. Manchmal genügt aber auch schon meine schwerhörige

Omi, um meiner Familie einen kleinen Eindruck meines Alltags zu vermitteln. Meine Omi bringt meine Mutter bei Telefongesprächen durch ihr häufiges Miss- oder vielmehr Nichtverstehen nämlich häufig ziemlich ins Schwitzen. Dadurch wird ihr klar, wie anstrengend es sein kann, nicht richtig verstanden zu werden. Ähnlich interessant finde ich ihre Einsicht, dass bestimmte Dinge, nur weil sie bei mir leicht aussahen, noch lange nicht leicht sind – auch nicht für mich.

Beispielsweise nahm ich meine morgendliche Tablettenration stets auf einmal in den Mund und spülte sie mit etwas Saft herunter. Konzentrieren, schlucken, fertig. Ganz einfach – dachte sie. Eines Morgens wollte sie ihre zwei Vitaminbomben auch mal in einem Rutsch runterspülen, was jedoch gründlich misslang, woraufhin sie sich heftig verschluckte und zu prusten und würgen anfing. Sie war überrascht, wie schwer es war, die großen Kapseln koordiniert zu schlucken, und stellte lachend fest: «Selbst in deinem Mund bist du voll organisiert.»

Über Pfingsten bekam ich erneut starke Schmerzen unter beiden Schulterblättern, diesmal allerdings völlig unabhängig von den BH-Trägern. Meine Schulterblätter waren derart spitz und meine Muskeln so weit abgebaut, dass sich der Knochen durch das permanente Anlehnen am Sofa langsam von innen durch die Haut bohrte. Zunächst fühlte es sich an, als hätte mir jemand zwei kleine Dreiecke zwischen Rückenlehne und Rücken geklemmt – mit der Spitze Richtung Rücken versteht sich. Im Laufe der Stunden entwickelte sich jedoch aus dem punktuellen Schmerz ein richtiger Flächenbrand. Die Haut schien wirklich zu brennen, sie wurde heiß und auch rings um die Druckstelle knallrot. Ich versuchte die Schmerzen zu ignorieren, was mir jedoch immer nur phasenweise gelang.

Als ich am Pfingstmontag erfuhr, dass Jörg Immendorff gestorben war, vergaß ich sie für einen Moment sogar völlig. Obwohl ich im Laufe der Jahre viele Todesnachrichten von

Betroffenen erhalten habe, bin ich jedes Mal wieder zutiefst erschrocken, wenn ich höre, dass ein Betroffener seinen letzten Kampf verloren hat. Mario, Krzysztof, Roby, Birgit – sie alle waren nach mir erkrankt, aber vor mir gestorben. Jörg Immendorff war kurz vor mir erkrankt ... Bedeutete das etwa, dass er auch kurz vor mir gestorben war? Blöder Gedanke, ich weiß ja.

Ähnlich schlimm ist es, mit einem liebenswerten ALS-Patienten in Mail-Kontakt zu stehen und plötzlich keine Antwort oder gar eine Meldung zu erhalten, dass seine Mail-Adresse nicht mehr existiere. Die Ungewissheit und die Angst, was das bedeuten könnte, sind sehr quälend. Ich denke schon mal darüber nach, ob und wenn ja, wie sich das Ende wohl ankündigt? Kommt der Tod überraschend, oder sieht, hört und spürt man ihn nahen?

Eine Freundin fragte mich vor kurzem, ob ich fühlen und einschätzen könne, wie lange ich noch leben werde. Ohne dass ich mir dessen bewusst war, gab ich ihr in meiner Antwort alles, nur keine Antwort auf ihre Frage. Weil ich es nicht konnte oder weil ich es nicht wollte?

In der letzten Zeit waren mir einige merkwürdige Dinge aufgefallen, die ich unter anderen Umständen vermutlich nie wahrgenommen hätte. Plötzlich ergaben Wolkenformationen, Steinreliefs oder himmelblaue Lücken im grünen Blätterwald die Formen von Engeln, betenden Händen oder Kreuzen. Und auf dem von Moos befallenen Übertopf auf meiner Terrasse verblieb nach dem Einsprühen mit entsprechenden Bekämpfungsmitteln eine grüne Fläche in Form eines Totenkopfs zurück. Waren das etwa Zeichen? Ich war mehr als irritiert.

Trotz der fortschreitenden Krankheit, meiner zunehmenden Schwäche und den Schmerzen versuchte ich, vor mir und den Menschen in meinem Umfeld so etwas wie einen gesunden Schein zu wahren. Ich versuchte krampfhaft, stärker, gesünder und damit normaler zu wirken, als ich mich in Wirklichkeit fühlte. Es war mir wichtig, der Krankheit, ihren Begleiterscheinungen, Hilfsmitteln und pflegerischen Utensilien nicht nur in meinen Gedanken und Worten, sondern auch optisch so wenig Raum wie möglich zu bieten. Natürlich beschäftigte ich mich im Rahmen meiner Homepage und in den daraus entstehenden Mail-Kontakten ganz intensiv mit dem Thema ALS, aber diese Auseinandersetzung empfand ich als Therapie, denn sie war positiv und wertvoll für mich.

Dagegen würde mich eine gewisse Krankenhausatmosphäre negativ beeinflussen. Deshalb bewahrte ich sämtliche Medikamente in einer Schublade auf, mein Rollstuhl verschwand unauffällig hinter einem Rollo, Rollator, Umfeldsteuerung und Taster passten zumindest farblich in meine Räume und stachen nicht übermäßig hervor. Ebenso hatte ich die Personenrufgeräte mitsamt Antenne und sämtlichen Kabellagen geschickt versteckt. Aber auch ich selbst wollte nicht so krank wirken und wenigstens äußerlich möglichst gesund aussehen – deshalb trug ich auch jeden Tag normale Klamotten und Schuhe, ließ mir die Haare stylen, die Wimpern färben, bräunte im Sommer die Haut, ließ mir die Achseln rasieren und tapfer die Beine epilieren.

Natürlich konnten diese Äußerlichkeiten nicht wirklich darüber hinwegtäuschen, dass ich krank war, aber ich wollte so lange wie eben möglich auf mein Erscheinungsbild achten. Ich gestand mir allerdings auch sonst kaum Schwächen, Nachlässigkeiten und Extrawürste zu – obwohl ich mir oft nichts sehnlicher wünschte, als einfach mal wieder schwach sein zu können. Seitdem ich mich nicht mehr ohne fremde Hilfe hinlegen und wieder aufsetzen konnte, machte ich nachmittags keinen Mittagsschlaf mehr. Ebenso vermied ich es, nachts um Hilfe zu bitten – zum Glück musste ich in der Nacht nie zur Toilette, sodass mein Schönheitsschlaf nur durch die wiederholt auftretenden Schmerzen im Nacken oder am Schulterblatt gestört wurde. Jeden Morgen überwand ich mich aufs Neue und quälte mich auch an Tagen, an denen ich vor Müdigkeit, Kraft- oder Lustlosigkeit am liebsten liegen geblieben wäre, pünktlich aus dem Bett. Ich versuchte, nicht über meine Situation zu jammern oder über Schmerzen zu klagen, sondern trotz allem gute Laune zu haben.

Niemals will ich sagen: «Ich kann nicht mehr», obwohl der Gedanke schon Hunderte Male kam. Einerseits bin ich ziemlich stolz auf meine Disziplin und Härte mir selbst gegenüber, andererseits vermittele ich anderen Menschen dadurch viel mehr körperliche und seelische Stärke, als ich tatsächlich besitze. Infolgedessen werde ich oft überschätzt und habe mir dadurch vielleicht sogar selbst ein X für ein U vorgemacht.

Die ständig zunehmenden Todesnachrichten, die seltsamen Vorkommnisse der letzten Wochen, die schockierenden Eindrücke des Filmbeitrags und nicht zuletzt das Thema Pflegedienst sollten mir zu denken geben und mir zeigen, wie krank ich tatsächlich war.

Möglicherweise hatte ich genau deshalb Angst vor einer intensiven Betreuung durch eine Pflegekraft, immerhin wäre es für mich der eindeutige Beweis für die Schwere meiner Erkrankung. Bisher konnte ich es mir nicht erlauben, der ALS nachzugeben und mich hängen zu lassen, schließlich musste mein Tagesablauf eingehalten werden – allein deshalb, um den Tagesablauf meiner Helfer nicht durcheinanderzubringen. Wenn jedoch jemand in meiner Nähe wäre, um ausschließlich für mich da zu sein, würde ich möglicherweise nachgeben und weniger kämpferisch sein.

Ich habe große Angst davor, das Zepter meines eigenen Lebens aus der Hand zu geben und mich selbst in dieser Passivität zu verlieren. Ich habe auch Angst, mein Leben aufzugeben, noch bevor ich mein Leben wirklich aufgeben muss. Im Grunde widerstrebt mir nicht der Pflegedienst als solcher, sondern der Gedanke an das, was dieser möglicherweise aus mir macht. Ich habe Angst davor, bequem zu werden – nicht weil ich es will, sondern einfach nur, weil ich es kann. Genau genommen habe ich also Angst vor mir selbst und davor, dass meine bisher unerfüllten und unerfüllbaren Wünsche plötzlich erfüllbar werden.

Hinzu kommt die Sorge um meine Beine, denn neue Situationen und fremde Menschen bedeuten Stress, und dieser führt nun mal schnell zu Kloni und Steifigkeit oder starker Streckspastik. Diese be- oder vielmehr verhindert nicht nur den normalen Ablauf der Pflege, sie beschert mir auch jedes Mal einen höllischen Muskelkater in den Tagen danach. Im Prinzip habe ich die Qual der Wahl zwischen Pest und Cholera: Entweder nehme ich die schmerzhafte Spastik mit sämtlichen Konsequenzen in Kauf, schwäche dadurch meine Beine und riskiere, deren Standfestigkeit zu verlieren. Oder ich versuche die Entstehung der Spastik medikamentös zu verhindern, reduziere also absichtlich den Muskeltonus und riskiere dadurch ebenfalls, die Standfestigkeit meiner Beine zu verlieren. Letzten Endes muss ich mich nur entscheiden, ob ich meine Beine mit oder ohne Anstrengung verlieren möchte.

Vielleicht hatte ich ja Glück im Unglück, und die ALS nahm mir vorher diese Entscheidung ab. In letzter Zeit schritt die Krankheit jedenfalls deutlich schneller voran als in der Vergangenheit, und ich konnte wöchentlich Veränderungen feststellen, was gleichbedeutend mit Verschlechterungen war. Erstmals hatte ich großflächige und heftige Muskelzuckungen an Bauch, Rücken und Oberschenkeln. Die entsprechenden Muskelgruppen waren in den letzten Wochen erheblich schwächer geworden. Außerdem hatte ich in bestimmten Situationen zunehmend Probleme, den Oberkörper zu stabilisieren. Wenn ich morgens und abends während der Pflege über längere Zeit auf dem Rollator saß, ohne mich anlehnen zu können, schwankte der Oberkörper beim Ein- und Ausatmen hin und her wie bei einer Bootsfahrt.

Die Kraft meiner Beine war ebenfalls gemindert, und ich

hatte im Stehen immer schneller und häufiger ein Gefühl in den Beinen, als wäre ich gerade Achterbahn gefahren oder hätte mich kurz zuvor furchtbar erschrocken. Sie waren federleicht, seltsam grenzenlos, und die Zellen schienen zu schweben. Noch gravierender waren die Verschlechterungen allerdings bei den Armen. Mein linker Arm war bisher etwa doppelt so stark wie mein rechter Arm, doch innerhalb weniger Tage war er doppelt so schwach geworden. Insbesondere das Handgelenk hatte deutlich an Kraft verloren, denn die Hand hing fast nur noch in einem Neunziggradwinkel schlapp am Arm herunter. Das hatte schwerwiegende Konsequenzen, denn nun musste ich den Unterarm um die gesamte Länge der Hand höher heben, um etwas zu erreichen oder um nicht mit den Fingerspitzen irgendwo hängen zu bleiben.

Diese Schwierigkeiten hatten mich schon am rechten Arm enorm gefordert und oft an den Rand der Verzweiflung gebracht. Wenn ich beispielsweise am Laptop arbeitete, saß ich auf dem Sofa und bewegte die Maus mit der rechten Hand über ein großes Buch, das als eine Art Mauspad auf den Oberschenkeln lag. Die linke Hand führte ich flach über die Unterlage und unterstützte dadurch die Bewegungen der Maus. Der Taster meiner Umfeldsteuerung lag jedoch mit einem Höhenunterschied von etwa zwanzig Zentimetern rechts neben mir auf dem Sofa. Wenn ich ihn erreichen wollte, schubste ich die rechte Hand von der Unterlage herunter und hoffte, dass sie einigermaßen brauchbar landete, damit ich den Taster drücken konnte. Andersherum: Ohne die Hilfe der Schwerkraft gestaltete sich die Sache deutlich schwerer. Häufig brauchte ich unzählige Versuche, um die Hand wieder zurück auf das Buch zu wuchten. Langsam wurde es wohl Zeit, die Bedienung der Umfeldsteuerung vom Laptop aus zu ermöglichen. Wieder so ein fortschrittlicher Rückschritt ...

2007/3 Mein Baum im FriedWald

Kurz nach der Veröffentlichung des Eintrags auf meiner Homepage, in dem ich den akuten Männermangel in Sachen Technik und Handwerk beklagte, erhielt ich eine Mail von Jörn aus Hamburg. Die Betreffzeile lautete: Bewerbung. Ich musste ziemlich breit grinsen, denn ich hätte nie damit gerechnet, dass sich tatsächlich jemand spontan meldete. Als ich in seinem Bewerbungsschreiben seine Qualifikationen durchlas, musste ich herzhaft lachen, denn Jörn schrieb, er sei nicht nur Computerfachmann und Hi-Fi-Freak, sondern könne «auch ganz toll Bilder aufhängen».

Natürlich war ich schwer beeindruckt und schrieb ihm sofort zurück: «Jörn, du bist mein Mann!» Allerdings meldete ich kleine Bedenken an, denn Hamburg liegt ja nun nicht gerade um die Ecke. Aber sein Angebot war absolut ernst gemeint, und er bestätigte, im Besitz eines Autos und einer Bohrmaschine zu sein, gepaart mit dem festen Willen, mir helfen zu wollen. Ja dann, schwing dich schon mal ins Auto, mein Guter, dachte ich nur.

Im Juni machte mir mal wieder das Wetter zu schaffen. Aufgrund der großen Wärme und Schwüle konnte ich kaum am Laptop arbeiten, denn es herrschte absoluter Klebealarm. Bei tatsächlicher oder auch nur subjektiv empfundener Hitze werden meine Hände sofort warm und klebrig, sodass jede Bewegung mit der Maus unmöglich wird. Ich klebe dann regelrecht an der Unterlage fest – Spider(wo)man lässt grüßen. Zum Glück hatte ich in letzter Zeit fleißig an meiner Geschichte geschrieben und konnte sie nun nach und nach einstellen, ohne noch viel neuen Text verfassen zu müssen.

Pünktlich vor meinem zweiten Termin im FriedWald Elm Ende Juni schlug plötzlich das Wetter um, und die Fahrt drohte erneut ins Wasser zu fallen. Wenn man mal kein Glück hat, kommt eben auch noch Pech dazu. Doch wir waren wild entschlossen und nahmen trotz des durchwachsenen Wetters den Ausflug in Angriff. Meine Ergotherapeutin Katja und ihr Freund Torsten, Guffel, meine Pflegekraft Kerstin und Judy begleiteten mich. Mein Hund nahm das Wort «Begleitung» ziemlich ernst und sprang – nachdem Kerstin mich auf den Beifahrersitz von Torstens Rover verfrachtet hatte – panisch hechelnd auf den Fahrersitz und machte von dort aus Anstalten, mir auf den Schoß klettern zu wollen. Judy hatte wohl vergessen, dass sie mit ihren vierzig Kilo Kampfgewicht nicht mehr unbedingt in die Kategorie Schoßhund fällt.

Im FriedWald angekommen, wollte sie weder vor noch hinter meinem Rollstuhl herlaufen, sondern ausschließlich neben mir. Armer Torsten – er hatte wahrlich genug damit zu tun, mich mitsamt Rollstuhl über Stock und Stein durch das matschige Unterholz zu schieben, und jetzt musste er auch noch aufpassen, meinen anhänglichen Hund nicht zu überfahren. Obwohl ich im Rollstuhl ziemlich durchgeschüttelt wurde, war dieser Nachmittag sehr schön. Im Wald war es sowohl im Sonnenschein als auch im prasselnden Regen wunderschön, und ich fand eine wunderbare, hundertsechzig Jahre alte Buche auf einer kleinen, lichtdurchfluteten Lichtung. Das war mein Baum – so viel war mir und den anderen eigentlich sofort klar.

Anschließend zeigte uns die Försterin noch andere imposante Bäume mit schönen und sehr stark ausgeprägten Wurzeln, und letztendlich musste ich mich zwischen zwei Buchen entscheiden. Als typische Waage wog ich die Vor- und Nachteile der Standorte gewissenhaft gegeneinander ab. Wahrscheinlich hätte ich mich früher davon beeinflussen lassen und eine reine Kopfentscheidung getroffen. Jetzt verließ ich mich auf meinen Bauch. Nach einigen Tagen Bedenkzeit stand meine Entscheidung endgültig fest, und seitdem bin ich die Besitzerin eines eigenen Familien- und Freundschaftsbaumes.

Die Försterin hatte uns auch hinsichtlich der unterschiedlichen Möglichkeiten bei der Gestaltung einer Beisetzungsfeier im FriedWald beraten, und wir waren – so blöd sich das anhören mag – begeistert.

Individualität ist mir sehr wichtig. Ich finde es schön, meine Vorstellungen und Wünsche in die Gestaltung einfließen lassen zu können. Den Tag meiner Beerdigung selbst zu planen und im Vorhinein festzulegen, was ich will und was nicht, verschafft mir eine gewisse innere Ruhe. Ich möchte zum Beispiel, dass im Trauerfall jeder die Kleidung trägt, in der er sich wohl- oder mir näher fühlt – egal ob weiß, gelb, grün, rot oder schwarz. Genauso soll trotz aller Traurigkeit gelacht werden dürfen, wenn einem danach ist, denn ich würde bestimmt mitlachen, wenn ich dabei sein könnte. Eigentlich ist es doch doof, dass man ausgerechnet an dem Tag, an dem so viele Menschen von nah und fern anreisen, durch Abwesenheit glänzen muss. Es ist wirklich schade, dass man alle nicht noch einmal vorher – ich meine jetzt lebend – sehen kann.

Letztes Jahr sah ich eine interessante BBC-Reportage über einen jungen Engländer, der wusste, dass er aufgrund seiner Erkrankung bald sterben würde, und deshalb eine große Abschiedsparty gab. Er wollte alle ihm wichtigen Menschen noch einmal treffen und die Möglichkeit haben, persönlich von ihnen Abschied zu nehmen. Obwohl es ziemlich skurril klingt, war es ein fröhliches, buntes Fest und für alle eine wertvolle Erinnerung. Irgendwie makaber und dennoch ein schöner Gedanke.

Ähnlich zweigeteilt ist meine Vorstellung, was meinen

FriedWald-Baum angeht. Ich möchte, dass er nicht nur mit traurigen Erinnerungen – also mit meinem Tod – verbunden ist, sondern auch mit einem positiven Erlebnis, an das sich alle Beteiligten gern erinnern, wenn sie mich später dort besuchen kommen. Ich denke da jetzt an einen gemeinsamen Ausflug mit Picknick unter dem Baum an meinem Geburtstag im September. Allerdings bin ich völlig ahnungslos, ob mich meine Familie und Freunde bei einem solchen Vorhaben unterstützen würden und ob so etwas im FriedWald überhaupt möglich und erlaubt ist.

In der Woche nach der Baumauswahl war ich total platt. Die vielen Eindrücke der Autofahrt, die mir fremde Aussicht, die ungewohnten Farben, Geräusche und Gerüche im Wald überforderten anscheinend mein inzwischen an Eintönigkeit gewohntes Hirn. Ich sah viel mehr fern als sonst und verbrachte deutlich weniger Zeit am Laptop. Zum Glück war ich seit einigen Jahren Mitglied bei einem Online-DVD-Verleih. Ich hatte dort ein Abo über zwei Filme, die ich so oft tauschen konnte, wie ich wollte. Die Filme kamen per Post, es gab keine Fristen, und meine Wunschliste an Filmen konnte ich jederzeit online verändern. Mit viereckigen Augen schöpfte ich langsam wieder Kraft.

Die brauchte ich auch, denn schon standen die nächsten anstrengenden Termine bevor, unter anderem war nach drei Monaten erneut ein Friseurtermin fällig. Infolge der hochdosierten Einnahme von Vitamin E wachsen meine Haare nicht, sie wuchern. Tanja, meine Friseurin, sagt immer, die meisten wären froh, wenn sie die Haare, die man bei mir abschneiden müsse, überhaupt auf dem Kopf hätten.

Um die Nackenmuskulatur nicht wieder übermäßig zu beanspruchen, spaltete ich die Prozedur dieses Mal in zwei Teile auf: Zunächst kam Tanja nur zum Schneiden vorbei, und wir vereinbarten einen weiteren Termin zum Färben der Strähnchen. Am nächsten Tag fuhr meine Mutter gemeinsam mit ihrer Schwester Hanne für ein paar Tage zu ihrer Mutter nach Hessen. Bei mir herrschte in diesen drei Tagen die übliche Bahnhofsatmosphäre, und ich hechelte von einem Pipitermin zum nächsten. Allerdings war es schwierig, die zwei Liter Flüssigkeit, die ich im Schnitt zu mir nahm, ausschließlich zu den vorgegebenen Zeiten abzugeben. Im Prinzip drehte sich an jenen Tagen alles darum, im richtigen oder vielmehr nicht im falschen Moment müssen zu müssen. Puh, was für ein Stress!

Anfang Juli sagte uns Anette, dass sie ab September aus beruflichen Gründen leider nicht mehr bei mir arbeiten könne. Obwohl ich sie sehr mochte und sie mir mit ihrer ruhigen, geduldigen Art ans Herz gewachsen war, berührte mich die Nachricht komischerweise kaum, und ich nahm sie mehr oder weniger emotionslos zur Kenntnis.

Diese Emotionslosigkeit war mir in letzter Zeit des Öfteren an mir aufgefallen. In der Vergangenheit hatte mir zum Beispiel der Kauf von CDs, Kleidern, Schuhen oder Quengelware – Deko-Objekte und Co. – ein Glücksgefühl verschafft, inzwischen hatte ich dagegen kaum noch Lust und Freude daran – es langweilte mich sogar fast. Auch in anderen Lebensbereichen bemerkte ich eine gewisse emotionale Gleichmäßigkeit. Natürlich lösten freudige Ereignisse, traurige Neuigkeiten und Schilderungen von Freizeit- und Urlaubserlebnissen anderer Menschen Reaktionen oder Emotionen bei mir aus, aber eben oft in genau derselben Intensität. Meine Gefühle waren dann sowohl nach oben als auch nach unten wie gedämpft.

Möglicherweise waren das lediglich Nebenwirkungen der Medikamente, vielleicht war es aber auch ein Schutzmechanismus, damit meine Sehnsucht nach dem normalen Leben nicht zu groß wurde oder damit ich mir nicht zu viele Sorgen um andere Menschen machte. Oder war ich etwa schon so sehr in meiner eigenen kleinen Welt gefangen, dass mich all das nicht mehr richtig interessierte und berührte?

Andererseits gab es überraschend viele Momente, in denen

mich meine unerwartet heftigen Reaktionen und Emotionen selbst überraschten. Dabei lagen Lachen und Weinen nach wie vor oft erschreckend nah beieinander und gingen fließend ineinander über. Manchmal waren es neben kleinen Gesten oder Worten durchaus auch für mich persönlich unbedeutende Momente oder TV-Nachrichten über Katastrophen, Gewalt, Unfälle und Unglücke, Ungerechtigkeit, Ausbeutung, Unterdrückung, Kriege, Tod, Krankheit und Hunger in der Welt, die mich emotional kurzfristig aus dem Gleichgewicht brachten. Das Leiden dieser Menschen machte mir bewusst, wie gut es mir im Grunde trotz meiner Erkrankung ging. Ich hatte noch immer mehr, als viele Menschen jemals haben würden, zum Beispiel Wasser, Nahrungsmittel, ein Dach über dem Kopf, Kleidung, medizinische Versorgung, soziale Sicherheit, Bildung, Arbeit, ein Einkommen – alles Dinge, die ich immer als Selbstverständlichkeit betrachtete.

Dennoch scheinen diese Dinge nicht automatisch glücklich zu machen. Ich fragte mich, was die Ärmsten der Armen in ihrem ganzen Unglück trotzdem oft so fröhlich macht – die Nähe zur Familie, die Nähe zu sich selbst oder die Nähe zur Natur? Liegt das Glück etwa in der Einfachheit und nicht in der Komplexität? Das wäre für unsere ständig schneller, egoistischer, komplizierter und vernetzter werdende Welt natürlich fatal. Wir haben schon jetzt kaum Zeit für uns selbst und andere, verlieren zunehmend unsere Familienstrukturen, das Gewaltpotenzial nimmt zu, außerdem sind Kriege, Terroranschläge und Naturkatastrophen an der Tagesordnung. Mir machen diese Entwicklungen Angst, und ich bin manchmal fast etwas erleichtert, dass ich diese Zukunft nicht habe. Wie Herbert Grönemeyer frage ich mich: «Die Erde ist freundlich – warum wir eigentlich nicht?»

Ich war schon immer gern draußen in der Natur, aber seit meiner ALS-Erkrankung ist meine Wahrnehmung intensiviert. Ich verbringe – wie viele andere Betroffene auch – viel Zeit damit, die Pflanzen und Tiere um mich herum zu studieren, ihre Verwandlung und ihr Verhalten zu beobachten, ihrem Klang zu lauschen, ihre Schönheit und Eleganz zu bewundern. Natürlich bin ich früher nicht völlig blind und taub durch die Welt gelaufen und habe diese Dinge auch damals wahrgenommen, aber irgendetwas ist heute anders. Vielleicht weiß ich die Welt inzwischen einfach mehr zu schätzen, weil mir bewusst ist, dass ich sie bald verlassen muss. Ich höre den zwitschernden Vögeln und den laut quakenden Fröschen unserer Nachbarn zu, beobachte den Wind in den Bäumen und das Vorbeiziehen der Wolken. Besonders großen Spaß bereitet es mir, Judy bei der Fliegenjagd zuzusehen – Schni, Schna, Schnappi, Schnappi, Schnappi, Schnapp! Wenn sie tatsächlich mal eine Fliege erwischt, macht sie ein Gesicht, als hätte sie in eine saure Zitrone gebissen.

Mein Jagdinstinkt ließ dagegen nach. Spinnen, Bienen und andere Insekten hatten im Laufe der Zeit ihren Schrecken verloren. Wenn ein Insekt zum Landeanflug ansetzt, machte ich mich zunächst quasi unsichtbar, indem ich mich nicht bewegte und es in Gedanken höflich darum bat, einen anderen Landeplatz anzufliegen. Die Tierchen, die mich trotzdem betraten, beobachtete ich eingehend – nicht aus Angst, sondern vielmehr aus Interesse. Es ist unglaublich, wie viele verschiedene Arten, Formen und Farben die Natur hervorbringt. Aber nicht nur ihr Aussehen, auch ihre Laute sind faszinierend. Früher nahm ich diese Geräuschkulisse nicht so intensiv oder vielmehr anders wahr und hatte sie oft durch unentwegtes Geplapper oder Musik übertönt. Inzwischen hörte ich lieber den Vögeln und Grillen zu, lauschte dem Wind in den Bäumen und dem Brummen der Hummeln im Salbei. Das leise Flattern unzähliger weißer Schmetterlinge im Lavendel, das laute Schwirren türkisvioletter Libellen, das Kreischen der Falken am Himmel oder der Ruf des Kuckucks im Wald – einfach nur wunderbar!

Der Juli war, was das Wetter anging, eine einzige Achterbahnfahrt – entweder war es kalt, windig und regnerisch wie im November oder heiß, schwül und klebrig wie in der Sauna. Bei beiden Wetterlagen mutierte ich zum Stubenhocker. Aber auch an den Tagen, an denen das Wetter einigermaßen annehm- oder aushaltbar war und ich auf meiner Sonnenliege ganz entspannt die Sonne genießen wollte, machte mir die geschilderte Artenvielfalt einen kleinen schwarzen Strich durch die Rechnung. Am schlimmsten waren die Gewitterfliegen, diese Biester trieben mich schier in den Wahnsinn. Allerdings war ich mir nicht sicher, was an ihnen schlimmer war: das extreme Kitzeln, das durch ihre Bewegungen auf der Haut entstand, oder der Reflex, den dieses Kitzeln auslöste.

Allerdings funktionierte der Reflex bei mir nicht mehr vollständig, denn das Signal von der Haut kam zwar im Gehirn an, doch das umgekehrte Signal des Gehirns verpuffte einfach irgendwo zwischen Kopf und Hand. In meinem Kopf entstand also permanent das Bedürfnis, zuzuschlagen und mich an der entsprechenden Stelle zu kratzen, nur leider konnten meine Arme und Hände diese Befehle nicht mehr ausführen. Das Unerträgliche war also nicht das Kitzeln, sondern die Unfähigkeit meines eigenen Körpers, meinem Kopf zu gehorchen.

Ich hatte in den letzten Jahren zwar gelernt, viele Dinge durch Ignoranz zu ertragen, aber bei Gewitterfliegen versagte ich nach wie vor regelmäßig. Und überhaupt: Wann wurde es mal wieder richtig Sommer? Früher war bekanntlich alles besser, so auch der Sommer. Tagsüber war es um fünfundzwanzig Grad warm, dazu blauer Himmel mit Schäfchenwolken, und über Nacht regnete es, sodass die Luft am nächsten Morgen wieder herrlich klar war. Man konnte morgens etwas anziehen, ohne Gefahr zu laufen, nachmittags an einem Hitze- oder Kälteschock zu sterben. Gibt es heute überhaupt noch irgendwo einen Ort wie diesen? Und hat nicht zufällig jemand eine behindertengerechte, rollstuhlgeeignete Sommerresidenz an einem solchen wunderbaren Ort, die ich für ein paar Wochen mieten könnte?

Urlaub – ich weiß schon gar nicht mehr, wie das geht. Vermutlich bräuchte ich einen LKW, um meinen gesamten Fuhrpark zu verstauen: Rollstuhl, Rollator, Rolli-Fahrrad, Duschstuhl, Matratzenauflage, dazu zig Kissen und Bettdecken, Therapieliege, Chi-Maschine, Sonnenliege mit Rollen, Schirm und so weiter – aber schön wäre es schon.

Mitte Juli entdeckte ich per Zufall die Ursache der wiederkehrenden Schmerzen unter den Schulterblättern. Mir fiel auf, dass sie immer dann auftraten, wenn meine Therapeuten beim Bewegen und Dehnen meine Arme gestreckt nach oben und dann nach hinten führten. Zur Sicherheit überprüfte ich die Theorie einige Male – sie stimmte tatsächlich, und wir ließen die Übungen weg. Zwar bedeutete das nicht, dass ich ohne die spezielle Bewegung in diesem Bereich gar keine Schmerzen mehr hatte, aber sie waren nun deutlich geringer. Immerhin konnte ich so die kurzzeitig erhöhte Dosis Schmerzmittel wieder reduzieren – zum Glück, denn die Nebenwirkungen waren doch erheblich: Hautbrennen, Juckreiz, Kopfschmerzen, Müdigkeit, Schwindel, und auch mein Blutbild zeigte eine leichte Verminderung der roten Blutkörperchen.

Einige Tage später brachten meine Tante und mein Onkel meine Omi aus Hessen zu uns. Sie machte zwei Wochen Urlaub im schönen Wolfsburg, und meine Eltern waren viel mit ihr unterwegs, denn meine Omi war trotz ihrer siebenundachtzig Jahre noch ziemlich fit und unternehmungslustig. Aufgrund ihrer Schwerhörigkeit verliefen ihre Besuche bei mir allerdings sehr einseitig. Sie babbelte Hessisch, und ich nickte oder lachte. Meine Versuche, freundliche Konversation zu betreiben, stifteten ja schon bei Menschen, die gut hörten, oft genug unnötige Verwirrung. Also hielt ich lieber den Mund, auch wenn es mir schwerfiel, ich mir ziemlich doof vorkam und jedes Mal das

Gefühl hatte, durch mein Schweigen unfreundlich, desinteressiert oder ablehnend zu wirken.

Der Juli endete mit einem ausgesprochen überraschenden Ereignis. Ich konnte den ersten Beitrag einer Angehörigen online stellen, die über die Bedeutung der ALS für das Leben der ebenfalls betroffenen Partner berichtete. Andrea schilderte sehr offen, was die Erkrankung ihres Mannes Jeremy für sie, ihr Leben und ihre Zukunft bedeutete – sowohl praktisch als auch emotional. Andreas Bericht beeindruckte mich sehr und machte mich ziemlich nachdenklich.

Bisher hatte ich es eher als Nachteil empfunden, keine eigene Familie, also weder Mann noch Kinder oder ein eigenes Zuhause zu haben. Manchmal sehnte ich mich so sehr nach einem Partner, nach Kindern und einem Sinn in meinem Leben, aus dem ich immer wieder Mut und Kraft zu schöpfen hoffte. Ich sehnte mich nach etwas, das blieb, wenn ich gehen musste. Allerdings würde es noch viel, viel schwerer, loszulassen, je mehr ich zurücklassen müsste. Insofern war es vielleicht doch ein Vorteil keine eigene Familie und auch keinen Partner zu haben. Mir würde sicher schon der Abschied von meinen Eltern, meiner Schwester, Freunden und besonders auch von Judy schwer genug fallen.

Anfang August heiratete meine Freundin Katja ihren Swen, den sie nach Sean kennengelernt hatte, allerdings konnte ich leider nicht dabei sein. Mein Rollstuhl hatte noch immer keine passende Kopfstütze, und dadurch wäre der ohnehin schon anstrengende Tag noch anstrengender geworden. Das Risiko war unberechenbar, und ich hatte zu viel Angst vor den möglichen körperlichen Konsequenzen. Wie so oft musste ich mich schweren Herzens in Verzicht üben. Ich versuchte so wenig wie möglich darüber nachzudenken und mich durch einige Besuche von Freunden abzulenken. Meine Freundin Sandra aus Hamburg stellte mir ihre zweite, sechs Monate alte Melone namens Ella vor, und Carola präsentierte mir zwei kleine süße

Hunde-Wollknäuel namens Sally und Charlie. Auch Manon, Florian und Finja Lil kamen auf einen Sprung vorbei, und Letztere war mit ihren knapp elf Monaten ganz vernarrt in meinen großen Teddy Judy. Auch Moritz war total verliebt in seine «Djudju», wie er sie nannte, und ich war gespannt, ob seine im Anmarsch befindliche Schwester diese Liebe teilen würde.

Mitte des Monats bekam ich dann ganz besonderen Besuch: Jörn aus Hamburg, der mir vor einigen Wochen auf so witzige Art und Weise seine Hilfe bei technischen Problemen angeboten hatte, hielt sein Bewerbungsversprechen und nahm sich meinen Laptop zur Brust.

Da Kerstin Urlaub hatte, übernahm Anette für zwei der drei Wochen die Urlaubsvertretung, danach waren meine Ma und ich dann auf uns selbst gestellt. Ehrlich gesagt hatte ich ziemlich großen Respekt vor diesen Tagen, aber meine Mutter war total entspannt, und es kam kaum zu Reibereien. Während ich oft der Meinung war, gar nicht so viel Arbeit zu machen, hatte sie das Gefühl, zu nichts anderem zu kommen und permanent unter Druck zu stehen. Es war vermutlich alles – wie immer im Leben – eine Frage der Sichtweise oder der Verhältnismäßigkeit.

Diese Erfahrung konnte ich im Zusammenhang mit meiner Erkrankung schon sehr oft machen. Empfinde ich beispielsweise meinen Krankheitsverlauf in bestimmten Phasen als schnell, gibt es sicherlich viele Erkrankte, die froh wären, einen solchen – aus ihrer persönlichen Sicht langsamen – Verlauf zu haben. Ähnlich verhält es sich bei meinen Schmerzen. Bezeichne ich diese als unerträglich, werden Menschen, die noch nie Druckschmerz empfunden haben, den tatsächlichen Schmerz nicht nachempfinden können und ihn eher unterschätzen. Diejenigen, die diese leidvolle Erfahrung jedoch schon machen mussten, werden verstehen, was ich meine, und einige mit weitaus schlimmeren Erfahrungen werden die

209

von mir beschriebene Situation möglicherweise überschätzen und sich größere Sorgen um mich machen als nötig.

So hatte unter anderem Kerstin Angst, meine sporadisch auftretenden Schmerzen an den Füßen und Fersen könnten Druckgeschwüre sein oder werden, zumal sie in letzter Zeit extrem zugenommen hatten und auch über Nacht nicht mehr vollständig nachließen. Weil die Schmerzen bei Druck schier unerträglich waren, konnte ich kaum am Laptop arbeiten. Also saß ich die meiste Zeit nur herum, hielt die Füße in der Luft und tat nichts. Da mein Kopf beim Nichtstun noch schwerer zu werden schien und mir ohne Bodenkontakt zudem die Stabilität fehlte, um ihn oben zu halten, musste ich ihn entweder vorne runterhängen lassen – wodurch ich höllische Nackenschmerzen bekam – oder seitlich an ein Kissen anlehnen, wodurch ich unglaublich starke Schmerzen am Rand der Ohrmuschel bekam. Irgendwie war alles Mist.

Nicht nur deswegen schlug mir das Nichtstun gehörig aufs Gemüt, und ich war schwer genervt von meiner täglichen Eintönigkeit. Auch wenn mir der geregelte Tagesablauf viel Sicherheit gab, ödete er mich manchmal total an – insbesondere in Phasen, in denen die einzige Abwechslung meines Daseins aus Essen und Toilettengängen bestand. Im Grunde gab es in meinem Leben nur noch acht Orte, an denen ich mich aufhielt: Bett, WC, Dusche, Waschbecken, Therapieliege, Sofa, Sonnenliege und Rollator zum Transfer in der Wohnung. Diese Orte waren immer mit derselben Aussicht auf Decken, Wände und Regale verbunden. Wie öde!

Obwohl mich diese ewig gleiche Perspektive nervte, störten mich durch andere Menschen verursachte, von mir selbst aber unbeabsichtigte Veränderungen in einem noch größeren Ausmaß. Mein Bild stimmte dann nicht mehr mit dem Original überein, und ich wollte, ja musste diese vermeintlichen Fehler finden und beseitigen – genau wie bei dem Rätsel «Original und Fälschung». Ähnlich verhielt es sich bei der mit hängendem Kopf ständig gleichen Aussicht auf meinen eigenen Körper. Ich hatte die merkwürdigen Veränderungen meines Körpers, insbesondere im Bereich des Oberkörpers, genauestens im Blick, und da auch diese nicht wirklich gewollt waren, lösten sie in meinem Hirn immer noch eine Art Fehlermeldung aus. Blöd, aber wahr.

Ich fühlte mich wie ein langer, dünner Luftballon, aus dem lustige Menschen durch Drehen, Ploppen und Formen in der Luft Hunde, Schwäne und andere Tiere formen. Bei meinem Körper hatte es offensichtlich auch ein paar Mal plopp gemacht: Früher war mein Bizeps schön rund, der Trizeps dagegen flach, inzwischen war der Bizeps flach, der Trizeps dafür aber ziemlich rund. Plopp! Dasselbe Phänomen zeigte sich bei Po und Bauch: Früher war mein Po apfelrund und der Bauch ganz flach, inzwischen war der Po platt wie ein Apfelring und der Bauch eher rundlich. Plopp! Ich hatte zwar nach wie vor ein Sixpack, nur leider anders als früher: vier kleine Röllchen am Bauch und jeweils eines rechts und links an den Hüften. Plopp, plopp, plopp, plopp, plopp, plopp! Zu allem Überfluss entwickelte dieser etwas aus der Form geratene Bauch hin und wieder exhibitionistische Tendenzen und machte sich spontan in aller Öffentlichkeit nackig. Ganz toll!

Enge Oberteile mit hohem Elastananteil konnte ich deshalb kaum noch tragen, und auch viele meiner Klamotten von früher passten mir nicht mehr. Davon abgesehen, dass ich mir darin jedes Mal verkleidet vorkam und mich fühlte, als hätte ich etwas aus einem anderen Leben an, passte ich oft tatsächlich nicht mehr richtig hinein. Am Bauch waren sie viel zu eng, am Oberkörper, am Po und an den Beinen dagegen zu weit und ständig auf Hochwasser. Deshalb musste ich meine Kleidung größtenteils erneuern und auf mein neues Leben im Sitzen abstimmen. Die Sachen müssen nämlich nicht mehr im Stehen, sondern im Sitzen gut passen, sie müssen problemlos an- und auszuziehen sein, bequem und therapierbar locker sitzen. Schließlich kann ich mich heute nicht wie früher dreimal am Tag umziehen ... leider!

Das Thema Kleider oder vielmehr die Frage «Was ziehe ich an?» ist bei Frauen ohnehin ein Fall für sich. Wenn dann auch noch derart erschwerende Faktoren hinzukommen wie Kenntnis der gesamten Garderobe, ohne sie sehen zu können, morgendliche Kleiderauswahl im Bad ohne langwierige Entscheidungsprozesse und mehrmalige Umentscheidungs- oder Umziehmöglichkeiten sowie strategisch sinnvolle Abstimmung der Kleidung auf eventuelle Wetteränderungen im Laufe des Tages, kann einem wirklich der Spaß vergehen.

Meistens fielen mir immer nur dieselben Kleidungsstücke ein, und ich konnte mich oft gar nicht erinnern, was ich überhaupt alles im Schrank hatte. Genauso wenig Spaß machte mir mittlerweile auch das Essen, das mangels Zeit und Genuss mehr und mehr zur reinen Nahrungsaufnahme verkommen war. Durch die anstrengenden Kaubewegungen fing mein Kopf nach spätestens fünfzehn Minuten heftig an zu wackeln. Das bedeutete für mich, beim Essen die maximale Geschwindigkeit an den Tag zu legen. Mit anderen Worten: spachteln, was das Zeug hielt, und zwar ohne mich zu verschlucken.

Durch die hohe Konzentration, Anstrengung und Hetzerei geriet ich häufig regelrecht ins Schwitzen, war aus der Puste und kam mir manchmal vor wie beim Sport. Anschließend legte ich eine kleine Verschnaufpause ein und versuchte – meistens jedoch vergeblich – die im Mund verbliebenen Krümel, Körner oder Kräuter aus den Wangen, Zähnen und vom Zahnfleisch zu entfernen – bloß wie sollte das gehen ... ohne Zunge? In Anbetracht der Mengen, die ich in der Wange bunkern konnte, glaubte ich mittlerweile fest daran, in einem früheren Leben ein Hamster gewesen zu sein. Mit Hilfe von Wattestäbchen und Zahnstochern ließen sich die Essensreste zwar gut entfernen, aber der Zeitbedarf hierfür überstieg beinah die Zeit des Essens selbst, sodass ich pro Mahlzeit in der Regel zwischen zwanzig und dreißig Minuten am Ackern war. Nach dem Sport war für mich vor dem Sport, denn anschließend ging es gleich mit vollem Magen ab ins Bad zur Abendpflege. Puh!

Mein Kreislauf strafte mich zwar hin und wieder mit plötzlichem Schwindel, Kaltschweiß, flimmernden Sehstörungen, piependen Ohrgeräuschen oder Übelkeit, aber ich wollte diese Strapazen einfach so schnell wie möglich hinter mir haben – also Augen zu und durch.

Da ich in letzter Zeit nur wenig bis gar nicht am Laptop gearbeitet hatte, nahm die Schwäche meiner Arme zusehends zu, und ich war kaum mehr in der Lage, die Unterarme auf die Oberschenkel zu wuchten. Außerdem bekam ich mangels Eigenbewegung der Arme Gelenkschmerzen im Schulter- und Ellenbogengelenk. Bei absoluter Ruhestellung in der Nacht waren die Schmerzen besonders stark und ließen mich trotz Schlaftabletten immer wieder aufwachen. Glücklicherweise fand ich schnell heraus, dass die Schmerzen deutlich geringer wurden, wenn jemand meine Arme vor dem Schlafengehen etwas bewegte, schüttelte und leicht in die Länge zog, um die Produktion von Gelenkflüssigkeit anzuregen.

Leider entstand durch die wenig bis gar nicht stattfindende Arbeit am Laptop ein weiteres Problem, für das ich auf die Schnelle keine Lösung parat hatte. Tagtäglich brachten neue Mails und Gästebucheinträge mein Postfach zum Überquellen, und ich brauchte dringend Hilfe bei der Pflege meiner Homepage. Mein schlechtes Gewissen wuchs mit jedem weiteren Tag Nichtstun, und bald hatte ich große Angst, dass ich dem Ganzen nicht mehr gewachsen sein und die verlorene Zeit nicht wieder aufholen könnte. Im Grunde brauchte ich jemanden, der Zeit und Ruhe hatte, sich in meine tägliche Arbeit am Laptop einzuarbeiten, um in einem Notfall wie diesem einspringen zu können. Zunächst hoffte ich, dass mir meine Familie und Freunde helfen könnten, aber schnell merkte ich, dass das nicht zu schaffen war – sowohl zeitlich als auch praktisch. Ich war wirklich verzweifelt und sehnte mich nach Hilfe, doch vorerst war keine Lösung in Sicht.

Anfang September bekam mein Vater gesundheitliche Probleme und musste für einige Tage ins Krankenhaus. Für meine Mutter bedeutete das noch mehr Stress, und mir wurde klar, dass ich in der Zukunft leider doch mehr Hoffnung auf andere Menschen setzen und auch noch mehr fremde Hilfe annehmen musste.

Da mein Vater Judy täglich versorgte und mit ihr Gassi ging, brauchte ich dringend jemanden, der sie ausführte. Ich zermarterte mir das Hirn, aber mir fiel einfach niemand ein, dem ich das zeitlich zumuten konnte. Plötzlich hörte ich auf dem Waldweg hinter unserem Haus einen Hund bellen, und schon hatte ich die Lösung: Ich musste einen netten Hundebesitzer finden, der Judy einfach mitnahm, wenn er mit dem eigenen Hund unterwegs war. Kurzerhand fragte ich Renate, die Mutter einer ehemaligen Mitschülerin aus der Grundschule, ob sie sich das vorstellen könne. Sie sagte zu, und seitdem holten sie und ihr Collie Clifford täglich Judy zu langen Spaziergängen ab. Judy war jedes Mal völlig aus dem Häuschen und warf vor Freude den Propeller an. Es machte mich sehr glücklich, sie so zu sehen.

Ein paar Tage später kam Philipp aus Hamburg zur erneuten Konfiguration meiner Umfeldsteuerung vorbei. Endlich konnte ich das Ding auch direkt vom Laptop aus bedienen und musste nicht immer zwischen Taster und Maus hin und her pendeln – wirklich eine große Erleichterung. Philipp und ich sprachen außerdem über zukünftige Möglichkeiten zur Bedienung des Laptops und kamen schnell zu dem Schluss, dass eine Augensteuerung die einzig sinnvolle Alternative darstellte. Obwohl ich mit der Steuerung über die Maus und die Bildschirmtastatur noch gut zurechtkam, musste ich mich wohl oder übel mental darauf einstellen, irgendwann nur noch die Augen für die Arbeit nutzen zu können.

Mentale Vorbereitung und Stärke waren Mitte September auch bei einem anderen Termin gefragt: Der Medizinische Dienst hatte sich erneut zur Begutachtung angekündigt. Wir hatten einen Antrag auf eine höhere Pflegestufe und auf Behandlungspflege gestellt. Der Arzt wandte sich bei allen Fragen direkt an mich, obwohl meine Mutter ihm vorher erklärt hatte, dass ich nicht mehr gut sprechen könne und er mich wahrscheinlich nicht verstehen werde. Ich antwortete so gut oder vielmehr schlecht, wie ich es unter diesem Druck und Stress konnte. Zunächst überprüfte er meine Orientiertheit, indem er Alter und Geburtsdatum, Größe und Gewicht, Datum, Wochentag und die (genaue) Uhrzeit abfragte. Danach erkundigte er sich nach den Namen und der Besuchshäufigkeit meiner Hausärztin und meines Neurologen, der Anzahl meiner Krankenhausaufenthalte, Reha-Maßnahmen und Kuren sowie nach meinen Medikamenten. Ob ich wisse, welche Tabletten mir in welchen Mengen verabreicht würden, und ob mir bekannt sei, wofür oder vielmehr wogegen ich diese einnahm.

An dieser Stelle fragte meine Mutter zum zweiten Mal interessehalber nach, warum er das alles so genau wissen wolle, und erhielt erneut die Antwort, dass er die Fragen stelle, schließlich sei er der Gutachter. Wir könnten sicher sein, dass seine Fragen alle einen Sinn hätten. Warum denn so empfindlich?, dachte ich nur.

Es folgten Erkundigungen nach meiner Pflege, der Nahrungsaufnahme, Kontinenz und Verdauung – genau in dieser Reihenfolge. Der Arzt fragte doch tatsächlich, ob ich nachts gewindelt würde. Wie? Was? Ich weiß, dass diese Fragen notwendig und reine Routine waren, aber mich und meine Mutter verwirrten sie trotzdem. Die kleine Zirkusvorstellung gipfelte in der Vorführung meiner Arbeit am Laptop und eines Toilettenganges, den der Mediziner nach unserer Rückkehr wie folgt kommentierte: «Na, das dauert zwar ein bisschen, aber *Mutti* ist ja noch nicht einmal ins Schwitzen gekommen.»

Letztendlich sprach sich der Arzt in seinem Gutachten für die Krankenkasse zwar für eine Höherstufung und die Unterstützung durch einen ambulanten Pflegedienst aus, sah jedoch mangels Beatmung in meinem Fall noch keine Notwendigkeit für eine Behandlungspflege. Natürlich legten wir sofort Widerspruch gegen die Ablehnung ein und warteten auf eine erneute Beurteilung der Sachlage.

2007/4   Der Ort in mir

Am 25. September passierte wie jedes Jahr das
Unvermeidliche: Ich hatte Geburtstag und wur-
de ein Jahr älter – sechsunddreißig. Ursprüng-
lich hatte ich angedacht, diesen Tag mit einem
Besuch meines Baumes im FriedWald zu verbinden, aber da
die Planung nie wirklich ins Rollen kam, verwarf ich den
Gedanken wieder und feierte mit meiner Familie und einigen
Freunden bei Kaffee und Kuchen zu Hause.

Am Wochenende nach meinem Geburtstag bekamen wir
reichlich Besuch. Meine Tante Hanne und mein Onkel Ger-
hard reisten aus Bayern an, und auch meine Tante Ulli aus
Nordrhein-Westfalen kam für einige Tage zu uns. Ich fand es
schade, dass ich wieder mal nicht richtig daran teilnehmen
konnte, sozusagen nur dabei statt mittendrin. Aus praktischen
Gründen und da ich mich in Ruhe konzentrieren musste, aß
ich allein vorab und gab den Vorkoster. Beim anschließenden
gemeinsamen Essen der anderen oben bei meinen Eltern versuchte ich anfangs zu lauschen, um wenigstens mitzuhören,
worüber sie sprachen, worüber sie lachten und was es alles
Neues gab. Da es jedoch ziemlich schwierig war, dem Gespräch
über eine Etage hinweg zu folgen, stellte ich irgendwann den
Fernseher so laut, dass ich gar nichts mehr von den anderen
mitbekam. Was ich nicht weiß, macht mich nicht heiß, dachte
ich. Wenn ich eines in den vergangenen Jahren gelernt hatte,
dann war es, ohne Murren Dinge zu ignorieren oder durch ein
gewisses Desinteresse besser zu ertragen.

Während das mit dem Ignorieren mittlerweile ganz gut

klappte, fiel es mir manchmal noch ziemlich schwer, andere Personen in bestimmten Momenten aus meiner Wahrnehmung auszuschließen und mich durch ihre bloße Anwesenheit weder aus der Ruhe noch aus meinem seelischen Gleichgewicht bringen zu lassen. Daher nutzte ich mutig die Gelegenheit und fragte meine beiden Tanten, ob sie Lust hätten, bei meiner Abendpflege zuzusehen. Sie waren natürlich interessiert, die Abläufe mal live und in Farbe zu beobachten. Gleichzeitig konnte ich trainieren, diese stressige Beobachtungssituation auszuhalten. Der Test verlief äußerst erfreulich, ich bekam weder Spastiken noch Kloni, auch von innerer Anspannung keine Spur und vor allem kein Geheule. Na also.

Schon zwei Tage später war es allerdings mit meinem Stolz vorbei. Als meine Eltern am frühen Abend von einem Ausflug mit den anderen zurückkehrten und ich zur Toilette musste, war die Situation schon relativ angespannt, weil meine Ma noch das Abendessen vorbereiten musste und dementsprechend unter Zeitdruck stand. Ihr Stress übertrug sich sofort auf mich, und meine Beine erwiesen sich infolgedessen als wenig kooperativ. Ich war genervt von meinem Körper, meine Mutter war leicht genervt von mir, und wir waren beide froh, als ich wieder auf dem Sofa saß.

Inzwischen waren meine beiden Tanten und mein Onkel eingetroffen. Sie wollten mir von ihrem Ausflug berichten und warteten vor dem Sofa, bis meine Mutter mich und meine Kleider zurechtgerückt hatte. Es fehlten eigentlich nur noch Arme, Kopf und Kissen, aber in dem ganzen Durcheinander ging das irgendwie unter, denn auf einmal hastete meine Ma zum Gefrierschrank und von da aus direkt nach oben in die Küche. Hallo? Jetzt hatte ich ein Problem, denn ohne Hilfe hatte ich keine Chance, den Kopf anzuheben, und mit seitlich auf dem Schlüsselbein hängendem Kopf konnte ich nicht sprechen. Was also tun? Ich versuchte die Situation auszuhalten und geduldig auf Hilfe zu warten, aber als ich merkte, wie verunsichert die drei waren, musste ich plötzlich weinen.

Ich war wie so oft nicht nur hilflos, sondern auch in meiner eigenen Hilflosigkeit völlig hilflos – eine Meta-Hilflosigkeit sozusagen. Ich konnte mir weder selbst helfen, noch vermochte ich deutlich zu machen, dass ich Hilfe benötigte und wie diese aussehen sollte. Leider erkannte niemand mein Kopf-Dilemma und befreite mich. Geduldig versuchte Hanne, mich mit lieben Worten und durch Streicheln meiner Hand zu beruhigen, während ich erfolglos versuchte, diesen blöden Kopf anzuheben. Nach einigen Minuten war meine Nacken-muskulatur bereits überdehnt und fing an zu brennen, als Hanne endlich die erlösende Frage stellte: «Sandra, soll ich dir mal den Kopf anheben?»

Gott sei Dank – ja bitte. Da die Brummlaute, die ich in einer solchen Position gerade noch von mir geben kann, in der Vergangenheit schon oft fehlinterpretiert worden waren, wollte ich nicken. Leider musste ich feststellen, dass selbst ein kleines Nicken zu einer großen Herausforderung werden kann. Der Zickzackkurs meines Kopfes ähnelte anscheinend mehr einem Kopfschütteln als einer Zustimmung, denn Hanne ant-wortete: «Nicht», und ich dachte «Nein ... doch, doch», aber es war zu spät. Wie immer tat es mir furchtbar leid, dass ich meinen Besuch ungewollt in eine derart unangenehme Situa-tion brachte.

Hanne blieb so lange ruhig neben mir sitzen, bis meine Ma mit dem Essen herunterkam und mir endlich den Kopf anhob. Das war einer von vielen Momenten der letzten Wochen und Monate, in denen mir bewusst wurde, dass ich professionelle Hilfe benötigte – bestenfalls von jemandem, der bereits Erfah-rungen mit der Krankheit ALS und ihren Tücken gesammelt hatte.

Aus diesem Grund nahm ich mit Katjas Hilfe telefonisch Kontakt zur ALS-Kontaktstelle der Deutschen Gesellschaft für Muskelkranke e.V. in Hannover auf. Die Leiterin des ALS-Gesprächskreises hatte selbst ihren Mann an die ALS verloren und konnte dadurch die Betroffenen und deren Angehörige natürlich sehr gut verstehen und ihnen beratend und tröstend zur Seite stehen. Sie war sofort bereit, mich zu besuchen, und wir vereinbarten einen Termin.

Ich war ziemlich nervös, aber mit ihrer herzlichen und verständnisvollen Art nahm uns die Frau von der DGM unsere Aufregung. Sie gab uns viele wertvolle Tipps und Hinweise, und ich glaube, meiner Mutter tat das Gespräch ebenfalls sehr gut. Besonders ein Thema beschäftigte mich auch danach noch lange. Es ging darum, dass sich erkrankte Menschen häufig verändern und egoistischer werden. Spontan hatte ich erwidert, dass man sich in einer solchen lebensbedrohenden Situation verändern und auch egoistischer werden müsse, wenn man leben, wenn man so lange wie möglich überleben wolle. Erst im Nachhinein wurden mir meine Worte richtig bewusst, und ich fragte mich, wie ich mich verändert hatte. War ich durch die Diagnose ALS tatsächlich egoistisch geworden? Oder war ich schon immer eine kleine Egoistin? Was bedeutete Egoismus überhaupt?

Ich hatte mit Sicherheit in bestimmten Momenten meines Lebens schon mal egoistisch gehandelt. Früher hatte ich nach außen selbstbewusst und stark gewirkt, trat außerdem meist zielorientiert und sicher auf, innerlich dagegen befand ich mich oft in einem riesigen Irrgarten oder wäre in vielen Situationen am liebsten weggelaufen. Einfach nur weg ... weit weg.

In Wirklichkeit war ich viel schwächer und ängstlicher, manchmal sogar regelrecht feige. Gleichzeitig wollte ich immerzu allem und allen gerecht werden, es allen recht machen und bloß nicht auffallen oder anecken. Ich verspürte eine große Unsicherheit und hatte immer Zweifel an mir. Meist traute ich mir zu wenig zu und vertraute mir selbst nicht – weil ich mich selbst kaum kannte. Wie sollte ich jemandem vertrauen, den ich gar nicht kannte?

Durch meine Erkrankung änderte sich in der Hinsicht einiges, und ich kann heute voller Stolz sagen, dass ich über einen gesunden Egoismus verfüge. Ich bin zwar äußerlich sehr schwach, innerlich dagegen bin ich gewachsen und stärker geworden. Außerdem habe ich mich selbst gefunden und mein Ego entdeckt. Ich lebe mehr im Hier und Jetzt, stelle mich einer Situation und laufe nicht mehr vor ihr davon – ich könnte es ja nicht mal, wenn ich wollte – oder schiebe sie endlos vor mir her. Ich habe weniger Angst, Dingen womöglich nicht gewachsen zu sein und die in mich gesetzten Hoffnungen und Erwartungen nicht zu erfüllen. Ich mache mir bei allem, was ich tue, weniger Gedanken um die Meinung anderer Leute. Auch habe ich gelernt, mir selbst zu vertrauen, mich auf mich zu verlassen und zu erkennen, wer oder was mir guttut – oder eben nicht. Ich habe mehr Selbstvertrauen und weniger Angst, ich bin mehr Optimist und weniger Pessimist, ich sehe mehr meine Stärken und weniger meine Schwächen – und das alles in meiner schwächsten Lebensphase.

Irgendjemand sagte mir mal, dass die schwierigsten Aufgaben im Leben immer nur den stärksten Menschen gestellt werden. In diesem Sinne versuche ich die ALS nicht als Bestrafung, sondern als eine Auszeichnung zu sehen.

Im Grunde machte mich also erst meine Erkrankung so stark. Durch die ALS entdeckte und weckte ich diese Stärke in mir. Ich bin sicher, dass alle Menschen große Kräfte in sich tragen. Allerdings braucht es Zeit, diese Kraft in sich selbst zu finden, an ihr zu wachsen und zu einem stärkeren Ich zu werden – manchmal mehr Zeit, als wir haben. Dem einen oder anderen mag es daher vielleicht sinnlos erscheinen, überhaupt danach zu suchen. Mahatma Gandhi hat mal gesagt: «Der Sinn des Lebens ist das Leben», und ich hoffe, er hatte recht, denn auch ich bin kein Selbstläufer und sehe an schlechten Tagen keinen

Sinn in meinem Leben, keinen Grund zu kämpfen, habe keine Lust, nach meiner Kraft zu suchen.

Ich bin nicht immer stark, und es ist auch nicht leicht, glücklich zu sein und sein Leben trotz der ALS schön zu finden, aber für mich zählt nur, dass ich es jedes Mal aufs Neue versuche und nicht aufgebe. Dennoch habe ich Respekt, wenn ein Betroffener diesen Weg nicht gehen möchte oder gehen kann. Wie hat es Jörg Immendorff in einem Interview formuliert? «Wir haben das Recht zu leben, aber nicht die Pflicht.»

Ich bin froh, dass ich die Zeit hatte, meine Stärke zu entdecken, dass ich den Mut hatte, mich zu verändern und dadurch mein Ego zu finden. Vor meiner Erkrankung hätte ich mich niemals getraut, eine Homepage zu erstellen und so offen über mein Leben, meine Gedanken, Gefühle und Ansichten zu berichten. Die Angst, meine Arbeit könnte nicht gut genug sein oder irgendjemandem nicht gefallen, hätte mich gelähmt. Vielleicht ist es für meine Familie und Freunde ungewohnt, dass ich heute über diesen gesunden Egoismus verfüge, aber ich bin überzeugt, dass ich ohne ihn schon lange nicht mehr hier wäre.

Aus dieser Überzeugung heraus ist ein gewisser Egoismus, insbesondere in einer Krankheitssituation, unbedingt positiv zu bewerten. Der Begriff wird jedoch meist negativ verwendet, und oft meint man damit, dass jemand ausschließlich an sich denkt. Egoismus in seiner extremsten Form ist tatsächlich absolute Selbstbezogenheit, doch es gibt auch den gesunden Egoismus, in dem wir sowohl an uns als auch an andere denken können. Wenn jemand seine Bedürfnisse nicht im Geringsten berücksichtigt, ist dies ebenso schädlich, wie wenn er ständig nur an sich und die Erfüllung seiner Bedürfnisse denkt. Das Gegenteil von Egoismus ist Altruismus, also Selbstlosigkeit. Es gibt jedoch kaum einen Menschen, der seine eigenen Interessen völlig in den Hintergrund stellt und vollkommen selbstlos ist. Im Grunde ist jedes Verhalten egoistisch. Auch wer seine eigenen Interessen zurückstellt und sich für andere einsetzt, handelt in seinem eigenen Interesse, denn er sieht in diesem Verhalten mehr Vorteile.

Doch genug philosophiert – zurück zum Alltag. Dieser war wieder mal durch schlaflose oder zu kurze Nächte geprägt. Trotz Schlaftabletten wachte ich nach etwa fünf Stunden auf, döste die verbleibende Zeit nur noch vor mich hin und war am Tag dementsprechend kaputt. Da die nächsten Wochen für mich ziemlich anstrengend werden würden, brauchte ich mehr denn je die Erholung im Schlaf. Nach ausführlichen Gesprächen mit der Leiterin eines ambulanten Pflegedienstes aus Wolfsburg stand ab Mitte Oktober nämlich endgültig die Einarbeitung zweier weiterer Pflegekräfte fest. Daher bat ich meinen Neurologen um eine andere Schlaftablette, woraufhin er mir ein verwandtes Präparat verschrieb.

Gespannt testete ich es noch am selben Abend, um zu prüfen, wie lange es mich außer Gefecht setzte. Nach eingehendem Studium des endlos langen Beipackzettels und in Ermangelung anderslautender Hinweise meines Arztes oder Apothekers nahm ich die Tablette wie immer zusammen mit den anderen Medikamenten vor dem Abendritual auf dem Sofa ein. Von dort aus ging es ins Badezimmer – Toilettengang, Anziehen der Schlafklamotten, am Waschbecken noch einmal den Mund ausspülen, trinken, Gesicht und Lippen eincremen, Haare kämmen, Hände waschen und zum Schluss ein warmes Fußbad zum Auftauen der Eisfüße. Leider setzte die Wirkung schon auf dem Weg von der Toilette zum Waschbecken ein, ich verlor im Nu die Kontrolle über die wenigen noch vorhandenen Muskeln und schwankte auf dem Rollator hin und her. Zudem schien mir der Wirkstoff aufs Hirn zu schlagen, denn ich fand plötzlich alles urkomisch und kicherte ununterbrochen. Ich hatte zwar nie Drogen ausprobiert, aber so ähnlich stellte ich mir die Wirkung vor. Als ich endlich im Bett war, schlief ich sofort und ohne Unterbrechung bis zum nächsten Morgen durch.

Versuch macht bekanntlich klug, daher beschloss ich am nächsten Abend, die Tablette lieber erst am Waschbecken einzunehmen. Als es so weit war, teilte ich meiner Mutter mit, dass ich dafür nicht wie sonst Apfelsaftschorle, sondern Wasser trinken wolle. Ich sagte zu ihr: «Ich möchte Wasser und keine Schorle», sie verstand allerdings: «Ich möchte Wasser aus Kalifornien», und hielt minutenlang einen aufgeregten und meinen Verstand anzweifelnden Monolog darüber, wo sie bitte um diese Uhrzeit Wasser aus Kalifornien hernehmen solle. Ich konnte es nicht fassen und wunderte mich, was für verrückte Ideen und wie viel Unfug sie mir offenbar zutraute. Als ob ich nachts um elf Uhr in einem Anfall totaler Dekadenz à la Paris Hilton völlig unvermittelt einen derart durchgeknallten Wunsch äußern würde. Um derlei Missverständnisse zu vermeiden, könnte bestimmt die von meinem Professor in Gießen in jeder Vorlesung gepredigte Methode GMV weiterhelfen: gesunder Menschenverstand.

Nachdem ich die Schlaftablette etwa eine Woche mit bestem Wolfsburger Leitungswasser zu mir genommen hatte, war ich zwar ausgeschlafen, bekam dafür jedoch andere Schwierigkeiten. Bedingt durch die Probleme mit den Füßen oder vielmehr Fersen hatte ich seit einigen Wochen extreme Nackenschmerzen und einen heftigen Druckschmerz am Ohr, die sich nun noch verstärkten. Zusätzlich bekam ich brennende Berührungsschmerzen unter den Armen, an den Handflächen und Fußsohlen.

Ich bin wirklich nicht wehleidig und durchaus einiges gewöhnt, aber die heftigen Schmerzen in Summe waren einfach zu viel. Vor allem das Brennen unter den Armen fühlte sich an, als wäre ich mit hinter dem Kopf verschränkten Armen in der Sonne eingeschlafen, hätte mir dabei ordentlich die dünne, empfindliche Haut unter den Achseln verbrannt,

diese anschließend rasiert und ein alkoholhaltiges Deo auf-
getragen.

Ich wusste weder, wie ich sitzen, noch, wie ich liegen sollte,
denn schon der bloße Kontakt der Kleidung mit der Haut verursachte höllische Schmerzen. Wir lagerten zwar die Arme
und Beine hoch, aber es war unmöglich, den ganzen Tag in ein
und derselben Position zu verharren. Hinzu kam, dass ich die
ganze Zeit über nichts weiter tun konnte, als die Wand anzu-
starren, fernzusehen und Musik oder Hörbücher zu hören.
Seit knapp zwei Monaten hatte ich nun schon nicht mehr am
Laptop gearbeitet.

Die Stunden, in denen ich mit diesen Schmerzen allein
war, waren die schlimmsten. Sie ließen durch die Anwesenheit
anderer Personen zwar nicht nach, aber meine Aufmerksamkeit konzentrierte sich dann nicht mehr ausschließlich auf
den Schmerz, und dadurch war er etwas leichter zu ertragen.
Sonntagabends war ich nervlich total am Ende. Ich hätte nur
noch heulen können und fragte meine Eltern, ob sie eventuell
einen gemeinsamen DVD-Abend bei mir machen würden – ich
hätte es allein nicht ausgehalten. Zum Glück willigten sie ein.

Am nächsten Tag begann bereits die Einarbeitung der
beiden neuen Pflegekräfte Daniela und Claudia. Mir war mittlerweile im Prinzip alles egal, ich war viel zu sehr mit mir selbst
beschäftigt, um ihre Anwesenheit überhaupt als zusätzlichen
Stör- oder Stressfaktor zu empfinden, und so überstand ich
die Tage der Beobachtung überraschend gut. Bis zum folgenden Wochenende wurden die Schmerzen allerdings noch
stärker, sodass meine Mutter am Samstag meinen Neurologen
telefonisch um Rat und Hilfe bat. Während ich als mögliche
Ursachen sowohl Entzugserscheinungen durch das abrupte
Absetzen meiner alten Schlaftabletten als auch eine Unver-
träglichkeit des neuen Präparats in Betracht zog, vermutete
mein Neurologe Stress als Ursache. Die Erkrankung meines
Vaters, die Angst vor anstehenden Veränderungen und vor der

Einarbeitung von Claudia und Daniela hatten mein Nervensystem wahrscheinlich verrückt spielen lassen, weshalb diese
sensiblen Körperregionen besonders schmerzempfindlich
reagierten. Er verordnete mir ein Beruhigungsmittel mit dem
Wirkstoff Bromazepam, und schon innerhalb weniger Tage
reduzierten sich die Schmerzen auf ein erträgliches Maß. Endlich!

Endlich konnte ich wieder an meiner Homepage arbeiten,
einen neuen Eintrag schreiben, nach und nach die vielen Mails
und Gästebucheinträge beantworten. Endlich konnte ich mich
auch richtig auf die Einarbeitung von Claudia und Daniela
konzentrieren. Obwohl ich unser erstes Kennenlernen etwas
unglücklich fand – ich saß nackt auf der Toilette –, waren mir
die beiden sofort sympathisch: offen, interessiert, engagiert,
witzig und humorvoll, keineswegs schüchtern oder zurück-
haltend. Nachdem sie zweimal bei der Morgenpflege, einmal
nachmittags und abends beim Essen mit anschließender
Abendpflege zugesehen hatten, übernahm Claudia die erste
Woche komplett. Sie kam also jeweils sowohl am Nachmittag
als auch am Abend vorbei – am Morgen waren wie gewohnt
Kerstin und Tina da.

Bereits nach wenigen Tagen hatte Claudia die Abläufe
relativ reibungslos verinnerlicht, und auch die Verständigung
klappte alles in allem gut. Allerdings ergaben sich im Laufe
der Woche immer wieder Änderungen im Ablauf. Wie ich im
Vorfeld befürchtet hatte, waren unter dem Stress der Einarbeitung sowohl der Transfer als auch die Pflege auf dem Rollator
einfach zu unsicher und zu gefährlich, sodass ich auf den Rollstuhl ausweichen musste. Dadurch veränderten sich nicht nur
Anfahrtswinkel, Aufsteh-, Dreh- und Hinsetztechniken, auch
das Waschbecken war jetzt natürlich viel zu hoch. Also musste
es heruntergefahren werden, wenn auch nur so weit, dass ich
mit dem Rollstuhl noch darunter passte und trotzdem zum
Trinken an den Wasserhahn kam. Das war Millimeterarbeit.

Außerdem musste ich das Bett und einige andere Möbel umstellen, um genügend Platz für den Transfer von meiner Schlafstätte in den Rolli zu haben. Diese Veränderungen brachten Unruhe in den gewohnten Tagesablauf und bedeuteten zusätzlichen Stress. Zwischenzeitlich war ich fast so weit, mir einen Blasenkatheter legen zu lassen, um mir wenigstens den Stress der Toilettengänge und die Angst vor einem Blasenriss zu ersparen. Jedoch wäre dann die durch den Transfer zur Toilette bedingte Bewegung ebenso wie die regelmäßige Wasseraufnahme am Waschbecken entfallen. Auch doof!

Also entschied ich mich erneut gegen den vermeintlich leichteren Weg und ging ohne Loch im Bauch in die zweite Woche der Einarbeitung – dieses Mal mit Daniela. Sie kam ebenfalls eine Woche lang jeden Tag am Nachmittag und am Abend vorbei, und bald musste meine Mutter nicht mehr dabeibleiben. Selbst die spezielle Haltetechnik beim Zähneputzen, die beiden zunächst ein wenig Kopfzerbrechen bereitet hatte, klappte bestens. Anfänglich lief mir zwar noch sehr viel Schaum aus dem Mund, aber so konnte sich wenigstens mein neuer Friseurumhang bewähren. So schütze ich meine Klamotten nicht nur vor den lästigen weißen Zahnpastaflecken, sondern auch vor losen langen Haaren und Wasser – sehr praktisch.

Ende Oktober erhielten wir, pünktlich zum Geburtstag meiner Mutter, die Nachricht, dass unser Widerspruch von der Krankenkasse ebenfalls abgelehnt worden war. Ambulante Pflege ja, Behandlungspflege nein – herzlichen Glückwunsch!

Eigentlich hatte ich mich schon richtig darauf gefreut, ständig Hilfe und damit auch die Möglichkeit zu bekommen, wieder mehr Dinge machen (lassen) zu können, ohne langes Bitten, ohne Diskussionen und ohne Zeitdruck. Der ambulante Pflegedienst bot zwar individuelle Pflege an und deckte mit Claudia und Daniela sämtliche Stunden ab, in denen ich pflegerische Hilfe benötigte. Manchmal wollte ich jedoch einfach mal etwas außerhalb dieser Routine erledigen lassen, die mich allzu sehr an den Film *Und täglich grüßt das Murmeltier* erinnerte. Selbst wenn ein Pflegedienst die personellen Kapazitäten hätte, meine Erledigungswünsche zu erfüllen, war da immer noch die Frage: Wer sollte das bezahlen? Also blieb mir weiterhin nichts anderes übrig, als Erledigungen wie etwas bei eBay verkaufen, ausmisten oder umräumen, so lange geduldig vor mir herzuschieben, bis ich jemanden fand, dem ich sie aufs Auge drücken konnte. Geduld war ja mittlerweile mein zweiter Vorname.

Geduldig musste ich auch bei der Kommunikation mit Claudia und Daniela sein. Obwohl die beiden mich auf Anhieb erstaunlich gut verstanden, kam es trotzdem täglich zu kleineren oder größeren Missverständnissen. Manchmal waren diese ziemlich lustig, und wir mussten – sofern wir sie aufklären konnten – unentwegt lachen. Manchmal brachte uns das Nicht- oder Missverstehen aber auch an den Rand der Verzweiflung, vor allem wenn ich Belanglosigkeiten oder Gags so oft wiederholen musste, bis mir die Lust daran verging. Problematisch wurde es immer dann, wenn ich etwas Wichtiges zu sagen hatte.

In solchen Momenten hätte das Nicht- beziehungsweise Missverstehen sogar gefährlich werden können, beispielsweise wenn sich aufgrund des Krankheitsfortschritts Veränderungen im Ablauf, in der Halte- oder Stütztechnik, der Medikation oder beim Essen ergeben hatten. Meine größten Bedenken waren, dass durch die Aufstockung der Pflegekräfte die Weitergabe wichtiger Veränderungen nicht gesichert war – zumal diese Aufgabe schon in unserem kleinen Viererteam meistens an mir hängen geblieben waren. Es war für mich nur sehr schwer vorstellbar, dass die Kommunikation bei noch mehr beteiligten Personen plötzlich reibungslos klappen sollte.

Im Prinzip hatte ich nur drei Möglichkeiten: Ich ging bereits im Vorfeld auf Nummer sicher und kümmerte mich persönlich darum, dass alle vorab die Informationen erhielten. Da eine solche Vermittlerrolle für mich praktisch unmöglich zu erfüllen war, blieben lediglich zwei Alternativen: Entweder kam ich trotz der Veränderungen mit der alten Situation zurecht und ertrug oder überstand sie irgendwie, oder ich versuchte die Neuerung selbst zu erklären. Da ich aufgrund des Krankheitsverlaufs für diese beiden Alternativen zu geschwächt war und mir oft nicht nur die körperliche Kraft, sondern auch die mentale Energie fehlte, mich immer über die Maßen anzustrengen, hatte ich in jedem Fall die «Arschkarte» gezogen.

In solchen Situationen war ich im Grunde hilflos wie ein Fähnchen im Wind. Das größte Problem war dabei nach wie vor meine Sprache – denn wenn ich mich anstrengte, war sie, wie auch am Morgen nach dem Aufstehen, an Undeutlichkeit nicht mehr zu übertreffen. Versuchte ich beispielsweise zu sprechen, wenn mir wie so oft der Kopf nach unten hing, musste ich nicht nur in Kauf nehmen, Spucke zu verlieren, ich riskierte auch, die für das Sprechen benötigte Kraft an anderer Stelle einzubüßen. Stand ich beispielsweise in diesem Moment, sackten mir plötzlich die Beine weg, oder ich verlor die Stabilität im Oberkörper und damit auch das Gleichgewicht.

Mein Neurologe hatte mir in einem unserer ersten Gespräche erklärt, wie ich mir den zunehmenden Kraftverlust infolge der ALS bildlich vorstellen könne. Jeder Mensch hat unendlich viele Muskel-Soldaten, die gehorsam und unverzüglich sämtliche über die Nervenzellen weitergeleiteten Befehle des Gehirns ausführen. Bei Menschen mit ALS nimmt die Anzahl der Soldaten infolge des Absterbens der Nervenzellen und der daraus resultierenden Atrophie ständig ab, bis nur noch eine kleine Hundertschaft übrig ist. Diese kann nun mal nicht an mehreren Orten gleichzeitig im Einsatz sein, wodurch sich der plötzliche Kraftverlust beim Stehen und Sprechen anschaulich erklären lässt. Alles klar – während gesunde Menschen also über Millionen fleißige Arbeiterameisen wie in dem Film *Ants* verfügen, hatte ich allenfalls noch den chaotischen Haufen an Ameisensoldaten aus *Biene Maja* zur Verfügung. Nami nana, nami nana, nami na na na, nami nana!

Mitte November bewahrheiteten sich meine Befürchtungen: Claudia war zum ersten Mal am Wochenende zur Morgenpflege eingeteilt, und meine Mutter zeigte und erklärte ihr die zusätzlichen Handgriffe des morgendlichen Aufstehens, der anschließenden Körperwäsche und des Anziehens. Nur hatte ich vergessen, mich zu vergewissern, ob meine Ma von meinen Schultergelenksproblemen und den daraus resultierenden Veränderungen beim Anheben der Arme wusste. Leider hatte sie keine Ahnung davon. Jeder Versuch, die Arme wie gewöhnlich anzuheben, ließ mich vor Schmerz zusammenzucken, weil immer irgendetwas im Gelenk knackte und gleichzeitig eine Sehne übersprang. Es war jedes Mal wie ein Stromschlag.

Natürlich hatten die beiden nicht den blassesten Schimmer, warum ich mich gegen das Anheben wehrte. Jeder Erklärungsversuch meinerseits war infolge der Nachwirkungen der Schlaftabletten vollkommen unverständlich und zauberte beiden ein riesiges Fragezeichen ins Gesicht. Es war deprimierend, denn ich konnte ihnen einfach nicht helfen, mir zu helfen, und das endete wie so oft in einem Heulanfall. Ich schämte mich. Es war nach wie vor schlimm genug, vor den Augen meiner eigenen Familie die Kontrolle zu verlieren, aber vor anderen Menschen war es geradezu erniedrigend. Eigentlich hätte ich in Sachen Erniedrigung schon relativ abgestumpft sein müssen, denn es gab so viele beschämende Dinge, die ich im Beisein von «Fremden» tun musste oder nur noch mit ihrer Hilfe tun konnte. Dabei waren weniger die Handlungen an sich so erniedrigend, sondern vielmehr die Tatsache, dass ich keine Wahl hatte.

Letzten Endes ist es etwas anderes, sich beispielsweise in einem Umkleideraum selbst vor anderen auszuziehen, als von mehr oder weniger fremden Menschen ausgezogen zu werden. Es ist mir unangenehm, im Intimbereich gewaschen zu werden, mir von anderen Personen einen Tampon einführen oder mir auf der Toilette den Hintern abwischen lassen zu müssen. Es ist kein besonders schönes Gefühl, mit weit aufgerissenem Mund zu gähnen oder mich ständig vollzusabbern. Es ist unappetitlich, vor den Augen und Ohren anderer Leute mit geöffnetem Mund zu kauen, dabei komische Geräusche zu erzeugen und kleinere Teile des Essens zu verlieren. Es ist peinlich, sich anschließend die Essensreste aus den Zähnen entfernen zu lassen, beim Trinken die Hälfte zu verschütten und hinterher von der vielen geschluckten Luft aufstoßen oder – noch schlimmer – laut rülpsen zu müssen. Und es ist beschämend, in Gegenwart anderer Menschen zu pupsen, zu niesen oder zu weinen. Ich kann weder auf Abstand gehen noch die Sekrete auffangen und mir selbst die Nase putzen. Es ist eklig, dass andere Menschen mit Nasentampons und Wattestäbchen bewaffnet die tägliche Nasenreinigung durchführen müssen, dass sie mit Hilfe des Zungenreinigers mehrfach am Tag meine Zunge von zähem Schleim befreien und mir regelmäßig zur Darmentleerung Einläufe verpassen müssen.

Ich habe schon häufig darüber nachgedacht, warum das alles für mich so schwer zu ertragen ist. Zum einen ist meine Auffassung von Intimsphäre und Würde schuld daran, zum anderen meine Erziehung. Wer kennt nicht den berühmten Satz «Das tut man nicht»? Allerdings liegt der Hauptgrund daran, dass ich mir nach wie vor zu viele Gedanken um die Gedanken anderer Menschen mache. Ich möchte nicht, dass sich jemand vor mir ekelt oder Sachen sehen, hören, riechen, berühren oder machen muss, die er lieber nicht tun möchte oder die ihm unangenehm sind – aber ich habe keine andere Wahl. Selbst wenn Pflegekräfte es vielleicht gewohnt sind, solche Dinge zu tun, ich bin es nach wie vor nicht.

So – schön, dass wir auch mal über diese (Tabu-)Themen

gesprochen haben. Zum Glück hatte ich bald einen Weg gefunden, diese alltäglich wiederkehrenden Handlungen besser ertragen zu können: durch Ignoranz. Zunächst dachte ich, ich könnte ganz einfach die andere Person und deren Empfindung ausblenden – bis ich merkte, dass genau die das Problem waren. Außerdem war es ohnehin unmöglich und darüber hinaus auch nicht wünschenswert, ausgerechnet den Menschen nicht zu beachten, der mir helfen musste ... sollte ... wollte. Also musste ich meine eigenen Gefühle und Gedanken ignorieren und sowohl mir selbst als auch bestimmten Situationen gegenüber gleichgültiger werden. Darin hatte ich ja bereits Übung.

Natürlich gelang es mir nicht immer, meine Empfindungen zu missachten, aber ich versuchte es, so gut ich konnte. Manchmal hatte ich zwar Angst, dass ich Gefahr lief, in eine generelle Gleichgültigkeit zu verfallen, aber solange es mir half, schwierige Situationen besser zu überstehen – *who cares*?

Diese Einstellung erleichterte vor allem auch die Einarbeitung der neuen Pflegekräfte. Bisher hatte ich zum Beispiel panische Angst vor Stürzen – nicht aus Angst vor meinen Verletzungen, sondern aus Sorge um die Gedanken und Vorwürfe, die sich derjenige machen würde, der mich eigentlich hätte halten sollen. Gelegentlich ertappte ich mich sogar bei dem Gedanken, dass es mir in dem Moment völlig egal war, ob ich stürzte und ob ich es schaffte, mich zu halten oder nicht. Nicht, dass mir die Menschen und deren Gefühle nun egal waren – ich versuchte nur nicht daran zu denken, dass sie es nicht waren. Das klingt jetzt wahrscheinlich total bekloppt, aber es half.

Jedenfalls reagierte ich dank dieser Einstellung in einigen brenzligen Situationen schon deutlich gelassener. Nur leider färbte sie auch auf andere Bereiche ab, und allmählich schlich sich eine leichte Gleichgültigkeit gegenüber meinem Aussehen ein. Zumindest nervte es mich zunehmend, mir darüber

Gedanken machen oder mich dafür anstrengen zu müssen. Beispielsweise kostete es mich alle drei Monate einige Überwindung, einen Friseurtermin zu vereinbaren, und ich stellte mir jedes Mal wieder die Frage: «Lohnt sich das? Ist es mir das überhaupt noch wert?» Ich vermied ohnehin seit einiger Zeit den genaueren Blick in den Spiegel, da ich mich nicht mehr so gerne ansah. Wie wichtig war es dann also noch, dass meine Haare perfekt gestylt waren? Ende November siegte dann doch meine Eitelkeit, und ich buchte noch einmal das volle Programm.

Der Aufwand hatte sich mal wieder gelohnt. Ich sah zwar mit dem frischen Haarschnitt und den helleren Strähnchen etwas ungewohnt aus, musste mir jedoch eingestehen: «Ich hab die Haare schön, ich hab die Haare schön, ich hab, ich hab, ich hab die Haare schön!» So konnte ich mit einem richtig guten Gefühl Herrenbesuch empfangen. Philipp aus Hamburg hatte sich zur erneuten Konfiguration meiner Umfeldsteuerung angemeldet. Dieses Mal kam er gemeinsam mit einem Mitarbeiter von Tobii, einem Unternehmen, dessen Augensteuerungssystem Menschen mit stark eingeschränkter Mobilität eine leicht zu bedienende Möglichkeit zur Kommunikation bietet.

Das System enthält alle erforderlichen Komponenten in einem Gerät. Die Kommunikationshilfe wird mittels Augenbewegungen des Benutzers bedient, eine integrierte Kamera wertet die Augenbewegungen aus und setzt diese in Aktionen auf dem Bildschirm um. Die Auswahl wird wahlweise durch Verweilen des Blicks auf dem Objekt, also per Blickdauer, Lidschlag oder durch Betätigen eines externen Tasters bestätigt.

Damit ich mit dem System bereits vertraut war und meine Homepage ohne Probleme weiterführen konnte, wenn mich eines Tages meine Arme oder Hände ganz im Stich ließen, reichten wir umgehend einen entsprechenden Antrag bei der Krankenkasse ein. Die Genehmigung solch kostspieliger

Hilfsmittel kann schon mal mehrere Monate dauern, sodass die frühzeitige Beantragung durchaus sinnvoll ist. Jetzt heißt es also wieder einmal warten und hoffen.

Warten ist ein gutes Stichwort. Die Zusammenarbeit mit Claudia und Daniela hatte sich bis Mitte Dezember wirklich gut eingespielt. Sofern keine unvorhersehbaren und vorher noch nie da gewesenen Probleme auftauchten, lief alles wie am Schnürchen. Claudia war für die Woche vor Weihnachten und auch über die Feiertage eingeteilt, als wir am Montagmittag vor Weihnachten einen Anruf vom Pflegedienst erhielten, dass sie ab sofort nicht mehr kommen könne. Zu meinem Entsetzen hatte sie den Pflegedienst überraschend verlassen. Da Daniela natürlich bereits bei anderen Patienten eingeteilt war und über Weihnachten Urlaub hatte, standen wir plötzlich ohne Unterstützung durch den Pflegedienst da. Meine Mutter fiel aus allen Wolken, als sie an besagtem Montag eher zufällig und ungeplant gegen zwei Uhr nachmittags nach Hause kam.

Vermutlich hätte ich sonst vergeblich auf Claudia gewartet und gewartet und gewartet – und mir wahrscheinlich irgendwann in die Hose machen müssen. An diesem Tag wurden mir drei Dinge klar: Erstens – ich kann mich auf niemanden wirklich verlassen. Zweitens – ich darf mein Herz nicht mehr an andere Menschen hängen. Drittens – ich brauche unbedingt ein externes Notrufsystem, denn was nutzt mir mein hausinterner Personenruf, wenn niemand zu Hause ist? Nüscht! Und noch etwas wurde mir sonnenklar: Weihnachten würde noch anstrengender und nervenaufreibender werden als in den Jahren zuvor.

Kerstin bot meiner Mutter spontan an, einige zusätzliche Stunden vor Weihnachten und über die Feiertage zu arbeiten, und auch Tina übernahm ein paar Schichten, um den Ausfall ein wenig abzufangen. Trotzdem mussten wir noch vor Weihnachten mit der Einarbeitung einer neuen Pflegekraft beginnen. Melanie war relativ jung, noch schmaler als ich und zunächst eher ruhig. Bevor ich jedoch dazu kam, mir darüber Gedanken zu machen, ob meine körperliche Situation, meine emotionale Labilität und die Kommunikationsprobleme sie möglicherweise zu sehr schockiert haben könnten, taute sie auf und brachte mich mit ihrem trockenen Humor immer wieder zum Lachen. Auch Missverständnisse meisterte sie souverän und wandte geschickt die Methode GMV an.

Einmal faselte ich etwas von «mein Oberteil», und Melanie musste bei jeder meiner Wiederholungen leise lachen. Sie sagte: «Weißt du, was ich immer verstehe? Das kann unmöglich richtig sein. Also, ich höre: Meine Oma ist heiß.» Wir bogen uns vor Lachen, denn selbstverständlich war meine Oma weder eine läufige Hündin noch sonst irgendwie heiß. Das Kurioseste passierte uns bei der Einarbeitung zur Abendpflege. Meine Mutter führte gerade vor, wie die Nasentampons aus Toilettenpapier für die Nasenreinigung geformt werden, als Melanie erzählte, dass sich ein Bekannter von ihr immer echte Tampons in die Nase steckte, wenn er Nasenbluten hatte. Just in dem Moment zog mir Melanie nach ein paar Umdrehungen den ersten Toilettenpapiertampon aus der Nase – und wie aufs Stichwort bekam ich Nasenbluten. Selbstredend lehnte ich es dankend ab, eine hellblaue Schnur aus der Nase hängen zu haben.

Die Realität, was meine Befürchtungen wegen Weihnachten anging, übertraf meine Vorstellung um Längen. Eigentlich begann der Heiligabend wie jeder andere Tag auch, denn Kerstin übernahm die Morgenpflege und das Frühstück, um Claudias Ausfall zu kompensieren. Am späten Nachmittag kamen Nina und Mirko, meine Oma und meine Tante Ulli, alle stapelten die Geschenke unter dem Weihnachtsbaum und verfrachteten mich in meine Corbusier-Liege. Von dort aus verfolgte ich das Treiben und war wieder mal traurig, mehr Zuschauerin und Zuhörerin, also keine echte Teilnehmerin, sondern nur anwesend zu sein. Ich konnte meiner Mutter nicht bei den Vorbereitungen helfen, ich konnte weder mitsingen noch mitessen oder mitreden. Ich konnte meine Geschenke weder ein- noch auspacken und auch niemanden in den Arm nehmen, um mich zu bedanken oder um «Frohe Weihnachten» zu wünschen. Wie jedes Jahr kämpfte ich auch diesmal mit meiner Traurigkeit, versuchte stark zu bleiben und nicht zu weinen.

Es ging alles gut, bis meine Eltern gemeinsam das allerletzte Geschenk von Nina und Mirko auspackten. Ich konnte nicht genau erkennen, was es war, aber das Quietschen der anderen war eindeutig: Nina war schwanger. Meine Eltern würden endlich Großeltern werden und ich Tante – Tante Sandra. Noch ehe ich mich richtig über diese frohe Nachricht freuen konnte, traf mich ein Blick meiner Mutter, der mich emotional völlig aus der Bahn warf. Sie sah mich nur ganz kurz an, bevor sie Nina umarmte, aber mir wurde in diesem kurzen Moment klar, dass ich meinen Eltern dieses unbeschreibliche Glücksgefühl nie würde schenken können, dieses Gefühl zwischen Lachen und Weinen, zwischen Freude und Rührung, zwischen Stolz und Hoffnung.

Ich begann zu weinen und konnte mich lange nicht beruhigen – sobald ich mich wieder halbwegs gefangen hatte, warf jeder Versuch meiner Familie, mich zu trösten oder aufzumuntern, jeder meiner eigenen Gedanken an mein Verhalten, mich erneut aus der Bahn. Dabei lagen Lachen und Weinen dermaßen nahe beieinander, dass sie mal wieder fließend ineinander übergingen. Es war, als ob ich bei Sturm im aufgewühlten Meer aus Emotionen auf einem schmalen Pflock balancieren müsste, um mein emotionales Gleichgewicht zu halten. Sobald mich bei diesem Balanceakt eine Böe oder eine Welle von Gefühlen – ob Lachen, Traurigkeit, Wut, Scham oder Enttäuschung – erfasste, verlor ich den Stand und stürzte erneut in das Tränenmeer. Na ja, damit blieb dieses Weihnachtsfest jedenfalls allen Beteiligten unvergessen.

Ich hatte Angst, dass Nina und Mirko böse sein könnten, weil ich ihre schöne Überraschung verdorben hatte. Aber meine Schwester hatte wohl mit einer ähnlichen, wenngleich nicht ganz so heftigen Reaktion meinerseits gerechnet. Es tat mir trotzdem leid. Eigentlich hätte auch ich, aufgrund des um mich herum herrschenden Babybooms, vermuten können, dass Nina und Mirko nach Hochzeit und Hausbau bald eine eigene Familie gründen würden.

In meiner Situation ist es nicht immer einfach, sich ohne Kloß im Hals mit anderen und für andere Menschen zu freuen, ihnen ihr Glück ohne Neid zu gönnen, während gleichzeitig feststeht, dass ich diese Freude niemals erfahren, geschweige denn mit jemandem teilen kann. Das eigene verpasste Leben vorgelebt zu bekommen, ist manchmal sehr schmerzhaft. Ich hatte in den vergangenen Jahren so oft das Gefühl, dass mich das Leben überholt, dass es an mir vorbeirast und ich von der ALS ausgebremst am Straßenrand stehe und sehnsüchtig zusehen muss.

Dieser Zustand war für mich kaum auszuhalten, und ich musste eine Entscheidung treffen. Mein früheres Leben fand auf der Autobahn statt – meistens hetzte ich rast- und ruhelos von A nach B und war mit Vollgas auf der linken Spur unterwegs. Selten bevorzugte ich das gleichmäßige Tempo der mittleren Spur oder zuckelte versteckt zwischen den LKWs vor mich hin. Sobald ich mit der Diagnose ALS erfuhr, dass mein Tank fast leer und weit und breit keine Ausfahrt, keine Tankstelle, keine Rettung in Sicht war, nahm ich gezwungenermaßen den Fuß vom Gas und schaltete mindestens einen Gang herunter. Plötzlich wurde die Überholende zur Überholten, ich versuchte Benzin zu sparen und mir die vorhandene Kraft gut einzuteilen – Hauptsache weiterfahren, niemanden behindern und nicht auffallen, sondern mithalten. Aber irgendwann kam mein Motor ins Stocken, ich fiel auf, konnte nicht mehr mithalten, wurde ungewollt zum Hindernis und musste schließlich rechts ranfahren und stehen bleiben. Einige Zeit verging, bis ich realisierte: ausgebremst!

Auf einmal stand ich da, sah, hörte und spürte mein altes Leben an mir vorbeirauschen. Wieder verging eine ganze Weile, bis ich diesen Anblick, die Geschwindigkeit und das Getöse nicht mehr ertragen konnte. An diesem Punkt galt es, mich zu entscheiden: Blieb ich hier stehen, trauerte meinem Leben hinterher und quälte mich mit Gedanken an meine verlorene Zeit – Vergangenheit, Gegenwart, Zukunft –, oder ging ich voran, nahm Abschied, ließ mein altes Leben los und versuchte neue Inhalte, Aufgaben und Ziele zu finden. Ich beschloss loszugehen.

Zunächst lief ich ziellos herum, auf der Suche nach Sicherheit, nach einem Ort, an dem ich mit der ALS in einem ausreichenden Abstand zum normalen Leben, jedoch ohne Isolation leben konnte. Es war alles andere als leicht, diesen Ort zu finden, denn er war auf keiner Landkarte verzeichnet. Aber ich schaffte es und weiß nun, dieser Ort liegt in mir.

2008/1 Fliegender Wechsel

Mein Start ins neue Jahr war deutlich unterhaltsamer als die vergangenen beiden Male. Nina und Mirko wollten – vielleicht auch wegen der kleinen Erdnuss – nicht groß, verqualmt und laut feiern, und meine Eltern blieben wegen der anstehenden OP meines Vaters zu Hause. Zunächst aßen wir gemeinsam Raclette und anschließend spielten wir *Scene it?*, ein interaktives Kinoquiz mit echten Filmclips. Wir hatten viel Spaß beim Erraten der Filmtitel, Schauspieler, Regisseure anhand von Ausschnitten, berühmten Zitaten oder Hinweisen zum Film. Nina, die Erdnuss und ich gewannen als Team, obwohl Mirko noch Tage danach glaubte, wir hätten geschummelt. Egal – ich hatte mich so oder so spielend ins neue Jahr gemogelt.

Mein Rückblick auf das zurückliegende Jahr fiel allerdings enttäuschend aus: Ich hatte mir vor genau einem Jahr vorgenommen, sämtliche Vorsorgemaßnahmen – Patientenverfügung, Vorsorgevollmacht, Organspendeausweis, Notfallordner, Überlegungen zur Beisetzung, Trauerfeier und allem, was damit zusammenhing, zu treffen. Meine größte Angst ist es nämlich, diese für mich enorm wichtigen Dinge nicht in meinem Sinne geregelt zu wissen. Leider hatte ich bisher kaum einen dieser Vorsätze erreicht – bis auf meinen Fried-Wald-Baum natürlich.

Die Aussichten, daran im kommenden Jahr etwas zu ändern, waren auch eher bescheiden. Es war schwierig, eine feste Bezugsperson zu finden, die sich für mich verantwortlich fühlte, die sich für mich einsetzte und starkmachte, die mit mir gemeinsam solche Dinge anpackte, konsequent verfolgte und umsetzte. Mir fehlte einfach eine wirkliche Konstante. Meine Eltern waren durch Krankheit, OP, Krankenhausaufenthalt und Reha meines Vaters bereits genug mit ihrem eigenen Leben und ihren Problemen belastet. Nina, meine Freundinnen, Therapeuten und Pflegekräfte hatten mit Mann, Kindern, Schwangerschaft, Hochzeit, Job und Haus-(bau) ebenfalls mehr als genug um die Ohren – und damit gingen mir auch schon die Vertrauenspersonen aus, mit denen ich mir vorstellen könnte, über diese persönlichen Dinge zu sprechen.

Erschwerend kam hinzu, dass all diese Themen sehr unangenehm und belastend sind, weshalb niemand sich gern damit auseinandersetzt. Die meisten Menschen machen nicht umsonst normalerweise einen großen Bogen darum. Ich wollte niemanden durch meine Bitte um Unterstützung bedrängen und fragte deshalb nie irgendjemanden konkret. Obwohl – gefragt hatte ich durchaus ein paar Mal, nur wahrscheinlich nicht hartnäckig genug. Mit jedem Tag wuchs jedoch der Druck, Vorsorgemaßnahmen treffen zu müssen, da meine Überlebenswahrscheinlichkeit kontinuierlich sank. Schon vor Jahren befasste ich mich damit, dass es für mich sehr schlimm war, andere Menschen um Hilfe bitten zu müssen, aber dass es bestimmt noch viel schlimmer wäre, niemanden zu haben, den ich um Hilfe bitten könnte ... Warum muss ich eigentlich immer recht behalten?

Ansonsten begann das neue Jahr genauso, wie das alte geendet hatte: mit jeder Menge Einarbeitungsstress. Mir schlug die Anspannung allerdings nicht auf den Magen, sondern auf den Mund, denn ich bekam zunächst gerötete, leicht eingerissene Mundwinkel. Auf der linken Seite entwickelte sich rasch eine entzündete Rhagade, die bei jedem Öffnen des Mundes, also beim Essen, Trinken, Sprechen, Lachen und Gähnen, höllisch wehtat und immer weiter einriss. Meine Blutwerte, insbesondere der Eisenwert, waren jedoch unauffällig, daher bekam ich eine zinkhaltige Salbe verordnet, durch die sich der Einriss eher verstärkte. Als die Schmerzen unerträglich wurden und ich gar nicht mehr kauen wollte und es auch kaum konnte, verschrieb mir meine Hausärztin ein ganz neues Mittel zur Wunddesinfektion und eine antibiotische Salbe, mit deren Hilfe die Rhagade langsam abzuheilen begann. Allerdings mussten meine Helfer nun noch mehr als sonst auf die Sauberkeit ihrer Hände achten, denn jede Berührung des Mundwinkels ließ die Entzündung erneut aufkeimen.

Vielleicht war genau das ja die Ursache für meine Rhagade: Keime? Durch die Einarbeitung von Claudia, Daniela und Melanie war ich natürlich viel mehr verschiedenen Keimen als bisher ausgesetzt, und vielleicht wurde meine Mundschleimhaut mit diesem Ansturm einfach nicht so schnell fertig. Umso unglücklicher war ich, als ich Mitte Januar erfuhr, dass Melanie den Pflegedienst im Februar verlassen wollte und Daniela auf unbestimmte Zeit ausfiel. Nicht mal die Tatsache, dass Kerstin ihre im letzten Jahr reduzierten Arbeitszeiten wieder etwas erhöhen wollte, konnte mich trösten. Für mich war die Rechnung ganz simpel: Drei Pflegekräfte eingearbeitet, drei Pflegekräfte verloren – alles ging wieder von vorne los.

Ich hätte ausrasten können, ich hätte fluchen können, ich hätte schreien können, ich hätte heulen können, aber ich tat nichts von alledem. Wozu auch? Also arbeitete Melanie Ende Januar, nach zwei Wochen selbständigen Arbeitens bei mir, eine weitere Pflegekraft ein: Melanie II. Sie war Anfang zwanzig, sehr offen, direkt und lustig und hatte den festen Willen, alle Handgriffe so schnell wie möglich so perfekt wie möglich zu beherrschen, um mir so gut wie möglich helfen zu können. Ihr Ergeiz steckte mich an, und ich verlor ein wenig meine in den letzten Wochen erkämpfte Gelassenheit. Genau wie Melanie wollte ich, dass alle Abläufe gut klappten, aber irgendwie ging der Schuss nach hinten los, und ich verfiel manchmal wieder in alte Muster – Heulanfall.

Es tat mir total leid, Melanie enttäuscht und traurig neben mir stehen zu sehen, hilflos, ratlos und immer mit dem doofen Gefühl, etwas falsch gemacht zu haben. Aber ich konnte es nicht ändern, also mussten wir da irgendwie durch.

Ähnlich erging es ab Mitte Februar auch Ramona, die Melanie II einarbeitete. Ramona war noch etwas jünger, die Ruhe in Person und – wie alle anderen auch – sehr sympathisch, angenehm und engagiert. Ich glaube, jene Menschen, die sich für einen Pflegeberuf entscheiden, sind oft ganz besondere Menschen. Sie haben nicht nur ein großes Herz, viel Geduld, Einfühlungsvermögen und Verständnis, sondern auch den Wunsch, anderen zu helfen.

Umso größer war mein schlechtes Gewissen, wenn mir mal wieder nicht zu helfen war. Die Einarbeitung neuer Pflegekräfte durch erst vor wenigen Wochen angelernte Kräfte hatte Vorteile, brachte aber natürlich auch einige Schwierigkeiten mit sich. Vorteile ergaben sich vor allem daraus, dass sie noch aus ihrer eigenen Erfahrung wussten, welche Infos, Tipps, Griffe und Anweisungen wichtig und hilfreich waren, um mich gut händeln und versorgen zu können. Nachteile ergaben sich dagegen aus der fehlenden Routine im Umgang mit mir, den Hilfestellungen und Haushaltsgeräten. Solange die einstudierten Abläufe wie geübt und ohne Zwischenfall abliefen, hatten wir keinerlei Probleme. Sobald aber etwas Neues, Unvorhergesehenes passierte, ich noch nie da gewesene Laute machte oder etwas wollte, von dem sie noch keine Ahnung hatten, bekamen wir ruckizucki ein Problemchen.

Zum Beispiel war es toll, dass alle schon nach kurzer Zeit mit Hilfe meines Kaffeevollautomaten einen leckeren Latte macchiato zaubern konnten. Allerdings wäre es auch praktisch gewesen, wenn sie außerdem gewusst hätten, dass, wie, wo und womit die Espressobohnen gelegentlich aufgefüllt, die Tropfschale und der Trester geleert werden mussten und wie sich die von meiner Mutter über Nacht zum Einweichen in sämtliche Einzelteile zerlegte Milchaufschäumvorrichtung wieder ordnungsgemäß zusammensetzen ließ. Bei solchen Vorkommnissen war ich von meinem Sofaposten aus nicht wirklich eine Hilfe.

Andere Probleme entstanden beim Essen, wenn sie meine Gesten und Laute noch nicht richtig deuten konnten. Oft verstanden sie beispielsweise mein «Hm» für «Nächster Happen bitte» als Zeichen zum Mundabwischen, mein «Hmmm» für «Einmal Mundabwischen» als Aufforderung zum Trinken und mein «Hmmhm» für «Trinken» als Bitte, mir die Haare hinters Ohr zu streichen. Das «Hmhm» für «Ich bin pappsatt und platze gleich» führte schließlich zur völligen Verwirrung.

Es ist bestimmt nicht leicht und erfordert einiges an Übung, diese feinen Unterschiede herauszuhören – für zwei Frischlinge und einen alten, aber sprachgestörten Hasen wie mich ist das wirklich eine sehr große Herausforderung. Mein Fehler ist, dass ich in meinem gewohnten Verhalten und in der Annahme, meine Zeichen seien doch ganz eindeutig, oft vergesse, dass sie für Fremde sehr ungewohnt und alles andere als eindeutig sind. Gleiches gilt für meine Richtungsangaben: Wenn mir eine Pflegekraft gegenübersteht, ist natürlich mein Links ihr Rechts und umgekehrt, mein Vor ist ihr Zurück, und selbst das Verständnis von Oben und Unten kann total verschieden sein.

Irgendwann hatte ich mich Melanie I gegenüber mal zu der völlig bescheuerten Aussage «Das andere Oben» hinreißen lassen, worauf sie erstaunt konterte: «Wie viele verschiedene Oben und Unten es plötzlich gibt.»

In dieser Situation kam der «Stille-Post-Effekt», wie ich das Phänomen nannte, erschwerend hinzu. Ich hatte im Oktober mit Hilfe meiner Ma Daniela eingearbeitet, Daniela hatte dann Anfang Januar Melanie I geholfen, die Ende Januar wiederum

Melanie II eingewiesen hatte, die ihrerseits Mitte Februar die Einarbeitung von Ramona übernommen hatte. Wie bei dem bekannten Spiel kam manchmal am Ende zwar etwas ähnlich Klingendes, inhaltlich jedoch Grundverschiedenes heraus – was mitnichten heißen soll, jemand hätte etwas nicht richtig verstanden.

Die ungewollten Veränderungen entstanden vielmehr unbemerkt irgendwann und irgendwo in dieser Kette. So wurde beispielsweise aus der ursprünglichen Anweisung, man müsse mich im Stehen mit dem Oberkörper immer ein bisschen nach rechts oder links *lassen*, damit ich einen Schritt zur Seite machen konnte, die Anweisung, man müsse mich nach links oder rechts *ziehen*. Also zogen und schoben die Pflegekräfte an mir, was das Zeug hielt. Ich hatte dieser Übermacht an Kraft natürlich nichts entgegenzusetzen. Da ein weiterer Hinweis lautete, man müsse mir immer genug Zeit lassen und abwarten, bis ich einen Schritt setzen konnte, stand ich nicht nur genauso schief da wie der Schiefe Turm von Pisa, sondern war auch genauso unbeweglich.

Die Hauptschwierigkeiten für die Pflegekräfte ergaben sich außerdem vor allem aus den folgenden drei Punkten: Zum Ersten mussten die mir gegebenen Hilfestellungen immer möglichst exakt sein. Nur dann war ich noch in der Lage, Bewegungen zu machen, die ich eigentlich schon lange nicht mehr auszuführen vermochte. Zum Beispiel konnte ich durch eine entsprechende Gewichtsverlagerung noch Schritte nach hinten und zur Seite machen, obwohl ich keines meiner Beine anzuheben vermochte. Dank meiner speziellen Stütz- oder vielmehr Abstütztechnik blieb ich beim Hochziehen der Hose nach dem Toilettengang sogar sicher auf beiden Beinen stehen, obwohl es mir seit einer kleinen Ewigkeit nicht mehr möglich war, frei zu stehen. Ich konnte mit ein paar Tricks noch alles essen, mir die Zähne putzen oder am Laptop arbeiten.

Zum Zweiten mussten die Pflegekräfte im Umgang mit mir

einige ihrer antrainierten Pflegetechniken über Bord werfen und lernen, dass bei mir weniger oft mehr war. Sie waren es gewohnt, mit viel Kraft zu arbeiten, den Patienten relativ fest zu halten und sehr körpernah zu stützen. Ich dagegen benötigte einen gewissen körperlichen Frei- und Spielraum, um meine Bewegungen auszuführen und meine Lockerheit in den Beinen nicht zu verlieren. Ich hatte die Pflege mal mit einem gemeinsamen Tanz verglichen – nach wie vor tanzte ich wirklich gerne mit, aber bitte keinen Klammer-Blues! Wir mussten einfach lernen, uns zu vertrauen, was hieß, dass ich ihnen genauso vertrauen musste wie sie mir, und zusätzlich mussten sie mir auch etwas zutrauen.

Zum Dritten brauchten alle Pflegekräfte eine gewisse Zeit, bis sie sich an meine – zugegebenermaßen sehr merkwürdigen und überraschenden – körperlichen Zusammenhänge gewöhnten. Seit ich ALS hatte, schien mein Körper einer Art Hampelmannprinzip zu gehorchen. Die Kraft oder Energie, die an einem Ende meines Körpers auf mich übertragen wurde, wollte ihn an einem anderen Ende wieder verlassen und erzeugte dort eine plötzliche, von mir nicht gewollte Bewegung. Ich war nicht in der Lage, die Kraft oder Energie zu absorbieren.

Zog mir jemand beispielsweise beide Arme kräftig, ruckartig oder für meine Verhältnisse schnell nach vorn, gingen häufig auch meine Beine automatisch in die Streckung oder wollen dann partout nicht in die Beugung gehen. Saß ich ohne mich anlehnen zu können auf dem Bett und jemand hob eines meiner Beine ein bisschen an, kippte ich mit dem gesamten Oberkörper diagonal nach hinten um. Wie singt Herbert Grönemeyer in dem Song «Einfach sein» von den Fanta Vier so treffend? «Es könnt alles so einfach sein, isses aber nicht.»

Ich weiß gar nicht, wie oft ich diesen Satz in den vergangenen Jahren schon gedacht habe. Wie zum Beweis bekam ich prompt meine alljährlich wiederkehrenden Probleme beim

Schlafen. Erneut taten mir plötzlich Nacken, Schultern und Ellenbogen weh, und ich wachte trotz Schlaftablette immer wieder auf. Dieses Mal lag die Lösung des Problems in der Veränderung meiner Schlafposition und meines Trinkverhaltens vor dem Zubettgehen. Da ich zum Glück über Nacht nach wie vor eine starke Blase hatte und nicht zur Toilette musste, trank ich nun die doppelte Menge Wasser – etwa einen halben Liter – und schlief dadurch deutlich tiefer. Selbst wenn ich trotz veränderter Schlafposition noch Schmerzen hatte, verpennte ich sie komplett.

Dafür ergaben sich andere Schwierigkeiten. Durch die zunehmende Schwächung der Arme, Beine und des Nackens war es mir nachts unmöglich, die Arme auf Abstand zu halten. Im Schlaf mogelten sie sich gestreckt an den Körper heran, und ich erwachte jedes Mal wie ein strammstehender Soldat – mit dem kleinen Unterschied, dass meine Hände sich nicht seitlich am Bein, sondern zur Hälfte unter dem Po befanden. Das war nicht nur schmerzhaft, sondern auch ziemlich unpraktisch, denn so konnte ich den Taster der Umfeldsteuerung mit integriertem Personenruf nicht mehr erreichen und somit im Notfall keine Hilfe holen. Zwar gab es die Möglichkeit, den Taster über einen biegsamen Schwanenhals in Kopfnähe zu befestigen, allerdings bewegte ich in der Nacht den Kopf oft von rechts nach links, und ich hätte große Bedenken, dadurch permanent einen Fehlalarm auszulösen.

Eigentlich war es erstaunlich, dass ich den Kopf noch derart gut bewegen konnte, denn die Nackenmuskulatur hatte in letzter Zeit doch erheblich gelitten und sich diskret zurückgezogen. Dementsprechend waren sämtliche Aktivitäten, bei denen ich den Kopf oben halten musste – wie Sprechen, Essen, Trinken, Zähneputzen und sogar untätiges Herumsitzen –, noch anstrengender geworden. Mittlerweile brauchte ich selbst beim Ausspucken des Schaums oder Wassers nach dem Zähneputzen Unterstützung. Die Helferin hielt mir dazu den

Kopf an der Stirn und unterstützte die Bewegung, damit ich meine ganze Kraft in den Vorgang des Spuckens legen konnte – irgendwann hatte ich dabei doch tatsächlich mal eine Fliege totgespuckt.

Kraft hatte ich also noch ... Allerdings nicht mehr genug, um auch dem gutgemeinten Halte-, Stütz- und Schiebedruck meiner Helfer standzuhalten, und zwar im wahrsten Sinne des Wortes. Wenn ich stand, hatte ich meistens ein wenig Schlagseite, weil ich das rechte Bein stärker belasten konnte als das linke. Trotz zahlreicher Versicherungen meinerseits, dass ich mich im Gleichgewicht befand und sicher stand, waren die neuen Helfer irritiert und versuchten mich durch einen leicht korrigierenden Druck an der rechten Hüfte zu stützen, zu halten und in die Mitte zu schieben. Das Problem dabei war nur: Dann konnte ich nicht mehr stehen und verlor das Gleichgewicht, denn ihre Mitte war nicht meine Mitte. Während sie glaubten, mich zu halten, taten sie genau das Gegenteil: Sie schubsten mich um – ungewollt natürlich.

Da es gerade am Anfang schwer war, ihnen die Angst vor einem Sturz zu nehmen, gewöhnte ich mir an, einen entsprechenden Gegendruck aufzubauen, um in meiner Mitte bleiben zu können. Angesichts der ungleichen Kräfteverhältnisse war das zwar eine echte Herausforderung, aber es klappte recht gut – zumindest solange sie den Druck nicht urplötzlich lösten und ich mit meinem Gegendruck praktisch ins Leere lief oder besser gesagt fiel.

Ende Februar wurden Kerstin und Olli zum zweiten Mal Eltern, und die kleine Carlotta erblickte gesund und putzmunter das Licht der Welt. Leider konnte ich dieses Mal nicht ins Krankenhaus fahren, um Mutter und Kind zu besuchen, denn ich hatte noch immer keinen adäquaten Rollstuhl.

Im März spielte sich die Pflege mit Melanie und Ramona immer besser ein, sie wurden von Mal zu Mal sicherer, und wir hatten bald viel Spaß. Die meisten meiner Ängste und Bedenken gegenüber dem Pflegedienst hatten sich letztendlich als völlig unbegründet erwiesen. Natürlich war die Zeit der Einarbeitung für alle Beteiligten anstrengend, aber die Mädels brachten nicht nur mehr Schwung in mein Leben, sondern jede Einzelne war als Mensch wertvoll für mich. Zudem erfuhr ich, dass auch Daniela demnächst zurückkehren würde, worüber sie sich hoffentlich genauso freute wie ich.

Dennoch mussten weitere Kräfte angelernt werden, denn Kerstin hatte im April Urlaub, und wir brauchten dringend eine Pflegekraft, die meine Morgenpflege sowohl im Urlaubs- oder Krankheitsfall als auch an Kerstins freien Wochenenden übernehmen konnte. Eine Woche lang arbeiteten Kerstin und ich nachmittags Susanne und in der darauffolgenden Woche vormittags Marion ein. Erneut hatte ich Glück, und die Chemie zwischen uns stimmte von Anfang an – jedenfalls von meiner Seite aus. Sowohl Susanne als auch Marion waren total nett, sympathisch und kompetent. Während es bei Susanne bei diesem kurzen Intermezzo blieb, sollte Marion nach Ostern zum regelmäßigen Arbeiten und zur Verbreitung guter Laune zu mir kommen.

Marion war ein paar Jahre älter als ich, sehr quirlig und witzig, sodass wir ständig etwas zu lachen hatten. Außerdem war sie ausgebildete Friseurin, wodurch ein perfektes Hairstyling auch in Kerstins Abwesenheit gesichert war. Besser ging es nun wirklich nicht.

Weniger erfreulich war dagegen das alljährlich stattfindende Wiegen: Hatte ich vergangenen September immerhin noch 49,5 Kilogramm auf die Waage gebracht, waren es ein halbes Jahr später lediglich 47,5 Kilo. Ich hatte bereits am ungewohnt lockeren Sitz meiner Hosen geahnt, dass die stressige Zeit des Einarbeitens der sieben Pflegekräfte nicht ganz spurlos an mir vorübergegangen war. Bei meiner Diagnose im April 2000 hatte ich etwa 58 Kilo gewogen, allerdings war ich damals sehr muskulös und durchtrainiert. Nach meinem

Umzug nach Wolfsburg Ende 2002 zeigte die Waage noch 55 Kilo und drei Jahre später 52 Kilogramm an. Im Grunde hatte ich bisher pro Jahr etwa ein Kilogramm Gewicht verloren. Diesen gleichmäßigen Gewichtsverlust führte ich jedoch ausschließlich auf den stetig zunehmenden Muskelabbau zurück. Die Verdopplung meines Gewichtsverlustes in der Hälfte der Zeit auf nunmehr 47,5 Kilogramm musste daher noch eine andere Ursache haben. Stress vielleicht?

Insbesondere am Hintern und an den Beinen hatte ich viel mehr Masse eingebüßt als in den Jahren zuvor. Aber: Jammern half nicht! Was weg war, war weg, und diese Muskulatur käme auch nicht wieder, wenn ich noch mehr oder noch gehaltvoller essen würde – was allerdings weder theoretisch noch praktisch möglich war. Ich aß nämlich bereits sehr regelmäßig, sehr gut, sehr viel, sehr kalorien- und eiweißhaltig, sodass ich mich manchmal selbst wunderte, wo ich das alles ließ.

Im Grunde konnte ich noch immer alles essen, auch wenn bestimmte Nahrungsmittel schwieriger zu kauen oder zu schlucken waren und ich dafür mehr Zeit, Geduld, Kraft und Konzentration benötigte. Deshalb aß ich Dinge wie Brot, Brötchen, Fleisch, feste Kartoffeln, Schupfnudeln, im Grunde alles, was man gut kauen muss, nur noch selten. Ansonsten achtete ich auf die Trennung verschiedener Konsistenzen wie fest – flüssig, weich – hart und nahm entweder nur Suppe oder nur Einlage, nur Kartoffelbrei oder nur Gemüse auf einmal in den Mund. Außerdem vermied ich extrem trockene, krümelige und scharfkantige Nahrungsmittel wie Knäckebrot, Kekse, losen Reis oder Chips.

Morgens frühstückte ich ein Gemisch aus Quark, Joghurt, Sahne, Zitronensaft, gemahlenen Dinkelflocken und Honig zusammen mit geriebenem Obst, feingehackten Nüssen, Rosinen und Aprikosen. Das war nicht nur sehr lecker und nahrhaft, sondern auch für mich gut zu schlucken, ohne zu kauen. Manchmal bekam ich auch Weißwürste, Toastbrot oder Brötchen. Nachmittags aß ich immer Kuchen, Kaiser-schmarrn, Eierkuchen, Waffeln oder andere Leckereien und trank dazu den berüchtigten Latte macchiato. An warmen Tagen im Sommer bevorzugte ich jedoch ein Eis oder einen kalten Shake aus dem Mixer mit Vanilleeis und Ananas oder Erdbeereis und Erdbeeren. Abends kochte meine Mutter mir oft pürierte Suppen, Kartoffelbrei, Nudeln, Gnocchi, Reis oder Knödel mit ganz feingehackten oder pürierten Gemüsesoßen, Aufläufe, Fisch, zartes Fleisch, Kartoffelpuffer, Risotto oder Milchreis.

Das Essen reichten mir die Pflegekräfte mundgerecht mit der Gabel oder einem Löffel an, ich nahm alles in den Mund und öffnete diesen anschließend bei Bedarf noch einmal, damit mir der Happen mit der Gabel in meine Wangentasche geschoben werden konnte. Nun kaute ich alles gut durch und schluckte es nach und nach herunter. Je nach Menge und Schwierigkeitsgrad des Essens dauerte die Nahrungsaufnahme inklusive Zahnstochern, Tabletteneinnahme und Trinken zwi-schen zehn und fünfundzwanzig Minuten. Somit verbrachte ich täglich allein sechzig Minuten mit Essen und Trinken, weitere fünfundvierzig Minuten mit drei über den Tag ver-teilten Toilettengängen und – je nachdem, ob Haarewaschen oder Duschen auf dem Programm standen – etwa sechzig bis neunzig Minuten bei der Morgenpflege, dreißig Minuten bei der Abendpflege und fünfundvierzig Minuten beim Zubett-bringen, inklusive eines Toilettenganges. Zusätzlich hatte ich täglich sechzig Minuten Therapie, brauchte über den Tag ver-teilt neunzig Minuten zum Ausruhen und dreißig Minuten zum Plausch mit meinen Helfenden Händen. Weitere dreißig Minuten verbrachte ich mit Warten, dazu drei Stunden am Laptop und etwa vier mit Fernsehen oder Musikhören. Wenn ich mal davon ausgehe, dass ich zudem etwa neun Stunden im Bett lag, war ich nach Adam Riese vierundzwanzig Stunden lang mehr oder weniger beschäftigt.

Demnach musste ich bei besonderen Anlässen wie Arzt-, Friseur- oder Besuchsterminen die variablen Größen verändern, indem ich zum Beispiel die Ess- und Redezeiten, die Zeit am Laptop oder vor dem Fernseher reduzierte und die Ruhephasen erhöhte. Während ich die Folgen und den Stress der Umstrukturierungen so relativ gut kompensieren konnte, hing mir eine Nacht mit minimalen Schlafphasen noch tagelang nach.

Eine solche Nacht stand mir Mitte März bevor, denn aus irgendeinem Grund waren eines Sonntagabends keine Schlaftabletten mehr da oder vielmehr nur eine halbe Tablette anstatt eineinhalb. Großartig!, dachte ich und entschied mich, eine der Tabletten einzunehmen, die mich garantiert ausknockten. Nur dieses Mal schien sie überhaupt nicht zu wirken, jedenfalls lag ich stundenlang wach und ärgerte mich. Zu allem Überfluss musste ich auch noch feststellen, dass meine Blase im wachen Zustand deutlich aktiver war als im Schlaf, denn gegen fünf Uhr verkündete sie ziemlich nachdrücklich den Wunsch, sich entleeren zu wollen, oder besser: sich s-o-f-o-r-t entleeren zu wollen.

ALS-Betroffene entwickeln im Verlauf der Krankheit häufig eine Stressblase, meine Blase mutierte dagegen innerhalb von Sekunden zu einer regelrechten Panikblase. Ich musste auf der Stelle zur Toilette, und je mehr ich daran dachte, dass ich zunächst irgendwie an den Taster des Personenrufs gelangen, diesen etwa sieben lange Sekunden durchgehend drücken und anschließend noch auf Hilfe warten musste, desto panischer wurde meine Blase. Was für ein bescheidenes Gefühl das ist, kann ich nicht in Worte fassen. Erst jetzt konnte ich mir vorstellen, was viele andere Betroffene Nacht für Nacht durchmachten, wenn sie mehrmals zur Toilette mussten.

Nach diesem Erlebnis hatte ich große Angst, nun auch noch eine schwache Blase zu bekommen. Mir fiel nämlich auf, dass sich einige Symptome und Beschwerden erst bei mir manifestiert hatten, nachdem ich wiederholt davon gehört und mich infolgedessen gedanklich intensiver mit der Problematik auseinandergesetzt hatte. Darin zeigt sich wohl die Macht der Gedanken.

Obwohl ich dank der halben Schlaftablette, Kerstins Flexibilität, Tinas fast geräuschlosem Putzen und der Organisation und Koordination meiner Mutter bis Mittag schlafen konnte, war der Tag im Prinzip noch vor Sonnenaufgang für mich gelaufen. Trotzdem verabredete ich mich in einem Anfall purer Selbstüberschätzung nachmittags mit meiner Freundin Kerstin und Baby Carlotta zum Vorstellungsgespräch. Das Treffen fiel jedoch buchstäblich ins Wasser, weil ich nervlich ziemlich am Ende war und meine Tränen kein Ende nehmen wollten. Ein Tag zum Vergessen.

Zum Glück stand Ostern vor der Tür, und das bedeutete für mich, mehr Zeit zu haben, um meine Homepage wieder mal auf den aktuellen Stand bringen zu können. Ich schrieb und schrieb und schrieb und hatte einen richtigen Lauf. Voller Euphorie dachte ich in jenem Moment, vielleicht sollte ich doch auf die vielen Menschen hören, die mir immer wieder ans Herz legten, ein Buch zu schreiben. Mein Argument, dass ich mir beim besten Willen nicht vorstellen könne, genügend Käufer für die tagebuchartige Schilderung meines Alltags mit der ALS zu finden, widerlegte ein begeisterter Leser meiner Homepage. Hape Kerkeling habe nämlich auch nie damit gerechnet, dass sich irgendjemand für die Aufzeichnungen seiner Pilgerei interessieren könnte, berichtete er mir, und jetzt sei das Buch ein Bestseller. Ganz ehrlich, mein erster Gedanke war ein mutloser Fluchtgedanke, der da lautete: Ich bin dann mal weg!

Allerdings beschäftigte ich mich immer wieder damit und war in Gedanken mehr als einmal auf der Suche nach einem passenden Titel sowie der geeigneten optischen und inhaltlichen Gestaltung meines Buches. In meinem Kopf war alles möglich und mein Buch praktisch geschrieben, in der Realität dagegen fehlte mir nicht nur das Know-how, sondern auch der Mut zur Umsetzung. Ich redete mir ein, ich bräuchte eine professionelle Bestätigung, dass meine Geschichte tatsächlich das Zeug zur Veröffentlichung auch außerhalb des kostenlosen Internets hat – nur woher nehmen? Zunächst kam mir der total verrückte Gedanke, Hape himself um eine Einschätzung zu bitten, doch dann erinnerte ich mich an einen Radiobericht auf NDR 2 zum diesjährigen Grimme Online Award.

Mit diesem Preis werden seit dem Jahr 2001 vom Adolf-Grimme-Institut qualitativ hochwertige Websites in vier Kategorien ausgezeichnet: Information, Wissen und Bildung, Kultur und Unterhaltung sowie in der Kategorie «Spezial». Außerdem wird auf Basis der zum Grimme Online Award 2008 nominierten Vorschläge ein Publikumspreis verliehen. Bis Ende März eines jeden Jahres können sowohl Internetnutzer als auch Anbieter von Websites über ein Formular ihre Vorschläge einreichen. Eine unabhängige Nominierungskommission und Jury aus Journalisten, Medienwissenschaftlern, Internetexperten und Fachleuten aus Kultur und Bildung bewerten dann alle eingereichten Vorschläge nach inhaltlichen, funktionalen und gestalterischen Aspekten und wählen die Nominierten und Preisträger aus.

Spontan entschied ich mich, mich mit meiner Homepage zu bewerben. Erst nachdem ich das Formular ausgefüllt und abgesendet hatte, sah ich mir die Liste der bereits eingereichten Vorschläge und die nominierten Websites sowie die Preisträger des Grimme Online Awards der vergangenen Jahre an. Auf einmal wurde mir ganz schlecht. Die Idee, meine Seite für diesen Preis vorzuschlagen, war ja noch viel verrückter, als Hape Kerkeling zu kontaktieren. Du liebe Güte – ob ich mit meiner Homepage jemals den unzähligen interaktiv und multimedial gestalteten Angeboten das Wasser reichen konnte? Aber gut, ich hatte mir eine professionelle Beurteilung gewünscht, und nun würde eben das Schicksal darüber entscheiden, ob ich das Buchprojekt wirklich in Angriff nehmen würde oder nicht.

Der Deal lautete: ein Preis – ein Buch. Am 8. Mai 2008 sollte die Bekanntgabe der Nominierungen stattfinden, und am 11. Juni 2008 wurden die Preisträger auf einer Gala in Köln ausgezeichnet. Ich war verrückt ... ich musste verrückt sein!

Von Ende März bis Anfang April war Kerstin im Urlaub, und Marion übernahm unter Aufsicht meiner Mutter die Morgenpflege. Sie hatte sich die ganzen Abläufe zwar mehrmals angesehen und war sich ihrer Sache recht sicher, musste allerdings feststellen, dass das, was bei Kerstin und mir so einfach aussah, alles andere als einfach war, wenn man es plötzlich selber machen musste. Doch ich war zuversichtlich: Hat man die Abläufe erst einmal verinnerlicht, ist es wie mit dem Radfahren oder Schwimmen – gelernt ist gelernt.

Diese Erkenntnis bestätigte Daniela eindrucksvoll, als sie nach über zwei Monaten Pause wieder zu mir kam und trotzdem alles wie geschmiert lief. Ich hoffte sehr, dass mir diese vier lustigen Menschen noch lange erhalten blieben und ich nicht noch einmal so viele Personen einarbeiten musste. Allerdings hatte ich von anderen Betroffenen gehört, dass sie weitaus mehr Pflegekräfte anlernen mussten – so auch Oliver, den ich über einen ALS-Bericht auf 3sat kennengelernt hatte. Oliver beneidete ich sehr, denn er bereiste trotz oder gerade wegen seiner Erkrankung mit Hilfe von Pflegern und seinen Eltern die ganze Welt.

Ich wünschte mir auch so sehr, noch einmal in Urlaub fahren zu können, und malte mir oft in Gedanken aus, wie es wäre, die Sonne und den Wind auf der Haut zu spüren, das Meer zu sehen, zu hören, zu riechen und zu fühlen. Mal wieder neue Eindrücke sammeln zu können, neue Geräusche und Gerüche zu entdecken, feinen, warmen Sand unter den Füßen zu spüren, den Wellen zuzuhören, das Salz in der Luft zu schmecken, dem Leben zu lauschen. Diese Sehnsucht war natürlich besonders groß, da ich seit über sieben Monaten nicht mehr draußen gewesen war.

Klar, mein Zuhause, meine Wohnung und der Ausblick auf den Garten sind superschön, aber wenn man diesen Ort nicht verlassen kann, vermag selbst der paradiesischste Ort zu einer Art Gefängnis zu werden. Ich fieberte richtig dem Frühling entgegen und hoffte, dass der Winter nicht wieder wie im letzten Jahr direkt in den Sommer überging, der seinerseits wiederum nur ein paar Wochen anhielt. Als Kerstin auch noch braungebrannt aus dem Urlaub wiederkam, wurde meine Sehnsucht nach Sonne und Wärme fast unerträglich – aber nur fast.

Unerträglich waren dagegen die nach einer falschen Bewegung plötzlich auftretenden Schmerzen im Nacken – Hexenschuss mal anders, aber mindestens genauso schmerzhaft. Ich konnte nur noch in eine Richtung gucken, den Kopf kaum oben halten und schon gar nicht herunterhängen lassen. Zum Glück kam meine supernette Hausärztin sogar am Wochenende vorbei, um mich zu quaddeln.

Die Behandlung half sehr schnell und effektiv, sodass ich Judys neunten Geburtstag am 12. April gebührend mit ihr feiern konnte. Melanie hatte lustige Geburtstagshütchen besorgt, die wir wieder mal deutlich witziger fanden als Judy. Nachdem sie sich mit dem blöden Ding auf dem Kopf auch noch brav hatte ablichten lassen, überreichte ich ihr einen großen Knochen von Mund zu Schnauze – und schon war ihre Welt wieder in Ordnung. Judy ist unser aller Sonnenschein, und ich bin glücklich, wenn ich sehe, dass es ihr gutgeht. Wenn sie vor Freude fiepend durch die Gegend tänzelt, bellend ihrem geliebten Ball entgegenhüpft, wenn sie brummelnd und grunzend ihre Streicheleinheiten genießt oder lauthals schnarchend auf dem Boden schläft, wenn sie uns aufmerksam beobachtend bis ins Badezimmer verfolgt, um zu sehen, was dort mit mir gemacht wird, wenn sie freudig erwartend die Ohren aufstellt und den Kopf leicht schief hält, sobald sie ihren Namen hört, wenn sie mich und mein Essen hypnotisierend anstarrt, in der Hoffnung, ein Krümelchen abzubekommen, oder sich vor Enttäuschung laut stöhnend auf den Boden plumpsen lässt, wenn es mal wieder nicht geklappt hat, dann fühle ich pure Liebe.

Außerdem freute ich mich, dass Judy mich trotz meiner miserablen Aussprache noch verstand und meine Kommandos brav umsetzte. Renate, die Judy nach wie vor regelmäßig mit ihrem jungen Collie Clifford zu gemeinsamen Spaziergängen abholte, war von ihrer guten Erziehung, ihrem Gehorsam und ihrem ausgleichenden Wesen begeistert. Obwohl Judy manchmal ziemlich tollpatschig und dusselig war, beeindruckte sie mich immer wieder durch ihre bestechende Intelligenz. Wenn mein Handy klingelte, interessierte sie das normalerweise nicht die Bohne – klingelte es jedoch nur ein- oder zweimal, sprang sie freudig auf, raste quiekend in mein Wohnzimmer und blickte sehnsüchtig durch die Terrassentür nach draußen. Das Klingeln war nämlich das Zeichen, dass Renate sie gleich zum Gassigang abholte.

Logischerweise sind mir die Pawlowschen Hunde und ihre Konditionierung bekannt, aber soweit ich mich erinnere, lagen die bei dem Versuch miteinander verknüpften Ereignisse zeitlich sehr nah beieinander. Judy dagegen hatte die beiden Dinge in Verbindung gebracht, obwohl oft mehrere Minuten vergingen, bis sie jemand hinausließ oder Clifford samt Frauchen am Gartentor erschien. Lange Rede, kurzer Sinn – ich finde meinen Hund extrem schlau. Hoffentlich weiß sie, wie sehr ich sie liebe und dass sie mich auf gar keinen Fall verlassen darf.

Ich stellte und stelle mir nach wie vor oft vor, dass wir all das, was wir jetzt nicht zusammen erleben können, später nachholen werden. Dabei habe ich mir jedoch nie wirklich Gedanken darüber gemacht, was ich damit eigentlich meine. Meine ich im Himmel? Im Jenseits? Oder meine ich, dass wir als Judy und Sandra wiedergeboren werden und unser nächs-

tes Leben ebenfalls gemeinsam verbringen können? Wiedergeburt – glaube ich überhaupt an Wiedergeburt? Hoffe ich auf
eine Wiedergeburt?

2008/2 Von einer übermütigen Schnapsidee zum Grimme Online Award

Mein Vater sagt immer, im nächsten Leben komme er nur noch als Judy auf die Welt. Auch ich denke oft aus Trotz, wenn ich mal wieder irgendetwas mangels Hilfe nicht entsprechend meiner Vorstellung oder Zeitvorgabe oder sogar gar nicht erledigen kann, dass ich es dann eben in meinem nächsten Leben tue. Mein nächstes Leben – wie wird das wohl sein, wo wird das sein, wann wird das sein, und wer werde ich sein? Wer möchte ich sein?

Als ich das erste Mal darüber nachdachte, schoss mir sofort ein Gedanke durch den Kopf: O Gott, hoffentlich werde ich kein Mann! Sorry, Jungs, aber das könnte ich mir echt nicht vorstellen, nee, nee. Genauso wenig möchte ich jemand sein wie Paris Hilton oder Britney Spears, wobei ich nicht unbedingt ihre Persönlichkeit als vielmehr ihr Leben und ihre (Selbst)Darstellung in der Öffentlichkeit meine. Generell möchte ich auch nicht berühmt oder – noch schlimmer – ein Möchtegernpromi sein. Stinkreich zu sein oder Mitglied in der High Society mit getuntem Körper, Schlauchbootlippen und nicht mehr abstellbarem Dauergrinsen im Gesicht ist für mich ebenfalls undenkbar.

Aber das andere Extrem wäre genauso schlimm. Überall auf der Welt gibt es Völker, die in Krieg, Unterdrückung, Hunger, Krankheit, Armut und Ausbeutung leben, außerdem sind viele Menschen großer Gewalt und Willkür ausgesetzt. In einem Land geboren zu werden, in dem ein Menschenleben nicht geachtet wird, in dem die Menschenrechte nicht beachtet werden, ist aus meiner heutigen Sicht unvorstellbar. Ist es eigentlich möglich, dass meine Seele auf einem anderen Kontinent ins Leben zurückfindet?

In letzter Zeit hatte ich häufiger Sendungen zum Thema Wiedergeburt oder Rückführung in ein früheres Leben verfolgt, und dabei war mir aufgefallen, dass die Personen immer schon einmal auf dem Kontinent gelebt haben wollten, auf dem sie tatsächlich heute lebten: Deutsche hatten ein Leben in Italien, Spanien, Frankreich, Deutschland oder Skandinavien, Amerikaner dagegen erinnerten sich an ein Leben in den USA, Kanada, Mittel- und Südamerika. Komisch, oder?

Während ich mich durchaus damit abfinden könnte, ein weiteres Leben irgendwo in Europa zu führen, versetzte mich eine andere Erkenntnis dieser Sendungen in Angst und Schrecken: Die große Mehrheit der unter Hypnose nach ihrem vorherigen Leben befragten Personen nannten Jahreszahlen zwischen 1500 und 1900. Ich war mir nicht sicher, ob ich wirklich ein paar hundert Jahre warten wollte, um dann im Jahr 2387 wiedergeboren zu werden. Ich fand und finde den Gedanken schöner, dass ein Mensch gehen muss, damit ein anderes Leben entstehen kann – dann wäre der Tod nicht sinnlos. Na, zum Glück ist das Leben kein Wunschkonzert – und was auch immer danach kommen mag, auch nicht.

Je mehr ich darüber nachdachte, wer ich wann und wo lieber nicht sein wollte, desto mehr wurde mir bewusst, dass ich im Grunde niemand anderes als ich selbst im Hier und Jetzt sein wollte. Natürlich wäre ich lieber gesund, aber wie hat Robert L. Stevenson es so schön formuliert? «Im Leben geht es nicht darum, gute Karten zu haben, sondern auch mit einem schlechten Blatt gut zu spielen.»

Früher dachte ich immer, ich wäre meinem Leben hilflos ausgeliefert, sozusagen ein Opfer der Umstände, die ich nicht ändern kann. Dabei hätte ich damals *alles* tun können, denn ich hatte super Karten. Ich wusste aber nie, was ich wirklich wollte, erkannte viele Chancen nicht als solche und vertat sie achtlos. Trotz aller Sinnlosigkeit frage ich mich heute manchmal, warum ich das erst jetzt erkannt habe. Wie wäre mein Leben verlaufen, wenn ich in bestimmten Momenten einfach nur etwas mehr Mut gehabt und eine Entscheidung getroffen oder mich anders entschieden hätte? Wahrscheinlich ist es leichter, mutiger zu sein und mehr Risiken einzugehen, wenn man nicht mehr viel zu verlieren hat, denn seit ich ohne Zukunft, ohne Beruf und Partner dastehe, bin ich mutiger denn je und überrasche mich ständig selbst.

Bereits der Schritt, mit Hilfe der Homepage meine ALS-Erkrankung und damit meine Lebensgeschichte öffentlich zu machen, war für meine Verhältnisse extrem mutig. Mein Mut wurde jedenfalls belohnt. Ich war stolz, dass ich inzwischen mehr Menschen erreicht hatte, als ich mir jemals hätte vorstellen können: Mitte April zählte ich dreihunderttausend Zugriffe in nicht einmal zwei Jahren, und auch die Reaktionen waren größer und vielfältiger, als ich erwartet hatte. Die Besucher meiner Seite erwähnten nicht nur die Gestaltung und Übersichtlichkeit, die Mischung aus umfassender Information und Emotion positiv, sondern auch meine offene, ehrliche und trotz allem humorvolle Art zu schreiben gefiel vielen Menschen.

Über dreihundert Betroffene, deren Angehörige, Freunde, Bekannte, Arbeitskollegen und Nachbarn hatten bisher Kontakt zu mir aufgenommen, außerdem zahlreiche Ärzte, Krankenschwestern, Pflegekräfte, Therapeuten, Hospizmitarbeiter und Psychologen hatten ihre Bewunderung für meinen Umgang mit der Erkrankung zum Ausdruck gebracht. Zudem bekam ich viel positive Resonanz von Menschen, die mehr oder weniger zufällig auf meine Homepage gestoßen waren und bis zu diesem Zeitpunkt noch nie von der Krankheit ALS gehört hatten. Darüber hinaus hatten einige TV- und Printmedien Interesse an meiner Lebensgeschichte gezeigt und entsprechende Berichte veröffentlicht.

Im Gegenzug fand auch ich durch die Homepage eine Möglichkeit, der Familie und Freunden meine Gedanken und Gefühle mitzuteilen, wie es in dieser Ausführlichkeit mündlich nicht mehr möglich wäre. Ich hatte viele liebe Menschen kennengelernt und Kontakte zu früheren Freunden, ehemaligen Mitschülern, Arbeitskollegen und Kommilitonen herstellen können – dem Internet sei Dank. Die Erstellung und Pflege der Website hat meinem Leben endlich wieder einen Sinn gegeben. Deshalb wünsche ich mir auch, dass sie über meinen Tod hinaus als Informationsquelle und Austauschplattform bestehen bleibt.

Diese und andere Gründe bewogen – zu meiner grenzenlosen Überraschung und Freude – die Nominierungskommission dazu, aus tausendneunhundert eingereichten Vorschlägen meine Homepage auszuwählen und für den Grimme Online Award 2008 zu nominieren. Ich konnte es kaum glauben, und wenn ich keine Ohren gehabt hätte, dann hätte ich vor Freude im Kreis gegrinst. Nachdem ich die Liste der anderen Angebote im Web gesehen hatte, hatte ich meine Bewerbung eigentlich gedanklich abgehakt und nicht mehr unter Mut, sondern unter Übermut verbucht.

Natürlich hatte ich niemandem davon erzählt, und dementsprechend verwirrt war mein Vater, als ihm eine Mitarbeiterin des Adolf-Grimme-Institutes telefonisch gratulierte und die Nachricht meiner Nominierung überbrachte. Ich konnte hören, dass er zunächst nur Bahnhof verstand, und als er nach dem Telefonat zu meiner Mutter sagte: «Sandra ist mit ihrer Homepage für den Grimme-Preis nominiert», musste ich lachen. Ich hatte mich mal wieder unterschätzt – typisch.

Kurze Zeit später erhielt ich die Bestätigung des Grimme-Institutes per E-Mail. Meine Website war, neben der Mediathek des ZDF und der Plattform Hobnox.com, in der Kategorie *SPEZIAL* nominiert, die innovative und herausragende Seiten auszeichnet, die nicht in eine der anderen drei Kategorien passen. Allein das war eine große Ehre! Im Statement der Nominierungskommission oder vielmehr in der Vorstellung der Nominierten hieß es:

«*In der Kategorie SPEZIAL ist auch eine persönliche Website als publizistische Einzelleistung nominiert, die auf völlig andere Weise Potenziale des Internets auslotet: Sandra Schadek berichtet über die tödlich verlaufende Krankheit Amyotrophe Lateralsklerose (ALS) – aus der Sicht einer Betroffenen. Die regelmäßige Aktualisierung ihrer Website kostet sie aufgrund ihrer Erkrankung viel Zeit und Mühe. Und doch gelingt es ihr, Texte zu verfassen, die auch Außenstehende interessieren, Wissen über die seltene Krankheit vermitteln und ihre Lebensfreude ausdrücken. Das klar strukturierte und schlicht gehaltene Web-Angebot steht exemplarisch für die Möglichkeiten, die das Internet bietet, direkt und ohne Mittler Informationen zu verbreiten, die sonst möglicherweise nie den Weg an die Öffentlichkeit gefunden hätten.*»

Insgesamt waren in den vier Kategorien Information, Wissen und Bildung, Kultur und Unterhaltung sowie Spezial neunzehn Web-Angebote nominiert. Nach der Entscheidung der unabhängigen Jury sollten die Preisträger am Abend des 11. Juni auf einer Gala in Köln ausgezeichnet werden. Außerdem konnte jeder Internet-User bis zum 8. Juni aus allen nominierten Websites seinen Favoriten für den Publikumspreis wählen. Ich fand das alles einfach unglaublich, aber es war tatsächlich wahr.

Am 8. Mai, dem Tag der Bekanntgabe der Nominierten, passierten gleich mehrere seltsame Dinge. Zunächst erinnerte mich der Zähler meiner Homepage eher an einen Stromzähler, denn er stieg sekündlich an und zählte unheimliche zehntausend Klicks allein an diesem einen Tag. Aber auch mein Outlook schien vor Freude vollkommen durchgedreht zu sein und auf seine ganz eigene Art im Kreis zu grinsen. Die E-Mail über meine Nominierung sendete es nämlich ununterbrochen wieder und wieder und war durch nichts zu bremsen. Auch in umgekehrter Richtung spielte es völlig verrückt und rief jeden einzelnen der über dreihundert Glückwünsche ebenfalls fünfzehnmal ab. Ja genau, ich hatte im Laufe des Tages fast fünftausend Mails im Posteingangsfach.

Ich verbrachte praktisch einen ganzen Tag mit dem Löschen von Nachrichten und war danach entsprechend fingerlahm. Angesichts der vielen Reaktionen kapitulierte ich irgendwann und entschied, mich nicht bei jedem Einzelnen persönlich zu bedanken, auch wenn ich mich über jede Mail und jeden Gästebucheintrag sehr freute.

Nachdem sich mein Outlook wieder beruhigt hatte, fing mein Körper an zu spinnen. Praktisch aus dem Nichts bekam ich einen unerklärlichen, anstrengenden und ziemlich nervenden Reizhusten. Ich konnte vor lauter Husten kaum sprechen, geschweige denn lange am Laptop arbeiten. Bei jedem Hustenanfall klickte ich unabsichtlich so viel Unfug zusammen, dass ich mehrere Tage überhaupt nicht ins Internet gehen konnte – Höchststrafe.

Zum Glück machte wenigstens das Wetter im Mai keine Mätzchen. Ich hielt tagtäglich die Nase in die Sonne, und es herrschte Grillhähnchenalarm. Sobald ich entspannt auf der Liege lag und nicht redete, war der Husten deutlich geringer, bei der kleinsten Bewegung oder Anstrengung schüttelte es mich jedoch komplett durch. Sowohl meine Hausärztin als auch ein benachbarter Lungenfacharzt hörten und klopften mir die Lunge ab, um eine Lungenentzündung, Verschleimung oder Aspiration auszuschließen. Meine Lunge war absolut frei und unauffällig.

Schließlich baten wir einen Wolfsburger Osteopathen um Hilfe, der mich schon des Öfteren gerettet hatte – Uwe war sozusagen mein Engel. Er lockerte mein mittlerweile völlig verkrampftes Zwerchfell sowie Galle und Leber, die bekanntlich für Mut und Wut stehen. Beide waren in den letzten Wochen natürlich erheblich strapaziert worden. Erst die Erkrankung meines Vaters, dann die vielen Monate der Einarbeitung und schmerzvollen Verluste liebgewonnener Pflegekräfte, das wiederholte Abschiednehmen von ALS-Betroffenen, dazu die Sorge um werdende Mütter, Väter und Babys und nicht zuletzt die Nominierung für den Grimme Online Award – vielleicht war das alles einfach etwas zu viel Aufregung auf einmal für mich.

Der Mai blieb aufregend. Mitte des Monats feierte mein Vater seinen fünfundsechzigsten Geburtstag bei strahlendem Sonnenschein mit einer großen Gartenparty. Tags zuvor hatte sich Kerstin am Rücken verletzt und fiel für den Rest der Woche krankheitsbedingt aus. Meine Mutter hatte sofort das Panik-P in den Augen, aber zum Glück konnte der Pflegedienst alle Einsätze von Kerstin übernehmen. Allerdings erfuhren wir dabei auch, dass mit Ramona erneut eine sympathische und tatkräftige Pflegekraft die Stelle wechselte und uns verließ. Da ich mir fest vorgenommen hatte, mich nicht mehr an einzelne Personen zu klammern, hoffte ich, Ramona besser gehen lassen zu können, aber das war einfacher gesagt als getan.

Wenige Tage später kam dann schon Stephanie vorbei, die ich sofort ins Herz schloss. Sie war ebenfalls relativ jung, hatte jedoch bereits einige Erfahrung in der Pflege und Betreuung von neurologisch erkrankten Patienten. Dadurch fielen ihr einige Handgriffe ebenso wie die Verständigung mit mir etwas leichter als den anderen.

Leichter – ein gutes Stichwort. Nachdem ich im März erschrocken festgestellt hatte, dass ich innerhalb eines halben Jahres zwei Kilogramm verloren hatte, war ich sehr beunruhigt. Ich bat meinen Physiotherapeuten Norman, mich mal wieder auf den Arm zu nehmen – das tat er zwar ständig, allerdings vornehmlich unter Einsatz der Lachmuskeln. Ich hatte tatsächlich erneut Gewicht verloren, und zwar noch einmal zwei Kilo in nur zwei Monaten. Wenn das in diesem Tempo weiterging, sah ich wirklich bald so aus wie die platten Menschen in der Werbung eines Telefonanbieters, in der es heißt «Deutschland quatscht sich leer».

Wenigstens klang nach zwei endlos langen Wochen der Husten langsam ab, obwohl der Mai weiterhin ziemlich aufregend für mich war. Im Intranet von Volkswagen erschien ein Bericht über meine Nominierung, die mir erneut zehntausend Klicks an einem Tag bescherte. Ich bekam viele aufmunternde Mails von früheren Arbeitskollegen, ehemaligen Leichtathleten und Trainern sowie von VW-Mitarbeitern aus verschiedenen Werken, und sie alle versprachen, für mich abzustimmen. Die Preisverleihung des Grimme Online Awards rückte immer näher, und ich war hin- und hergerissen zwischen meinem unbedingten Wunsch, die Auszeichnung in Köln live mitzuerleben, und der Angst, der enormen körperlichen und emotionalen Anstrengung und Aufregung nicht gewachsen zu sein.

Allerdings gab es noch ganz andere Bedenken und Probleme: Schließlich ging es nicht nur darum, einen möglichst bequemen Transport, Essen, Trinken oder Toilettengänge für mich zu organisieren, auch die notwendige Übernachtung im Hotel stellte – ohne meine Spezialmatratze – eine zu große Herausforderung dar. Am Ende entschied ich mich schweren Herzens gegen eine persönliche Teilnahme an der Preisverleihung und für eine würdige Vertretung. Obwohl ich zunächst Bedenken hatte, meine Ma und meine kugelrunde Schwester nach Köln zu schicken, schien es die beste aller möglichen Alternativen zu sein.

Damit ich am Tag der Preisverleihung wenigstens gut aussah, ließ ich mich dem Anlass entsprechend zurechtmachen. Tanja und Laura brachten wieder Farbe in meine Haare, und Elke, eine Freundin meiner Mutter, zauberte mir einen unwiderstehlichen Augenaufschlag ins Gesicht. Ich war, zumindest optisch, für alles gewappnet.

Am 11. Juni war es dann endlich so weit: Nina und meine Mutter machten sich am Vormittag per ICE auf den Weg nach Köln. Am Bahnhof holte sie ein Chauffeur vom Fahrservice von Mercedes-Benz ab und fuhr sie in ihr Hotel. Nach einem Stadtbummel am Nachmittag stieg die Anspannung, und als sie schließlich am Abend bis zum roten Teppich vorgefahren wurden, war selbst mein ungeborener Neffe total zappelig. Im Blitzlichtgewitter der Fotografen versuchten sie möglichst schnell den vermeintlich pressefreien Eingangsbereich der Vulkanhalle zu erreichen, doch «Pressefreiheit» war natürlich auch hier nicht gegeben, und die beiden lächelten fleißig in die Kameras.

Nachdem alle der etwa zweihundertfünfzig geladenen Gäste aus den Bereichen Medien, Kultur und Politik sowie die Anbieter und Vertreter der nominierten Websites empfangen worden waren, begann die feierliche Preisverleihung. Durch den Abend führte eine der Preisträgerinnen aus dem Jahr 2006, begleitet von fünf Medienvertretern, die als Paten und Laudatoren fungierten.

Ich war gespannt wie ein Flitzebogen und zugleich unendlich traurig, dass ich nicht dabei sein konnte, aber ich hatte mit meiner Mutter ausgemacht, dass sie mich während der Verleihung anrief, wenn der Preis in meiner Kategorie und der Publikumspreis vergeben wurden. Um 21.15 Uhr klingelte dann endlich das Telefon. So war ich dann doch live dabei, als verkündet wurde, dass meine Homepage tatsächlich den Publikumspreis gewonnen hatte. Ich war glücklich, dankbar und sprachlos – und das will schon was heißen.

Nina brüllte bloß ins Telefon: «Sandra, du hast gewonnen!», bevor sie gemeinsam mit meiner Mutter auf die Bühne trat, um den Preis entgegenzunehmen. Ich hatte mich im Vorfeld geweigert, mir zu überlegen, was Nina im Fall der Fälle zum

Dank sagen sollte – das bringt nämlich Unglück. Nun hatte ich das Glück auf meiner Seite, und meine Schwester musste improvisieren, was sie hervorragend und ohne ein einziges «Äh» tat. Noch während sie in Köln redete, wählte sich mein Vater die Finger wund, um die Familie und einige Freunde zu informieren. Ich saß unterdessen auf dem Sofa und grinste vor mich hin – von einer übermütigen Schnapsidee zum Grimme Online Award. Wer kann das schon von sich behaupten?

An Schlaf war in dieser Nacht nicht zu denken – ich lag mit einem Puls von hundertsechzig im Bett und träumte mit offenen Augen von Preisen und Kreisen. Trotz des Schlafentzugs war ich am nächsten Tag fit wie nie. Meine Ergotherapeutin Celine bemerkte bei der Therapie amüsiert, dass meine Ohren mittlerweile kein Hindernis mehr darstellten und meine Mundwinkel sich ohne Probleme schon mehrfach am Hinterkopf getroffen hatten. Ich dagegen hatte bereits erste Bedenken, ob mein Dauergrinsen jemals wieder weggehen würde. Hatte Nina in ihren Dankesworten nicht irgendwas von «einem Jahr grinsen» gesagt? Das hätte durchaus anstrengend werden können.

Am Nachmittag überschlugen sich die Ereignisse. Erst mal überhäuften die Leute mich von allen Seiten mit herzlichen, blumigen und rührenden Glückwünschen, sodass mir und meinem Lächeln schon ganz schwindelig wurde. Dann meldeten sich mehrere Online-Dienste und die Presse mit diversen Anfragen hinsichtlich Interviews, Abdruckgenehmigungen für Fotos und Texten von meiner Homepage und vielem mehr. Zum Glück hatte Lars, ein befreundeter Fotograf, kurz vor der Preisverleihung ein paar schöne Bilder von mir gemacht.

Schließlich folgte die Krönung des Nachmittags: «It's coming home», oder wie Oliver Kahn sagen würde: «Jaaaa, da ist das Ding.» Nina präsentierte mir stolz den schönsten aller Pokale – meinen Grimme Online Award. Der Preis war wirklich sehr schön, rechteckig, ganz aus Glas mit einer gelaserten Inschrift:

2008 Publikumspreis sandraschadek.de Grimme Online Award

Bei solchen Anlässen zahlt es sich aus, einen ausgebildeten Fotografen in der Familie zu haben. Mirko lichtete mich und das Prunkstück gekonnt vor einer gelben, von meiner Ma und Nina gehaltenen Tischdecke ab. Bitte lächeln – eine meiner leichtesten Übungen!

Kurze Zeit später verging mir allerdings kurzfristig das Lachen, denn aufgrund der hohen Zugriffe auf meine Home-page drohte der Server zu streiken. Detlef von Wavetool kündigte an, die Homepage im Notfall für ein paar Stunden vom Netz nehmen zu müssen, bis sich die Lage nach Feier-abend wieder etwas beruhigt hatte. Oje! Zum Glück spielte am Abend bei der Fußball-Europameisterschaft Deutschland gegen Kroatien, und die Zugriffe reduzierten sich vor Spiel-beginn deutlich. So wurde «unsere» Niederlage zu meinem Sieg, denn die Seite konnte online bleiben.

In den Tagen nach der Auszeichnung hieß es erst mal: wieder Ruhe einkehren lassen. Mein Husten meldete sich spontan zurück und zeigte mir auf, dass ich mein Stress- und Aufregungslimit erneut überschritten hatte. Ich reduzierte die Zeit am Laptop, ruhte mich mehr aus und genoss das Som-merwetter unter dem Sonnenschirm. Durch das Tohuwabohu der letzten Wochen hatte ich ein besonders wichtiges Vor-haben vernachlässigt. Meine Freundin Katja aus Frankfurt hatte mir angeboten, mich bei sämtlichen Vorsorgemaßnah-men und Wünschen, die ich erledigen, besprechen, festlegen wollte, zu unterstützen. Da Katja bereits ihren Vater und Stief-vater verloren hatte, war nicht nur ihre Angst geringer, sich mit diesen Themen auseinanderzusetzen, auch ihr Wissen um die Wichtigkeit dieser Regelungen sowohl für den Betroffen als auch für die Angehörigen war aus eigener Erfahrung sehr ausgeprägt.

Ich erstellte eine (lange) Liste mit allen Punkten, die mir am Herzen lagen, und als Katja das nächste Mal in Wolfsburg war, besprachen wir diese ausführlich. Ich war danach ziemlich erleichtert, denn jetzt gab es in meinem näheren Umfeld jemanden, der zumindest ungefähr wusste, was ich wollte und was nicht und wie ich mir bestimmte Sachen vorstellte. Katja dagegen fuhr ziemlich belastet nach Hause zurück, denn um die notwendigen Informationen zusammentragen und verstehen zu können, hätte man eigentlich erst ein Jurastudium absolvieren müssen. Aber meine Freundin blieb hartnäckig und biss sich durch, und dank ihrer Hilfe war mir eine große Last von den Schultern genommen.

Allerdings türmte sich kurz darauf auch schon der nächste schwere Brocken vor mir auf, immerhin hatte mein leichtsinniger Deal gelautet: ein Preis – ein Buch. Selbstverständlich wollte ich zu meinem Wort stehen und versuchte das Buchprojekt schnellstmöglich in Angriff zu nehmen und umzusetzen, und zu meiner Überraschung erhielt ich schon kurze Zeit später mehrere Angebote von renommierten Verlagen. Manche Dinge passieren eben einfach.

Ab Mitte Juni normalisierte sich mein Leben langsam wieder. Eigentlich ist das eine glatte Lüge, denn das, was ich inzwischen als normal bezeichnete, hätte mich vor ein paar Wochen vermutlich an den Rand eines Nervenzusammenbruchs gebracht. Es war erstaunlich, wie gut ich diesen großen, wenn auch positiven Stress verkraftet hatte. Noch erstaunlicher fand ich allerdings, wie schnell ich dieses deutlich stressigere Leben als ganz normal empfand.

Man gewöhnt sich anscheinend wirklich an fast alles. Überhaupt scheint das Verständnis von Normalität äußerst relativ zu sein. Es passiert mir nämlich häufig, dass ich in meiner Geschichte Dinge schreibe, über deren Wirkung auf andere

Menschen ich mir erst durch deren Reaktionen bewusst werde. Es hört sich bestimmt etwas merkwürdig an, aber ich vergesse in meinem Alltagstrott und meiner Gedankenwelt manchmal völlig, dass das, was für mich mittlerweile selbstverständlich ist, für andere Menschen sehr schockierend, traurig, bewegend oder bewundernswert ist. Für mich ist es einfach nur mein Leben. Bewegungen, Geräusche oder Gedanken, die für mich alltäglich sind, erschrecken andere oft dermaßen, dass ich mich meinerseits erschrecke und irritiert frage, was ich da gerade getan oder gesagt habe.

Seit einer Weile musste ich beispielsweise bei manchen oder eher vielen, na ja, bei den meisten Bewegungen vor Anstrengung aufstöhnen und mich merkwürdig verrenken, um die Bewegung noch ausführen zu können. Dafür erntete ich nicht selten entsetzte Blicke – für mich war das aber normal. Wenn ich stand, knickte ab und zu mein linker Fuß komplett um, sodass jeder spontan auf einen dreifachen Bänderriss tippen würde – aber auch das war völlig normal und nicht zu vermeiden, zumindest nicht, solange ich stehen wollte. Wenn ich nach dem Toilettengang ohne Hilfe frei stand, musste mein Kopf die Wand berühren, um mir zusätzlichen Halt zu bieten. Daher war es unvermeidlich, dass ich mir hin und wieder mal die Rübe stieß und bei allzu schwungvollen Bewegungen meiner Helfer beim Hochziehen der Hose im gleichen Takt gegen die Wand dotzte – alles ganz normal.

All das gehörte nun mal zu meinem Leben. Natürlich fand ich das nicht schön, aber ich hatte mich daran gewöhnt, bestimmte Dinge nicht beeinflussen, verhindern oder ändern zu können – und was ich nicht ändern konnte, das kümmerte mich kaum mehr und ließ mich in vielen Situationen entspannter bleiben.

So hatten mich noch im letzten Sommer die kleinen Gewitterfliegen wahnsinnig gemacht. Dieses Jahr hatte ich akzeptiert, dass ich sie durch keine Verrenkung der Welt loswerden konnte und lediglich die Wahl hatte, mit ihnen draußen zu sein oder ohne sie drinnen zu bleiben. Also lag ich in dem Bewusstsein auf meiner Sonnenliege, alles, was krabbelte und kitzelte, nicht verscheuchen zu können. Auf einmal störte es mich kaum noch, oder zumindest war das starke Bedürfnis, zuzuschlagen oder hinzufassen, nahezu weg. Das soll nicht heißen, dass mein Empfinden ein anderes war, vielmehr hatte sich das Bedürfnis verändert, das dieses Empfinden in meinem Kopf auslöste.

Ähnliches passierte, wenn ich beobachtete, wie Judy im Garten auf einmal aufsprang und wild bellend zum Gartentor raste oder Nachbars Katze hinterherjagte. Noch vor ein paar Wochen hätte ich mich verbogen und mir den Hals verrenkt, um zu erkennen, was sie da tat – selbstredend ohne den geringsten Erfolg. Mittlerweile hatte ich jedoch begriffen, dass ich nichts dagegen tun könnte, selbst wenn Judy die Katze auf der Terrasse direkt vor meinen Augen zerfleischen würde. Ich könnte es weder verhindern noch dazwischengehen. *So what?*

Gewöhnung ist wirklich eine tolle Sache, trotzdem habe ich bis heute große Angst, mir zu viel abzugewöhnen und mich mit zu vielen Dingen zu arrangieren, sodass mir irgendwann alles egal ist und ich mich in meiner eigenen Gleichgültigkeit verliere. Vielleicht ist diese ganze Gewöhnung einer der Gründe, warum mich hin und wieder das Gefühl beschleicht, gar nicht mehr so sehr an meinem Leben zu hängen oder – positiv ausgedrückt – es leichter loslassen zu können. Auf der einen Seite schnürt mir dieses Gefühl die Kehle zu und macht mir Angst, auf der anderen Seite ist es wie eine Befreiung und beruhigt mich ungemein. Es ist Schmerz und Wohltat zugleich. Niemand möchte gerne sterben, aber wenn man erst mal verstanden und verinnerlicht hat, dass der Tod unzertrennlich zum Leben dazugehört, erleichtert es das Leben.

«Jedes Leben verläuft tödlich», kommentierte vor einigen Wochen ein Leser einen Artikel eines Online-Dienstes über

271

meine Auszeichnung mit dem Grimme Online Award. In dem Bericht stand, dass ich auf meiner Website als Betroffene über mein Leben mit der Krankheit ALS berichtete, «die tödlich verläuft», woraufhin sich dieser Schlaumeier zu obigem Kommentar veranlasst fühlte. Im ersten Moment ärgerte ich mich über den Satz, aber nachdem ich darüber nachgedacht hatte, kam ich zu der ernüchternden Einsicht: Der Schlaumeier hat recht. Das Leben endet mit dem Tod – bei dem einen früher, bei dem anderen später, bei vielen abrupt, bei einigen langsam, qualvoll, einsam. Das liegt nicht in unserer Hand. Wer will beurteilen, was besser ist? Wer vermag zu sagen, wie die Alternative ausgesehen hätte? Wer weiß denn schon, ob ich heute noch leben würde, wenn ich nicht an ALS erkrankt wäre?

Je bewusster ich mir meinen eigenen Tod, meine Sterblichkeit, meine Endlichkeit vor Augen führe, desto mehr kann ich mein Leben genießen, es schätzen und auskosten. Vielleicht geht es tatsächlich um gelebte Tage und nicht um die Zahl der Tage, die man lebt.

Während die Auseinandersetzung mit meinem Tod für mich inzwischen fast alltäglich war, hatten meine Familie, Freunde, Therapeuten und Pflegekräfte Schwierigkeiten, sich an diese unausweichliche Tatsache zu gewöhnen. Allein die Vorstellung, dass ich mir im letzten Jahr einen Baum im Fried-Wald gekauft hatte, unter dem ich beigesetzt werden wollte, war für einige schwer zu ertragen. Umso überraschter war ich, als ich erfuhr, dass meine beiden Freundinnen Kerstin und Kerstin ein Picknick an meinem Baum organisierten – genauso, wie ich es mir gewünscht hatte.

Am ersten Sonntag im Juli war es so weit. Wir trafen uns am Nachmittag und fuhren mit fünf Autos Richtung Elm. Neben meinen Eltern, Judy, Nina und Mirko waren auch meine Quasitante Karin und mein Quasionkel Gerd dabei, außerdem Kerstin und Olli mit Moritz sowie Kerstin und Jürgen mit Finn und Laurie. Außerdem begleiteten uns meine frühere

Mitschülerin Dorthe, mein alter Freund Philipp sowie meine Pflegekräfte Daniela mit ihrem Freund Harry und Melanie mit ihrer Freundin Nicole. Entgegen der Erwartung oder Befürchtung, es könnte vielleicht ein beklemmendes Gefühl oder sentimentaler Moment sein, an diesem so besonderen Ort zu stehen, wurde es ein ziemlich lockerer und lustiger Ausflug.

Die beiden Kerstins hatten Decken, Tische, Hocker, Geschirr, Kaffee und Kuchen dabei, und wir machten es uns auf der kleinen Lichtung rund um meinen Baum gemütlich. Ich saß im Rollstuhl und beobachtete das bunte Treiben um mich herum, während alle Kuchen aßen, Kaffee tranken, redeten und lachten. Finn und Laurie suchten eimerweise Steine, Moritz sammelte eifrig Schnecken, und Judy betätigte sich als Laubfängerin – alle sahen glücklich aus. Es war wirklich ein schöner Nachmittag.

Allerdings offenbarte dieser Tag ein großes Problem, denn mein neuer Rollstuhl kam zum ersten Mal im Praxistest zum Einsatz und fiel glatt durch – setzen, sechs! Bereits die Beratung und Versorgung durch das vertraglich an meine Krankenkasse gebundene Sanitätshaus grenzte an eine Katastrophe. Alles begann mit der Feststellung, dass wir ein Ungeheuer von Pflegerollstuhl, wie ich ihn im letzten Sommer zur Probe hatte, allein wegen seines Gewichts, seiner Sperrigkeit und Größe nicht händeln konnten. Daher stand von Anfang an fest, dass ich einen besonders leichten Rollstuhl brauchte, der, was Ausstattung, Sitzposition, Kopfstütze und Polsterung anging, individuell auf meine Bedürfnisse abgestimmt und angepasst wurde. Eigentlich logisch – dachte ich.

Aber schon die Beratung des Sanitätshausmitarbeiters verdiente diese Bezeichnung nicht. Er kannte sich nicht richtig aus, sagte nur, dass unsere Vorstellungen nicht umzusetzen seien und dass es so etwas überhaupt nicht gebe. Erst nachdem meine Ergotherapeutin Katja ihn vom Gegenteil überzeugt und ihm praktisch diktiert hatte, was ich benötigte, gab er nach. Wir waren alle noch etwas ungläubig angesichts dieser Inkompetenz, aber als er sich bei der Verabschiedung bei meiner Ma nach der Art meiner Erkrankung erkundigte, fiel uns die Kinnlade komplett herunter. Wie wollte er mich – sofern er es gekonnt hätte – adäquat über sämtliche Möglichkeiten informieren und beraten, wenn er noch nicht einmal wusste, welches Handicap ich hatte und welche Bewegungseinschränkungen, Probleme und Anforderungen sich daraus ergaben? Mir fehlen bis heute die Worte.

Dementsprechend skeptisch sah ich dem Termin zur Rolli-Anpassung entgegen – und war am Ende positiv überrascht. Der Rollstuhl sah nicht nur gut aus (wichtig!), ich konnte trotz der gegen meinen vehementen Protest angebrachten Armlehnen auch gut darin sitzen. Sowohl das Gel-Sitzkissen als auch der Jay-Rücken waren bequem und passten sich meinem Körper an. Nur die Kopfstütze passte leider überhaupt nicht, und damit stand und fiel natürlich die gesamte Tauglichkeit des Rollstuhls. In Ermangelung besseren Wissens hatten wir uns auf die Erfahrungswerte anderer Betroffener verlassen und eine Kopfstütze probiert, mit der diese sehr zufrieden waren. Sie hatte eine kleine Platte zur Stützung des Hinterkopfs, eine schmale, halbmondförmige Stütze im Nackenbereich und zwei rechts und links angebrachte Stützen zur Fixierung der Stirn. Davon abgesehen, dass sämtliche Flächen viel zu klein und zu hart waren, empfand ich die Nackenstütze genauso angenehm wie einen Karnickelgriff oder vielmehr den Oli-Kahn-Gedächtnisgriff, und die fühlerartigen Vorderkopfstützen erinnerten mich unweigerlich an Biene Maja und Willi.

Nachdem Katja und der Mitarbeiter des Sanitätshauses meinen Kopf zur Probe komplett fixiert hatten, sahen sie mich beide gespannt an und fragten: «Und, wie ist es?» Ich musste spontan lachen und antwortete: «Wie in der Irrenanstalt.» Im Ernst, diese Fixierung war nichts für mich. Nicht nur, dass ich mich damit wirklich wie in der Klapse fühlte, ich konnte in dieser Position ganz schlecht atmen, kaum schlucken und nur mit Mühe sprechen. Schuld daran war allerdings weniger die Kopfstütze als vielmehr die Tatsache, dass ich an eine bestimmte Unterstützung der Kopfposition gewöhnt war, die hier nicht gegeben war. Da ich nahezu die gesamte Zeit meiner Erkrankung auf dem Sofa und nicht im Rollstuhl verbracht hatte, hatte sich auch meine Nacken-, Hals- und Schultermuskulatur daran gewöhnt, durch ein weiches Kissen gestützt zu werden. Dadurch hatten sich meine Muskeln in diesem Bereich entsprechend verhärtet, sodass ich den Kopf nur noch in ganz bestimmten Positionen, Winkeln oder Neigungen halten konnte, ohne eines der oben genannten Probleme zu bekommen.

Weil aber der Ausflug in den FriedWald unmittelbar vor der Tür stand und der Mitarbeiter erklärte, er könne die Kopfstütze weder zurücknehmen noch anpassen, behielt ich den Rollstuhl erst mal und verfuhr nach dem Motto: Was nicht passt, wird eben passend gemacht. Wir steckten einfach ein Kissen zwischen die Kopfstütze und meinen Kopf, und schon war mein Rolli (fast) so bequem wie mein Sofa. Allerdings offenbarten die holprigen Waldwege im FriedWald, dass die Kopfstütze nicht das einzige Manko des Rollstuhls war. Es war zwar möglich, die Rückenlehne in eine Liegeposition zu bringen, jedoch war eine Neigung der Sitzfläche nicht gegeben. Dadurch rutschte ich mit dem Po trotz Beckengurt permanent nach vorn und drohte aus dem Rollstuhl zu fallen – flutsch und weg. Verschärft wurde das Problem durch die Fußstützen, die mir in dieser Form und in diesem Winkel überhaupt keinen Halt boten. Es gibt viel zu tun – packen wir's an, dachte ich nur.

Allerdings befürchtete ich, dass es einen Rollstuhl, wie ich ihn brauchte, nicht gab oder vielmehr, dass er unbezahlbar wäre. Oder – und das wäre noch schlimmer – der Rollstuhl

passte nicht mehr richtig, nachdem wir ihn irgendwann mühsam zusammengeklöppelt hatten, weil sich inzwischen durch
den Krankheitsverlauf neue Anforderungen ergeben hatten.

Im Vergleich zu den ersten acht Jahren meiner Erkrankung
war die ALS im vergangenen Jahr deutlich schneller und auch
viel umfangreicher vorangeschritten. Hatte ich es sonst immer
nur mit einer oder zwei Baustellen zu tun gehabt, kämpfte
ich nun gleich an mehreren Bereichen meines Körpers gegen
Verfall, Abriss und Stilllegung an. Meine Beine und Arme verloren weiter an Kraft, aber auch die Nackenmuskulatur hatte
erneut stark nachgelassen. Als ich noch gesund war, saß mein
Kopf bildlich gesprochen auf einem Brückenpfeiler. Im Laufe
der ALS-Erkrankung wurde aus dem Brückenpfeiler langsam
eine Litfaßsäule, dann ein Laternenmast und schließlich ein
Zaunpfahl. Im letzten Jahr schrumpfte die Auflagefläche des
Kopfes jedoch auf die Größe eines Bleistifts zusammen, und
dementsprechend leicht war er aus der Balance zu bringen.
Sofern ich die Auflagefläche nur einen einzigen Millimeter
überschritt, rauschte mein Kopf ungebremst nach vorne oder
hinten.

Ich fragte mich, wie das Schlucken oder Zähneputzen
funktionieren sollte, wenn ich den Kopf irgendwann gar nicht
mehr selbständig halten konnte? Da ich in letzter Zeit auch
einen zunehmenden Verlust meiner Stabilität im Oberkörper
bemerkt hatte, machte ich mir auch Gedanken, wie ich ohne
Arm-, Kopf- und Oberkörperkontrolle so selbstverständliche
Dinge wie einen Toilettengang, Duschen oder Haarewaschen
bewerkstelligen sollte? Darüber hinaus beschäftigte mich
natürlich die Frage, ob mich eine Pflegekraft allein in solch
einem unkontrollierten Zustand überhaupt händeln könnte –
vermutlich nur, wenn sie acht Arme hätte.

Würde sich das alles dann im Liegen abspielen, oder wie? Ich
fand die Unwissenheit genauso beängstigend wie das Wissen
um die Gestaltung meines zukünftigen Lebens. Entsprechend

unentschlossen war ich, ob ich mich wirklich bereits jetzt mit diesen Problemen auseinandersetzen sollte und wollte oder erst dann, wenn es tatsächlich so weit war. Die zunehmende Atrophie bereitete mir auch so schon genug Schwierigkeiten, denn das Fehlen der Schutzmuskulatur machte die knöchernen Strukturen äußerst instabil und hypermobil. Meine Gelenke, Sehnen und Bänder ließen Bewegungen zu, die eigentlich gar nicht möglich waren oder vielmehr nicht möglich sein sollten.

Beispielsweise «konnte» ich auf einem Bein stehen, obwohl das Standbein komplett umgeknickt war. Ich «konnte» die Knie und Ellenbogen derart überstrecken, dass das Gelenk praktisch in die falsche Richtung gebeugt wurde. Ähnlich mobil waren meine Schultern, Handgelenke und Finger. Letztere waren biegsam wie Gummi und machten diesem Namen auch alle Ehre. Sie ließen sich mehr oder weniger widerstandslos in sämtliche Richtungen verbiegen. Allerdings war es ein für mich schmerzhafter Trugschluss, daraus zu schließen, dass mir all diese Verrenkungen – nur weil sie möglich waren – nicht wehtun würden. Letzten Endes war die Hypermobilität bloß deshalb gegeben, weil mir genau die Muskulatur fehlte, die normalerweise verhindert, dass solche Verbiegungen überhaupt entstehen können. Blöde ALS!

Leider gab es noch etwas, das ich ziemlich blöd fand: das Wetter. Praktisch mit dem Tag unseres Ausflugs in den Fried-Wald endete eine zehnwöchige Schönwetterperiode, früher auch mal Sommer genannt. Es folgten drei Wochen unentschlossenen Aprilwetters, die ich dank Tour de France einigermaßen unbeschadet überstand. Außerdem hatte ich viel zu erledigen: Zum einen musste ich mir Gedanken machen, wie der für die Renovierung meiner vier Wände bestellte Maler am besten vorgehen sollte, ohne dass mein Tagesablauf völlig durcheinandergeriet. Zum anderen hatte ich eine Interviewanfrage von MyHandicap erhalten. Die gemeinnützige Organisation bietet Menschen mit Behinderung und deren Umfeld sowohl umfangreiche Informationen als auch Beratung und Motivation für ein Leben mit einem Handicap. Die Beantwortung der Fragen gestaltete sich jedoch schwieriger als erwartet. Viele Fragen ließen keine kurzen oder unüberlegten Antworten zu, sondern benötigten viel Zeit und Ruhe zum Nachdenken.

Zudem stellte sich ein altbekanntes Problem ein, auf das ich sehr gerne verzichtet hätte. In unregelmäßigen Abständen hatte ich seit einer Weile immer mal wieder damit zu kämpfen, dass ich auf einmal nicht mehr scharf sehen konnte. Von einem Moment auf den anderen war ich dann häufig für mehrere Tage in einer verschwommenen Welt gefangen. Ich konnte nichts lesen, nicht schreiben, noch nicht mal richtig fernsehen – toll!

Der Juli besann sich gegen Ende doch noch darauf, ein Sommermonat zu sein, und ich konnte endlich wieder hinaus in den Garten. Auch Judy freute sich über meine Gesellschaft und hüpfte dreibeinig um mich herum. Sie hatte sich wenige Tage zuvor einen langen, tiefen Schnitt an der rechten Vorderpfote zugezogen, den der Tierarzt hatte tackern müssen. Der Verband war wohl zunächst etwas zu eng, sodass Judy gar nicht auftreten wollte oder konnte und lieber auf drei Beinen hüpfte. Nach einer Woche bekam sie aber einen stylischen Lederschuh, mit dem sie glücklich durch die Gegend tapste – süß.

Auch wenn es mich nach wie vor traurig machte, dass Judy mich gelegentlich nicht beachtete, berührte es mich, immer wieder zu sehen, dass ihr meine ständige Nähe auch etwas bedeutete. Wenn ich die Wohnung mal im Rollstuhl verließ, sprang sie bellend um mich herum, wollte ausschließlich neben dem Rolli laufen und versuchte panisch zu mir auf den Beifahrersitz zu gelangen. Kam ich dann wieder in meine Wohnung zurück, lag sie oftmals direkt vor meinem Sofa genau an der Stelle, wo ich normalerweise sitze – als ob sie mich wirklich vermisste. Offenbar war zumindest meine Anwesenheit unersetzbar.

Genügte es mir, mich auch sonst nur noch durch meine Anwesenheit auszuzeichnen? Definitiv nein!

Das spürte ich auch, als ich mich Ende Juli entschied, eine Einladung von Nina und Mirko zum Kaffeetrinken auf ihrer Terrasse anzunehmen und seit langem mal wieder bei einem Familienevent dabei zu sein. Meine Eltern, Mirkos Mama, Nina und ihr Mann saßen am Tisch, während ich, weil es für mich so am bequemsten war, auf einer Sonnenliege in unmittelbarer Nähe des Tisches lag. Auch nach über acht Jahren mit der ALS fiel es mir immer noch schwer, mich damit anzufreunden, an einem solchen Nachmittag lediglich – und ich hatte mitgezählt – einunddreißig Wörter zu sprechen.

Manchmal habe ich das Gefühl, mich in kleinen Schritten aus dem Leben zu schleichen – zunächst aus dem beruflichen Leben, dann aus dem gesellschaftlichen Leben, dann aus dem Leben von Bekannten und Freunden und ganz allmählich auch aus dem Leben meiner Familie. Ich werde immer nutzloser, unwichtiger, unscheinbarer, immer unsichtbarer, und irgendwann macht es «Plopp», ich bin weg, und keiner merkt es. Natürlich ist das Quatsch, trotzdem fühlt es sich hin und wieder so an. Es gibt tatsächlich Momente, in denen ich dermaßen die Schnauze voll habe von diesem beschränkten, erbärmlich anstrengenden Leben mit der ALS, dass ich mich einfach auflösen und auf Nimmerwiedersehen verschwinden möchte. In diesen Momenten fühle ich mich schwach, kraftlos, mutlos, verzweifelt und einsam, keine Spur von Stärke, Lebensmut, Wille und Humor. Ich möchte einfach nur weg sein, das alles endlich hinter mir haben.

Letztlich wäre es die Erlösung für alle. Sämtliche Ängste, Sorgen und Probleme wären auf einen Schlag weg. Die große Hilflosigkeit, die Verzweiflung, die körperlichen und seelischen Belastungen hätten dann ein Ende. Der ganze Druck, der häufige Verzicht, alle persönlichen Einschränkungen und Opfer würden entfallen. Niemand müsste mehr leiden. Aber ist «einfach weg» nicht ein zu einfacher Weg?

Früher hätte ich an so einem Punkt vermutlich versucht davonzulaufen, wäre an und in meiner Situation verzweifelt und hätte auf Rettung durch andere Menschen oder Ereignisse gehofft. Heute ist mir dieses Muster der «alten» Sandra zuwider, und ich ärgere mich jedes Mal maßlos über mich selbst, wenn sich diese Gedanken in meinen Kopf schleichen. Ich ziehe viel Motivation aus dem Vorsatz, nicht mehr so sein zu wollen, wie ich damals war. Das ist alles andere als leicht, denn wenn man sich schwach und leer fühlt, ist es furchtbar bequem, wieder in die alten Verhaltensweisen zu verfallen – aber ich und die «neue» Sandra, wir wehren uns standhaft.

2008/3 Stärke oder Eigentor?

«*Ich und die ‹neue› Sandra*» klingt irgendwie ein bisschen nach gespaltener Persönlichkeit. Eigentlich meine ich damit ja nur Folgendes: Vor der ALS war ich einfach ich, mein Name war Sandra, ich studierte Wirtschaftswissenschaften, gab Aerobicstunden, war sportlich, sehr aktiv, nicht ganz doof, ehrgeizig, diszipliniert, kritisch, perfektionistisch veranlagt, voller Selbstzweifel, anstrengend, oft vorlaut, manchmal feige und immer eine fröhliche Quasselstrippe – ich eben.

Die Krankheit hat mir viele meiner Aufgaben, Eigenschaften und Wesenszüge genommen, über die ich mich selbst definiert habe, sodass ein Großteil von mir bereits in den ersten Jahren meiner Erkrankung gestorben ist. Entstanden ist eine Symbiose aus sämtlichen mir verbliebenen Eigenschaften und notwendig gewordenen neuen Eigenschaften wie Mut, Geduld, Selbstbewusstsein, Selbstwertgefühl, Egoismus sowie der Bereitschaft, meinen Willen und Humor nichts und niemandem zu beugen, nicht mal mir selbst – Sandra eben.

Ich betrachte mich seit der ALS aus einem anderen Blickwinkel, mehr von außen, wie einen fremden Menschen. Ich bin zwar oft auch in mir selbst gefangen, dennoch gelange ich zurück an die Oberfläche, kann mich befreien und einen kritischen, humorvollen oder analytischen Blick auf mich, meine Situation und meine Gefühle und Gedanken werfen, wie es von innen heraus wahrscheinlich gar nicht möglich wäre. Diese Betrachtungsweise hilft mir dabei, mich dauerhaft von der ALS und meinem Leben mit dieser Krankheit so weit zu distanzieren, dass ich in dieser Form darüber berichten kann. Ich bin Sandra, mehr denn je.

Natürlich bin und bleibe ich in bestimmten Dingen immer ich oder vielmehr die alte Sandra, aber ich musste vieles aufgeben, verändern und lernen, um mit der ALS überhaupt leben zu können. Wer nach so einer Diagnose nichts verändert und wen eine solche Diagnose nicht verändert, der hat nicht verstanden, dass es um sein Leben geht. Andererseits bin ich heilfroh, auf einige meiner Eigenschaften aus meinem alten Leben zurückgreifen zu können – nützliche Charakteristika wie Ehrgeiz, ein hohes Maß an Disziplin, die Bereitschaft, mich selbst zu quälen und jeden Tag aufs Neue zu motivieren, weiterzumachen und nicht aufzugeben. Das alles habe ich durch den Leistungssport gelernt, und nun hilft es mir, mein Leben trotz aller Anstrengung Tag für Tag neu in Angriff zu nehmen, mich zu überwinden, bis an meine Grenzen zu gehen … und manchmal sogar darüber hinaus.

Trotzdem bin ich kein Übermensch. Im fortschreitenden Krankheitsverlauf empfinde ich immer mehr Dinge als extrem anstrengend, ermüdend, deprimierend, ab und zu sogar als quälend. Die ständige Wiederholung von Worten und Taten, die zunehmende Zahl nicht aufzuklärender Missverständnisse oder die Verlängerung von alltäglichen Abläufen infolge von Einarbeitung, Missgeschicken oder Konfusion zählen alle dazu. Da fällt es mir schon mal schwer, mich zu motivieren und durchzuhalten, denn ich stoße oft auch an meine körperlichen Grenzen.

Mit dem Wissen, dass mit jedem neuen Tag ein weiterer Tag voller Anstrengung vor mir liegt, kostet mich bereits das morgendliche Aufstehen tagtäglich mehr Überwindung. Denn nach einer ruhigen, erholsamen Nacht im Bett geht es mir richtig gut, und ich fühle mich wohl. Mir ist mollig warm, es tut nichts weh, ich bin entspannt, muss mich nicht anstrengen, und ich habe im Prinzip nur einen Wunsch: einfach liegen bleiben. Aber dann macht sich mein schlechtes Gewissen gegenüber all jenen Betroffenen bemerkbar, die im Bett liegen müssen und liebend gern aufstehen würden, wenn sie könnten. Also lautet mein morgendliches Motto: Stark bleiben und raus aus den Federn!

Das mit dem Starksein ist allerdings so eine Sache. Ist meine Stärke wirklich meine Stärke? Oder ist sie nicht vielmehr ein klassisches Eigentor? Ich glaube, Stärke ist nicht immer nur ein Vorteil, sondern kann auch ein Nachteil sein. Meine vermeintliche Stärke ruft nämlich bei anderen die Erwartungshaltung hervor, ich sei immer stark oder müsse immer stark sein, komme was wolle. Manchmal habe ich sogar den Eindruck, meine nach außen demonstrierte Stärke wird mit einer Art genereller Unverletzbarkeit à la Superwoman gleichgesetzt. Ich muss euch enttäuschen und kann euch zugleich beruhigen, dem ist nicht so! Nur weil ich nicht wirklich krank aussehe, bin ich trotzdem todkrank. Nur weil ich nicht permanent klage, habe ich trotzdem körperliche und seelische Schmerzen. Nur weil ich nicht ständig losweine, verletzen mich trotzdem einige Aussagen. Nur weil ich so viel lache, ist mir trotzdem oft nach weinen zumute. Nur weil ich auf andere stark wirke, bin ich es noch lange nicht – zumindest nicht immerzu.

«Wenn man nicht entkommen kann und vollkommen von anderen abhängig ist, dann lernt man lachend zu weinen.» Dieses Zitat aus *Das Meer in mir* hat mich sehr berührt. Der mehrfach preisgekrönte Film hat mich insgesamt beeindruckt, weil er bei aller Emotionalität ganz offen, vielschichtig und schonungslos gesellschaftliche Tabu- oder Streitthemen wie Krankheit, Behinderung, Sterbehilfe, Tod und Liebe auch über den Tod hinaus weitgehend kitschfrei behandelt. Die wahre Geschichte des Spaniers Ramón Sampedro (authentisch dargestellt von Javier Bardem) löste intensive Diskussionen aus. Seit einem Badeunfall ist Ramón vom Hals abwärts gelähmt und kämpft – auch für seinen selbstbestimmten Tod, doch

283

um sein Leben zu beenden, braucht er Hilfe. Diese versagen ihm Staat und Kirche, ebenso wie sein Bruder, in dessen Haus er lebt, liebevoll umsorgt und gepflegt von seiner Schwägerin. Obwohl Ramón von allen Seiten viel Zuneigung erfährt, wird für ihn die Frage immer drängender, wer von den Menschen um ihn herum ihn genug lieben könnte, um ihm seinen größten Wunsch zu erfüllen: Freiheit.

Unabhängig davon, ob man ein Befürworter oder Gegner der (passiven) Sterbehilfe ist, kann *Das Meer in mir* helfen, die persönliche Entscheidung eines Menschen für diesen Schritt besser zu verstehen. Ein wirklich starker Film.

Das Starksein bedingt übrigens noch ein anderes Problem: Weil ich diesen Anschein erwecke, meint mein Umfeld offenbar, es müsste genauso stark sein oder dürfte mir seine Traurigkeit oder Betroffenheit nicht zeigen. Vielleicht haben die mir nahestehenden Menschen Angst, dass mich ihre Schwäche aus der Bahn wirft oder meiner Stärke für immer beraubt. Ich dagegen würde mir manchmal wünschen, gemeinsame schwache Momente haben zu dürfen. Es ist wichtig, Menschen um sich zu haben, die einem Mut und Kraft geben zu kämpfen, mit denen man aber auch weinen kann und bei denen man mal schwach sein darf. Oft vermisse ich beides ein bisschen.

Daher war es für mich – trotz aller Traurigkeit – ein besonders schöner Moment, als mich meine Freundin Sandra bei einem Besuch Ende Juli plötzlich ganz fest umarmte, mit mir weinte und mir sagte, was sie fühlte. Ich werde diese Minuten, ihre Worte und meine empfundene Erleichterung niemals vergessen. Natürlich weiß ich, dass es allen anderen ähnlich ergeht, aber wie in der Liebe macht es nun mal einen Unterschied, ob man unausgesprochen weiß, dass man liebt oder geliebt wird, oder ob man es hin und wieder ausspricht.

Mein manchmal fast schon an Sehnsucht grenzender Wunsch, auch mal schwach sein zu dürfen, führt jedoch direkt in ein Dilemma. Schließlich brauche ich dann mehr Hilfe, mache mehr Arbeit und koste mehr Zeit, Geduld und Nerven. Ich kann mir keine Schwäche leisten, ohne dadurch unmittelbar andere Menschen stärker in Anspruch zu nehmen. Um meine Helfer nicht mehr als nötig zu belasten, muss ich versuchen, möglichst fehlerfrei zu funktionieren. Dies gilt umso mehr, je schwieriger, problembeladener und belastender das Leben meines Umfelds ist. Insbesondere meiner Familie kann ich in schweren Momenten häufig nur wirklich helfen, indem ich stark bin, keine Schwäche zeige, nicht klage oder weine.

Zu dieser recht passiven und extrem unbefriedigenden Form der Unterstützung hatte ich im August mehr Gelegenheit, als uns allen lieb war. Zunächst erfuhren wir, dass mein Vater nach der überstandenen Krebsoperation im Januar erneut für mehrere Wochen ins Krankenhaus musste. Dann starb meine Oma, und zu allem Übel stürzte auch noch meine Omi in ihrer Wohnung. Der einzige Lichtblick in diesem ganzen Unglück war die Geburt meines süßen Neffen Luca. Wie zum Beweis, dass dem chinesischen Glauben zufolge die Zahl acht eine Glückszahl ist, und getreu dem olympischen Motto «Dabeisein ist alles» erblickte er pünktlich zur Eröffnungsfeier der Olympischen Spiele in Peking am 8. 8. 2008 das Licht der Welt oder vielmehr des Kreißsaals.

Luca sah aus wie ein kleiner Italiener, schnitt dieselben lustigen Grimassen wie Mirko und war nach dessen Meinung genauso süß und lieb wie er. Allerdings schienen ihn die Olympischen Spiele zu ungeahnten Leistungen zu inspirieren, denn der Kleine entdeckte sofort eine Disziplin für sich und trainierte Tag und Nacht hingebungsvoll, um der nächste Olympiasieger im «Schurzen» zu werden. Nina war davon zwar nicht besonders begeistert, aber Luca zeigte seiner Mami bei jeder sich bietenden Gelegenheit, wie gut er schon gleichzeitig – sorry – furzen und scheißen konnte. Nur in

Sachen Zielgenauigkeit hatte er noch erheblichen Trainingsbedarf – es sei denn, maximale Streuung war das erklärte Ziel dieser Disziplin.

Mit Olympia änderte sich nicht nur mein tägliches Beschäftigungsportfolio – ich verpasste nämlich keine einzige Fernsehübertragung und vernachlässigte alles andere, sogar die Aktualisierung der Homepage –, auch meine Pflegesituation änderte sich erneut. Bisher war ich jeden Tag bis fünf Uhr nachmittags durch meine Pflegekräfte versorgt, den Toilettengang am frühen Abend übernahm in der Regel meine Mutter, ehe abends wieder eine meiner Pflegekräfte zum Essen anreichen und der anschließenden Abendpflege vorbeikam. Um wegen des Krankenhausaufenthalts meines Vaters noch flexibler agieren zu können, nahm der Pflegedienst ab Mitte August meiner Mutter auch den Toiletteneinsatz ab.

Für mich änderte sich dadurch nicht so viel. Im schlimmsten Fall hatte ich nun täglich nicht fünf, sondern sechs verschiedene Personen zu Besuch, was einerseits noch etwas mehr Monotonie in der Beantwortung gleichlautender Fragen, andererseits aber auch sehr viel Abwechslung, Information und Inspiration bedeutete. Etwas problematischer war die Tatsache, dass sich durch den Wegfall dieser gemeinsamen Zeit der Informationsaustausch zwischen meiner Familie und mir weiter reduzierte. Viele Neuigkeiten, wichtige wie auch ganz alltägliche Informationen blieben auf der Strecke, gingen irgendwie unter oder gerieten über die Tage in Vergessenheit.

Immer öfter beschwerte sich meine Mutter beim Zubettbringen, dass sie bestimmte Dinge nicht wusste oder verspätet mitbekommen hatte. Ich konnte mir jedoch unmöglich über mehrere Tage sämtliche erwähnenswerte Ereignisse merken, zumal ich bei dem Trubel häufig den Überblick verlor, wem ich was oder wem ich was noch nicht erzählt hatte. Meistens war niemand da, wenn ich daran dachte, und wenn jemand da war, dann war es oft Zufall, ob ich genau in diesem Zeitraum daran dachte. Information Glückssache sozusagen.

Manchmal schrieb ich mir die wirklich wichtigen Sachen daher auf, aber selbst dann war es ungewiss, ob ich Stunden später zum einen noch am Laptop war und mich zum anderen auch daran erinnerte, dass ich mir etwas aufgeschrieben hatte. Das musste wohl am Alter liegen. Eine weitere mögliche Folge des Älterwerdens oder auch des Krankheitsfortschritts war, dass ich – trotz all der so lieben Menschen um mich herum – eine immer größer werdende Einsamkeit empfand. Ich fühlte mich oft unverstanden, missverstanden oder fehlinterpretiert und infolgedessen ungerecht behandelt.

Wie bereits erwähnt, weiß ich sehr wohl, dass niemand in meinem Umfeld – selbst wenn er es noch so sehr versuchen würde – sowohl körperlich als auch gedanklich oder emotional nachempfinden kann, was es in letzter Konsequenz bedeutet, ALS zu haben. Dieser Tatsache und auch der daraus resultierenden Einsamkeit war ich mir immer schon bewusst, allerdings empfand ich sie zunehmend als belastend. In letzter Zeit dachte ich erneut intensiv darüber nach, ob eine Vierundzwanzig-Stunden-Pflege in Verbindung mit einer eigenen Wohnung eine Option sein könnte. Dann wäre endlich das Parallelleben vorbei, das meine Eltern unter einem Dach leben mussten, und ich hätte immer jemanden in meiner Nähe, wäre nicht allein und könnte viel mehr machen.

O Gott, noch vor ein paar Monaten war genau diese Vorstellung mein persönlicher Albtraum, und inzwischen malte ich mir meine eigene Rund-um-die-Uhr-Betreuung in den buntesten Farben aus. Offenbar verändert der Krankheitsverlauf auch einige meiner Ansichten, Meinungen und Einstellungen, aber da halte ich es mit Adenauer und sage ganz frech: «Was stört mich mein Geschwätz von gestern.»

Generell musste ich mir eingestehen, dass sich viele Vorhersagen, die mir vor einem Jahr noch völlig undenkbar und absurd erschienen, letztendlich bewahrheitet hatten. Als mir alle einreden wollten, dass die Versorgung durch einen Pflegedienst besser für mich wäre, hatte ich es nicht glauben wollen – aber es stimmte. Als mir meine Familie und Freunde gesagt hatten, dass die Vierundzwanzig-Stunden-Pflege eine große Chance für mich sei und mir viel mehr Möglichkeiten böte, hatte ich es nicht glauben wollen – aber es stimmte. Und als mir andere Betroffene prophezeit hatten, dass ich in meinen Pflegekräften recht schnell eine neue oder zweite Familie finden würde, hatte ich es (natürlich) nicht glauben wollen – aber wahrscheinlich stimmte auch das.

Schon jetzt waren meine Mädels meine ersten Ansprechpartner bei Problemen oder Sorgen. Mein größtes Problem im September war mein bevorstehender siebenunddreißigster Geburtstag, den ich unbedingt feiern wollte, obwohl meine Mutter in Anbetracht der Schicksalsschläge der letzten Wochen dagegen war. Aber wenn ich durch meine Erkrankung eines gelernt hatte, dann, dass es viel zu schnell viel zu spät sein kann. Mein Geburtstag und die Gelegenheit, ihn mit meiner Familie, Freunden, Pflegekräften und Therapeuten zu feiern, war nun mal unaufschiebbar. Angesichts der prophezeiten durchschnittlichen Lebenserwartung nach einer ALS-Diagnose von drei bis fünf Jahren, hätte ich nie geglaubt, jemals siebenunddreißig Jahre alt zu werden. Da ich zudem nicht wusste, ob ich meinen nächsten Geburtstag noch feiern konnte, und meinen Lieben ein paar schöne gemeinsame Erinnerungen hinterlassen wollte, setzte ich meinen Dickkopf durch.

Ich plante aber alles so, dass meine Mutter fast nichts helfen oder vorbereiten musste. Meine beiden Engel Kerstin und Kerstin halfen mir bei der Gestaltung der Einladung und übernahmen auch die Einkäufe und Vorbereitungen. Meine Pflegekraft Melanie und ihre Freundin Nicole boten spontan ihre Hilfe beim Auf- und Abbau an, Mutters Freundinnen

Karin und Gisela unterstützten uns an der Geschirrspülfront, und viele Gäste steuerten selbstgemachte Spezialitäten, Salate, Nachspeisen und Kuchen zum italienischen Büfett bei.

Ab halb sechs trafen nach und nach die ersten Gäste ein, und mein sonst so ruhiges Wohnzimmer verwandelte sich vor meinen Augen in ein lebendiges und lautstarkes Bierzelt – schön! Das Highlight des Abends war dann die Beamer-Show. Ich hatte in meiner Einladung alle, die noch alte Bilder von mir oder uns besaßen, darum gebeten, ein paar schöne, lustige, peinliche oder mit besonderen Erinnerungen verbundene Fotos herauszusuchen und sie an Nina und Mirko zu schicken. Mirko scannte die Bilder ein und präsentierte sie uns nach dem Essen im XXL-Format. Echt zum Piepen, wie bescheuert wir mal ausgesehen hatten – die Klamotten, die Frisuren, einfach alles. Aber ich hatte es damals garantiert todschick gefunden. Das Gelächter war jedenfalls riesengroß, und die Enttäuschung, als die Show zu Ende war, war grenzenlos.

Die Geburtstagsfeier würde allen Beteiligten wie auch mir bestimmt unvergessen bleiben, da war ich mir sicher. Sie war im Grunde das schönste und wertvollste Geschenk, das ich an jenem Tag bekam. Ich hatte in den letzten Jahren bemerkt, dass mir immaterielle, unbezahlbare Geschenke viel wichtiger waren. Früher standen auf meiner Wunschliste ausschließlich Dinge, die ich unbedingt haben wollte, mir aber selbst nicht leisten konnte. Irgendwann wurden es Dinge, die ich brauchte, mir aber selbst nicht leisten konnte. Dann Dinge, die ich zwar gebrauchen konnte, mir aber auch selbst hätte leisten können. Schlussendlich wünschte ich mir Sachen, die ich eigentlich nicht brauchte, und manchmal sogar Dinge, die ich nicht mal wirklich haben wollte – Wünschen nur um des Wünschens willen.

Inzwischen fiel es mir schwer, materielle Wünsche zu benennen, und es wurde mit jedem Jahr schwieriger, mir etwas Sinnvolles aus den Fingern zu saugen. Deshalb hatte ich mir in den vergangenen Jahren häufig nicht nur eine materielle, sondern auch eine immaterielle Wunschliste überlegt. Nach dem vor einigen Jahren gescheiterten Versuch, mir von allen einfach etwas mehr Zeit zu wünschen, formulierte ich meine Wünsche dieses Mal konkreter. Neben dem Wunsch nach Gesundheit und Glück für meine (alte und neue) Familie, Freunde und Judy sowie dem unerreichbaren Wunsch, niemandem mehr zur Last zu fallen, hatte ich wenige große Anliegen: eine Geburtstagsfeier oder eine Gartenparty im Sommer, den Aufbau meiner für die Malerarbeiten im Juni abgebauten Bücherregale, die Anfertigung und Befestigung von neuen Kleiderschranktüren, ein Mal richtig ausschlafen können. Leider fand die Liste nicht den von mir erhofften Anklang, die einzelnen Punkte wurden nicht wirklich ernst genommen oder erwiesen sich als zu kompliziert. Immerhin ging mein Wunsch nach einer Geburtstagsfeier in Erfüllung. Genau deshalb war das Fest für mich auch das schönste und wertvollste Geschenk von allen.

Allerdings gab es noch einen weitaus wichtigeren Wunsch, der sich nun tatsächlich erfüllt hat: mein eigenes Buch. Immer wieder boten andere Menschen mir ihre Hilfe an oder fragten, ob es irgendetwas gebe, das sie für mich tun könnten. Die Krankheit ALS weiter bekannt zu machen, war im Grunde die größte Unterstützung für mich und alle anderen Betroffenen. Und das ist auch noch heute so, denn der Bekanntheitsgrad ist eine Grundvoraussetzung, um dieser Krankheit zu begegnen. Damit die Forschung auf dem Gebiet der Amyotrophen Lateralsklerose weiter unterstützt und vorangetrieben wird, muss sie in der breiten Öffentlichkeit überhaupt wahrgenommen werden. Je mehr Menschen die ALS zur Kenntnis nehmen, desto besser. Natürlich ist mein Umgang mit der ALS nur eine Möglichkeit und meine Geschichte bloß eine von vielen. Es gibt so viele tapfere, entschlossene Betroffene, die Tag für Tag kämpfen und ihr Leben mit dieser schweren Krankheit auf ganz unterschiedliche Art und Weise meistern. Für uns alle wäre es das größte Geschenk, wenn jeder Leser nicht nur mein Buch weiterempfehlen, sondern auch den Link meiner Homepage an Freunde, Bekannte, Arbeitskollegen ebenso wie an andere Betroffene und Ärzte schicken würde. Helfen Sie mit, damit die ALS eines Tages womöglich therapierbar oder sogar heilbar sein wird.

www.sandraschadek.de

Anhang

Die Krankheit ALS

1. Allgemeines

Die Amyotrophe Lateralsklerose (ALS) ist seit bereits mehr als hundert Jahren bekannt und wurde erstmals 1869 von dem französischen Neurologen Jean-Martin Charcot in Paris beschrieben. Deshalb wird sie auch als maladie de Charcot bezeichnet. Weitere Namen der ALS sind Motor Neuron Disease (MND) und Lou Gehrig's Disease, benannt nach dem berühmten amerikanischen Baseballspieler, der mit Mitte dreißig daran erkrankte.

In der Regel tritt ALS sporadisch auf. Mit Ausnahme der seltenen erblichen Form ist ihre Ursache bisher noch unbekannt, auch wenn es verschiedene Hypothesen hinsichtlich ihres Ursprungs gibt. Trotz intensiver Forschung ist ALS bisher nicht heilbar. Sie ist aber weder ansteckend noch in irgendeiner Form auf andere Menschen übertragbar. Krankheitsverlauf und Krankheitstempo können erheblich variieren.

ALS ist in der ganzen Welt gleichermaßen verbreitet, wobei von 100 000 Menschen zwischen drei und acht daran erkrankt sind. In Deutschland gibt es derzeit etwa 6000 Patienten, etwa zwei von 100 000 Personen erkranken jährlich neu. In Deutschland war der Maler Jörg Immendorff, weltweit ist der Astrophysiker Stephen Hawking der prominenteste ALS-Patient. Das Haupterkrankungsalter liegt zwischen dem 50. und dem 70. Lebensjahr, dennoch zeigen die jüngsten Patienten bereits im Alter von 20 bis 30 Jahren die ersten Symptome der ALS. Männer sind dabei etwas häufiger betroffen als Frauen, das Verhältnis beträgt 1,5 : 1.

2. Nervensystem

Das menschliche Nervensystem kann sowohl nach der Struktur als auch nach der Funktion unterteilt werden. Anatomisch (= strukturell) sind das Zentralnervensystem (ZNS) und das periphere Nervensystem (PNS) zu unterscheiden. Das ZNS umfasst das Gehirn (Großhirn, Hirnstamm, Kleinhirn) und das Rückenmark, während die verbleibenden Nerven mit ihren Fortsätzen in periphere Nerven das PNS bilden. Physiologisch (= funktionell) können die sensorischen und motorischen von den vegetativen Aufgaben abgegrenzt werden.

Das sensomotorische Nervensystem ermöglicht die Auseinandersetzung des Organismus mit seiner Umgebung. Das sensorische Nervensystem empfängt sämtliche Sinneseindrücke durch Sehen, Hören, Riechen, Schmecken und Fühlen von Berührung, Temperatur oder Schmerz. Die Aufgabe des motorischen Nervensystems ist dagegen die Motorik und damit die Entstehung und willkürliche Steuerung von Bewegung. Im Gegensatz zum sensomotorischen Nervensystem regelt das vegetative (autonome) Nervensystem vor allem die unwillkürlichen Steuerungsvorgänge innerhalb des Organismus wie Blutdruck, Herzschlag, Ausschüttung zahlreicher Hormone oder die Funktion des Magen-Darm-Traktes und der Drüsen.

3. Grundlagen

Die Amyotrophe Lateralsklerose ist eine sehr ernste, chronisch fortschreitende Erkrankung des zentralen und peripheren Nervensystems, allerdings ist nur das motorische Nervensystem betroffen. Die motorischen Nervenzellen werden dabei sowohl im Gehirn und Rückenmark (ZNS) als auch in den peripheren Nervenbahnen (PNS) dauerhaft geschädigt.

Am Prozess der willkürlichen Steuerung der Skelettmuskulatur sind zwei Gruppen von motorischen Nervenzellen (Motoneurone sowie motorische Neurone) beteiligt. Die motorischen Nervenzellen im Gehirn einschließlich ihres langen Nervenfortsatzes (Axon), der bis zum Rückenmark reicht, bilden das obere oder erste Motoneuron. Das Axon des ersten motorischen Neurons hat Kontakt mit den motorischen Nervenzellen im Rückenmark, die das untere oder zweite Motoneuron bilden. Die Nervenzellen im Rückenmark stellen durch lange Fortsätze die Verbindung zur Muskulatur her.

Im Gegensatz zu anderen neurologischen Erkrankungen sind bei der ALS beide motorische Neurone erkrankt, und oft ist die Schädigung bereits viele Jahre vor Auftreten der ersten Symptome vorhanden. Da Nerven und Muskeln eine funktionelle Einheit darstellen, führt das Absterben der motorischen Nervenzellen nach und nach zum Verkümmern der Skelettmuskulatur. Muskelschwäche, Muskelschwund (Atrophie), Lähmungen (Paresen) und Steifigkeit (Spastik) sind die Folge. Für den Betroffenen bedeutet das eine unaufhaltsame, stetig zunehmende Muskellähmung am ganzen Körper einschließlich der Atemmuskulatur und damit den frühzeitigen Tod.

Die ALS betrifft weder das sensorische noch das vegetative Nervensystem. Daher bleiben die Empfindung für Berührung, Schmerz und Temperatur, das Sehen, Hören, Riechen und Schmecken wie auch die geistige Leistungsfähigkeit unverändert. Ebenso bleiben die unwillkürliche Muskulatur der inneren Organe wie Herz, Blase und Darm, die Sexualmuskulatur und die Augenmuskeln verschont.

4. Symptome

Die ersten Symptome der ALS sind relativ diffus und können bei den Betroffenen an ganz unterschiedlichen Stellen auftreten. Bei einem spinalen Krankheitsbeginn zeigen sie sich an den Extremitäten, also an den Armen und Beinen. Die Schädigung des ersten Motoneurons wird dabei durch eine Erhöhung des Muskeltonus mit spastischen Lähmungen und einer Steigerung der Reflexe deutlich. Wesentlich häufiger tritt jedoch eine Schädigung des zweiten Motoneurons auf, weil dadurch die Aktivierung der Muskulatur durch das Nervensystem vermindert wird. Typische Symptome sind Muskelschwäche (Kraftminderung, Paresen) und Muskelschwund (Atrophie) sowie schmerzhafte Muskelkrämpfe und unwillkürliche Muskelzuckungen (Faszikulationen).

Die meisten Betroffenen bemerken den Beginn der Erkrankung durch einen Kraftverlust, der sich allerdings unterschiedlich äußert, je nachdem welche Muskelpartie betroffen ist. Zunächst kann zum Beispiel nur die Hand- und Unterarmmuskulatur einer Körperseite merklich schwächer werden. Die Kraftminderung fällt oft durch Ungeschicklichkeit auf, etwa beim Schreiben, Essen mit Messer und Gabel, Öffnen von Reißverschlüssen oder Knöpfen. Ähnlich häufig ist ein Beginn in der Unterschenkel- und Fußmuskulatur. Typische Beschwerden sind dann vor allem eine Schwäche der Beine, Unsicherheit beim Gehen oder gelegentliches Stolpern.

Schmerzen gehören nicht zum typischen Bild der ALS, allerdings können durch den Muskelschwund sowie durch Krämpfe und Kontrakturen sekundär bedingte Schmerzen auftreten. Bei 20 bis 30 Prozent der Patienten machen sich die ersten Symptome durch eine Schwächung der Sprech-, Kau- und Schluckmuskulatur bemerkbar. Bei einem solchen bulbären Krankheitsbeginn sind die im Hirnstamm liegenden motorischen Nervenzellen betroffen, weshalb diese Form der ALS auch als progressive Bulbärparalyse bezeichnet wird. Häufige Symptome sind eine verwaschene Sprache, Probleme beim Kauen und Schlucken, vermehrter Speichelfluss, feine Muskelkontraktionen und eine Kraftverminderung oder Steifigkeit der Zunge. Nicht selten fällt die schleichende Veränderung der Sprache zuerst den Mitmenschen auf, bevor der Patient selbst etwas bemerkt.

Trotz der unterschiedlichen Beschwerden der Patienten liegt der spinalen und der bulbären Verlaufsform die gleiche Ursache zugrunde.

5. Diagnosestellung

Die ALS kann ausschließlich durch einen Neurologen zuverlässig diagnostiziert werden. Zunächst erfolgt eine klinische Untersuchung, um festzustellen, ob durch eine Erhöhung des Muskeltonus eine Steifigkeit der Extremitäten und eine Reflexsteigerung in den betroffenen Muskelgruppen vorliegen und somit eine Schädigung des erstens Motoneurons besteht. Außerdem wird die Muskulatur des Patienten im Hinblick auf Kraft, Muskelschwund, Lähmungen sowie mögliche Muskelkrämpfe und Faszikulationen beurteilt, um eine Schädigung des zweiten Motoneurons nachzuweisen. Außerdem ist eine Beurteilung der Sprache, des Schluckvorgangs und der Atemfunktion wichtig, um zu erkennen, ob das bulbäre System ebenfalls betroffen ist. Da die Empfindung von Berührung, Schmerz und Temperatur bei ALS ungestört bleibt, ist das Vorliegen von Gefühlsstörungen ein Hinweis auf eine andere oder zusätzliche Erkrankung.

Darüber hinaus sollten durch umfangreiche zusätzliche Untersuchungen weitere Funktionen des Nervensystems überprüft werden. Nur so lassen sich über das Ausschlussverfahren im Krankheitsbild ähnliche, aber ursächlich völlig unterschiedliche Erkrankungen ausschließen und Fehldiagnosen vermeiden. Leider gibt es bisher keine Untersuchung, mit der eine Erkrankung an ALS eindeutig nachgewiesen werden kann. Die klinische Diagnose muss daher bei typischem Untersuchungsbefund und Krankheitsverlauf nach Ausschluss ähnlicher Erkrankungen gestellt werden.

6. Krankheitsverlauf

Der Verlauf der ALS, die einzelnen Beschwerden und ihr zeitliches Auftreten sind bei den Patienten individuell unterschiedlich und hängen in erster Linie davon ab, welche Muskelregion zuerst befallen ist. Bei einem spinalen Krankheitsbeginn treten normalerweise zunächst in einer einzelnen Muskelregion erste Symptome auf, etwa ein Muskelabbau der kleinen Handmuskeln oder feine Muskelzuckungen. Nach und nach greifen die Symptome auch auf benachbarte Muskelregionen über, zum Beispiel vom Arm auf die Schulter oder vom linken auf den rechten Arm.

Die ALS hat stets einen linearen Verlauf, das heißt, die Verschlechterung verläuft konstant und nicht schubförmig. Die Geschwindigkeit der Ausbreitung variiert individuell und kann mal mehrere Monate, mal nur wenige Wochen betragen. Im weiteren Krankheitsverlauf sind jedoch in der Regel sowohl die Arme als auch die Beine betroffen. Der Untergang der motorischen Nervenzellen und der daraus resultierende Muskelschwund verursachen eine fortschreitende Lähmung der betroffenen Extremitäten und somit eine vollständige Immobilisierung der ALS-Patienten mit Ausnahme der Augenbewegungen.

Bei einem bulbären Krankheitsbeginn führt die Funktionsbeeinträchtigung der Zungen-, Schlund- und Gaumenmuskulatur zu massiven Störungen mit häufigem Verschlucken. Die Aufnahme bestimmter Nahrungsmittel, insbesondere sehr dünnflüssiger, krümeliger oder fester Speisen, bereitet dann erhebliche Schwierigkeiten, sodass ein spezieller Ernährungsplan notwendig ist. Außerdem wird die Artikulation der Betroffenen zunehmend erschwert und führt letztendlich zur Unfähigkeit zu sprechen. Durch die Lähmung der Gesichtsmuskulatur kommt es im weiteren Krankheitsverlauf außerdem zum Entweichen von Speichel.

Die bulbären Symptome treten im Verlauf der Krankheit jedoch auch bei den meisten Patienten mit spinalem Krankheitsbeginn zusätzlich auf. Als unangenehme Nebeneffekte können unkontrollierbares Gähnen, Zwangsweinen und Zwangslachen, Klonus, Beuge- oder Streckspastik in Armen und Beinen sowie Verdauungsprobleme aufgrund mangelnder Bewegung auftreten. Schlafstörungen, Muskel- und Gelenkschmerzen, Kurzatmigkeit sowie hoher Gewichtsverlust und optische Veränderungen infolge des Muskelabbaus stellen weitere Probleme dar.

Im fortgeschrittenen Krankheitsstadium entsteht durch die Schwächung der Atemmuskulatur eine lebensbedrohliche Situation. Sie ist übrigens die häufigste Todesursache der ALS. Die Patienten sterben allerdings keinen qualvollen Tod, sondern schlafen meist friedlich ein.

Die mittlere Überlebenszeit nach der Diagnosestellung beträgt drei bis fünf Jahre. Etwa zehn Prozent der ALS-Patienten haben einen Krankheitsverlauf von mehr als fünf Jahren, und nur in seltenen Fällen leben die Erkrankten länger als zehn Jahre. Einige Patienten zeigen sogar extrem lange Krankheitsverläufe von 20 bis 30 Jahren, vor allem wenn die Erkrankung bereits im Jugendalter erfolgt. Eine Abschätzung der individuellen Überlebenszeit eines jeden Patienten ist bei Krankheitsbeginn grundsätzlich nicht möglich. Allerdings ist die Prognose umso günstiger, je früher die Diagnose gestellt und mit der Behandlung begonnen wird.

7. Therapieversuche

Die ALS ist zwar bisher nicht heilbar, dennoch sollte nach der Diagnosestellung sowohl eine medikamentöse als auch eine symptomatische Therapie einsetzen. Bei der medikamentösen Therapie steht die neuroprotektive (nervschützende) Wirkung des Medikaments Rilutek mit seinem aktiven Wirkstoff Riluzol im Vordergrund, die hauptsächlich auf eine Verlangsamung des Krankheitsverlaufs abzielt.

Riluzol ist ein Glutamat-Hemmstoff, der bislang als einziger in einem Studienzeitraum von 18 Monaten eine lebensverlängernde Wirkung von durchschnittlich drei Monaten bei ALS-Patienten gezeigt hat. Rilutek kann jedoch lediglich das individuelle Fortschreiten der Krankheit vermindern. Es kann weder bereits verloren gegangene Körperfunktionen wiederherstellen noch ALS heilen. Daneben stehen Behandlungsversuche mit anderen Wirkstoffen zur Verfügung, etwa mit Vitamin E oder Kreatin. Gegenstand der klinischen Forschung ist die Identifizierung neuer Medikamente mit einer verbesserten Wirksamkeit.

Die symptomatische Therapie umfasst die Behandlung der ALS-bedingten Symptome, Beschwerden und Behinderungen zur Verbesserung der Lebensqualität der Betroffenen. Durch Physiotherapie sollen noch vorhandene Muskelfunktionen erhalten werden. Isometrisches Muskeltraining, individuelle Bewegungstherapie, Dehnungsübungen, Koordinations- und Gleichgewichtstraining sowie die Behandlung einer vorhandenen Spastik können Muskelkrämpfen vorbeugen, Muskel- und Sehnenverkürzungen vermeiden und spastisch bedingte Bewegungseinschränkungen verringern. Wichtigstes Ziel der Ergotherapie ist die Verbesserung oder Kompensation krankheitsbedingt eingeschränkter Funktionen und Fähigkeiten durch individuelle Lösungen.

Das Training motorischer Fähigkeiten, insbesondere der Feinmotorik, und eine individuelle Hilfsmittelberatung sollen den Betroffenen helfen, mit ihrer zunehmenden Behinderung den Alltag zu bewältigen. Bei Kau- und Schluckstörungen wird mit einer logopädischen Therapie sowie mit funktionellem Schlucktraining versucht, die Funktionen so lange wie möglich zu erhalten. Durch faziale Übungen, spezielle Atem- und Sprechübungen, wird dagegen die Nutzung der Restfunktionen des Sprechapparates gesichert. Im fortgeschrittenen Stadium der Krankheit sind Kommunikationshilfen erforderlich, die eine Verständigung ohne Lautsprache des Patienten ermöglichen. Nehmen die Schluckstörungen so stark zu, dass sie mit einer deutlichen Verlängerung der Mahlzeiten, Gewichtsverlust sowie Aspiration und Infekten der oberen Atemwege einhergehen, kann der Einsatz einer Ernährungssonde erforderlich sein.

Die fortschreitende Minderung der Atemfunktion bedingt eine übermäßige Kohlendioxidanreicherung im Körper und führt zu Tagesmüdigkeit, Abgeschlagenheit, Schlafstörungen, Kopfschmerzen, Unruhezuständen und Konzentrationsproblemen. Liegt eine chronische Minderbeatmung vor, so entscheiden sich etwa 15 Prozent der ALS-Patienten für eine Sauerstoffmaske. Nimmt die Schwäche der Atemmuskulatur weiter zu, kommt es zur fortschreitenden respiratorischen Insuffizienz. In diesem Fall besteht die Möglichkeit eines Luftröhrenschnittes (Tracheotomie) in Verbindung mit einer maschinellen Beatmung (tracheostomiegestützte Beatmung). Eine invasive Langzeitbeatmung wird jedoch nur von circa vier Prozent der ALS-Patienten gewünscht.

Mein Krankheitsverlauf

1997
Abgeschlagenheit
Tagesmüdigkeit
Leichte, aber unspezifische Koordinationsprobleme
in den Beinen

1998
Zunehmend schnelle Ermüdung bei körperlicher Anstrengung
Leichte, aber unspezifische Verlangsamung des rechten
Beins
Grundloses Stolpern beziehungsweise Hängenbleiben an
Absätzen oder Stufen
Tagelange Muskelzuckungen in der rechten Schulter
Schwäche im rechten Handgelenk
Verkrampfung der Finger beim Schreiben

1999
Juni–September
Physische und psychische Erschöpfung nach meiner Diplom-
arbeit
Vierfachimpfung – Polio, Tetanus, Hepatitis und Diphtherie
Oktober
Erhöhte Krampfneigung der rechten Wade und des rechten
Fußes
Fußheberschwäche im rechten Fußgelenk
Leichte Gangunsicherheit und gelegentliches Stolpern
November
Zunehmende Verlangsamung des rechten Beins
Auffallende Koordinationsprobleme
Erschöpfungszustände und wiederholtes Schwächegefühl
Unkontrollierbare Gähnanfälle

Dezember

Erste Probleme beim Sprechen beziehungsweise angestrengtes Sprechen

Leichte Steifigkeit beziehungsweise Unbeweglichkeit der Zunge

Zunahme der Krämpfe und der Koordinationsprobleme

Luftballon aufblasen, pfeifen und trinken mit einem Strohhalm nicht mehr möglich

2000

Januar–März

Zunehmende körperliche Anstrengung bei alltäglichen Handgriffen und Bewegungen

Gefühl eines generellen Kraftverlustes

Zunehmende Gangunsicherheit und häufiger auftretende Sprechstörungen

Termine beim HNO-Arzt und in der HNO-Klinik Dortmund: ohne eindeutigen Befund Verordnung von Logopädie und Bitte um neurologische Abklärung

April

Beobachtung geringfügiger Muskelzuckungen in Schulter, Oberarm und Oberschenkel

Einwöchiger Aufenthalt in der Abteilung für Neurologie des Marien-Hospitals Lünen

Diagnose: degenerative Motoneuronerkrankung mit Verdacht auf Amyotrophe Lateralsklerose (ALS)

Mai

Termine beim Neurologen und in der ALS-Ambulanz im Universitätsklinikum Bergmannsheil Bochum

Diagnose bestätigt den Verdacht auf Amyotrophe Lateralsklerose

Verordnung wichtiger Medikamente und Therapien

Erste Kontaktaufnahme zu Dr. Hager:

– Tipps zu Medikamenten, Therapien und täglichen Übungen

- Hinweise zur Ernährung sowie auf zu vermeidende Dinge und Verhaltensweisen

Juni

Alternative Therapie bei einer Heilpraktikerin – ohne Erfolg
Einwöchiger Aufenthalt im Tropeninstitut in Hamburg – ohne Ergebnis

Juli–September

Unsicherheit im Umgang mit mir selbst und anderen Menschen
Aufgabe meines Studiums und meiner Arbeit als Aerobic-trainerin
Zunehmende Anstrengung beim Sprechen
Stimme klingt nasal, ist verwaschen, undeutlich und eher leise
Kraftverlust in Händen, Armen und Schultern
Ungeschicklichkeit und feinmotorische Probleme:
- beim Öffnen von Knöpfen, Reißverschlüssen, Flaschen, Dosen, Briefen et cetera
- beim Waschen, An- beziehungsweise Ausziehen oder beim Schreiben
- mit Messer und Gabel zu essen und zu schneiden
  Unsicherer und schwankender Gang
  Mehrfache Beschimpfung als Betrunkene in der Öffentlichkeit

Oktober–Dezember

Behandlung im Rahmen der Traditionellen Chinesischen Medizin – ohne Erfolg
Häufige Stürze mit blauen Flecken, Prellungen und Beulen am Kopf
Schleichender Verlust der Kontrolle über meinen Körper
Erstes Verschlucken mit Panikattacken und Erstickungsanfällen
Heftige, nicht kontrollierbare Weinkrämpfe

2001

Januar–März

Beginn einer Photonen-Resonanz-Therapie – ohne Erfolg

Zunahme der Muskelzuckungen in Schultern und Armen

Beständig undeutlichere Aussprache

Langsame, aber stetig zunehmende Schwäche in Armen und Händen

Bestätigung einer «wahrscheinlichen ALS» durch die ALS-Ambulanz

Heftige und vollkommen ungewohnte Reaktionen auf Stresssituationen

April–Juni

Zunehmende Unsicherheit beim Gehen und daraus resultierende Stürze (unter anderem Schlüsselbeinbruch)

Essen im Beisein anderer wird immer schwieriger

Vermehrter Speichelfluss und gelegentliches Entweichen von Speichel

Juli–September

Mehrmonatige Behandlung durch eine Heilpraktikerin – ohne Erfolg

Häufigeres Verschlucken bei Unaufmerksamkeit beziehungsweise Unkonzentriertheit

Sicheres Laufen nur noch mit einem Gehwagen möglich

Erhebliche Verdauungsprobleme

Oktober–Dezember

Umstellung meines gesamten Lebens

Verordnung eines Rollstuhls

Probleme beim Greifen und Festhalten von Gegenständen

Allmählicher Verlust meiner gewohnten Selbständigkeit

2002

Januar–März

Finger der rechten Hand sind kraftlos und instabil in den Gelenken

305

Schreiben und Tippen werden immer mühsamer

Bewältigung vieler alltäglicher Dinge nicht mehr alleine möglich

April–Juni

Angst vor der Zukunft und dem Alleinsein

Planung meines Umzugs nach Wolfsburg

Juli–September

Essen in Gegenwart fremder Menschen ist fast unmöglich

Sprech- und Schluckbeschwerden nehmen zu, kann aber noch alles essen

Laufen und Stehen ohne Halt sind schwierig

Zunehmende emotionale Labilität

Umbau einer Ebene im Haus meiner Eltern

Oktober–Dezember

Umzug nach Wolfsburg und Abschied vom vertrauten Umfeld fallen mir schwer

Angst vor den Veränderungen und der Suche nach neuen Therapeuten

Bruch des rechten Oberarms bei Sturz mit dem Rollator

2003

Januar–März

Zunehmende Spastik in beiden Beinen

Steifigkeit der Muskeln bei Kälte und Stress

Gewichtsverlust seit der Diagnose: drei Kilogramm

April–Juni

Einstellung einer Haushaltshilfe

Stammzellentherapie in Kiew auf Anraten der ukrainischen Ärzte nicht umgesetzt

Beginn einer Frequenztherapie – ohne Erfolg

Tippen und Schreiben sowie Halten von Stiften kaum mehr möglich

Anschaffung einer eigenen Therapieliege und einer Chi-Maschine

Juli–September

Muss auf viele Dinge verzichten – Essengehen, Kino, Partys

Gefährlicher Sturz auf der Terrasse: kann den Kopf nicht mehr oben halten

Zunehmende Schwäche der Nackenmuskulatur, ebenso der Muskeln von Schultern, Armen und Händen

Große Kraftanstrengung beim Aufrechtstehen und -sitzen

Selbständiges Zähneputzen, Essen und Trinken werden immer schwieriger

Zunehmende Abhängigkeit von der Hilfe anderer

Energiebehandlung und Akupunktur durch einen buddhistischen Mönch – nicht vertragen

Oktober–Dezember

Verschlechterung aller beschriebenen Beschwerden

Probleme beim Wachwerden, mein Kopf ist voll da, aber mein Körper schläft noch

Gelegentlicher Klonus in den Beinen

Krämpfe in inneren Organen, im Zungenbein und Kehlkopf

Starke Verspannungen in der Schulter- und Nackenmuskulatur

Vermehrtes Auftreten von Zwangsweinen (häufiger) und Zwangslachen (seltener)

2004

Januar–März

Einstellung einer Pflegekraft

April–Juni

Arbeiten am Computer nicht mehr möglich

Kann nicht mehr tippen, habe richtige Gummifinger

Darmentleerung nur noch mit Hilfe von Einläufen möglich

Juli–September

Kann nicht mehr laufen und selbständig Zähne putzen

Oktober – Dezember

Anschaffung eines Laptops und einer Computersteuerung mit Software-Tastatur

Wiedererlangung einer gewissen Selbständigkeit durch eine Umfeldsteuerung

Zunehmende Einschlafprobleme und wiederholtes Aufwachen in der Nacht

Schweißtreibende nächtliche Kämpfe mit der Bettdecke beim Umdrehen

Starke Reflexe und Spastik in den Beinen, insbesondere bei Stress, Zeitdruck und Kälte

2005

Januar – März

Starkes nächtliches Schwitzen und heftige Muskelkrämpfe am ganzen Körper

Bin körperlich total geschwächt und ausgelaugt

Zunahme der Verspannungen, die Muskeln sind hart wie Knochen

April – Juni

Einstellung einer zweiten Pflegekraft

Kraftverlust insbesondere in Armen, Schultern und Nacken

Zunahme des Klonus in den Beinen

Unkontrollierbare emotionale Labilität

Juli – September

Gewichtsverlust seit der Diagnose: sechs Kilogramm

Einschlafprobleme, Muskel- und Gelenkschmerzen bedingen zusätzlich Schlafstörungen

Umdrehen im Bett bereitet zunehmend Schwierigkeiten

Keine Erholung im Schlaf sowie extreme Tagesmüdigkeit

Massive Probleme, den Kopf zu halten, häufig angestrengter Gesichtsausdruck

Aufrechtes Sitzen im Rollstuhl fällt mir trotz Kopfstütze extrem schwer

Oktober – Dezember
Bin unendlich traurig, weil ich immer weniger am Leben
teilhaben kann
Umbau der Dusche und Einbau eines höhenverstellbaren
Waschbeckens
Anschaffung eines Blattwendegerätes zum Lesen
Leichte Kurzatmigkeit selbst bei geringer Anstrengung

2006

Januar – März
Gelegentlich Verschlucken mit heftigen Hustenanfällen
Emotionale Labilität ist ziemlich belastend
Leichter Kraftverlust in Armen und Beinen
Unkontrollierbares und heftiges Muskelzucken in Unterarmen
und einzelnen Fingern

April – Juni
Auffallende Schwächung des rechten Arms und der rechten
Hand
Nächtliche Krämpfe in beiden Waden und Füßen
Zunehmende Schwierigkeiten beim selbständigen Umdrehen
im Bett
Erste leichte Atemprobleme und Beklemmungsgefühl beim
Atmen, vor allem bei großer Wärme
Schlucken fällt etwas schwerer, kann aber noch alles kauen
oder vielmehr essen
Körperliche Veränderungen an Händen, Unterarmen und
Schultern

Juli – September
Verstärkte Probleme, den Kopf stabil oben zu halten
Schmerzen in den Fersen bei langem Liegen auf dem
Rücken
Starke Geruchsempfindlichkeit
Logopädie vorerst auf Eis gelegt

Oktober – Dezember
  Vermeidung der Fersenschmerzen durch besonders weiche
  Kissen
  Einnahme von Schlaftabletten verbessert meine Schlaf-
  qualität
  Depressionen und extreme Antriebslosigkeit

2007
Januar – März
  Unerklärliche Hautschmerzen
  Starke Rückenschmerzen und Schmerzen unter dem linken
  Schulterblatt
  Vermeidung schmerzhafter Krümmungen der Finger durch
  nächtliches Tapen
  Probleme durch rote und brennende Augen bei Computer-
  arbeit und Sonnenschein
April – Juni
  Kopf ist in alle Richtungen recht instabil
  Schmerzen unter beiden Schulterblättern infolge der
  Atrophie
  Vermittle anderen Menschen mehr körperliche und seelische
  Stärke, als ich tatsächlich besitze
  Angst vor den Folgen einer intensiven Pflegebetreuung
  Wöchentlich Verschlechterungen
  Großflächige Faszikulationen an Bauch, Rücken und Ober-
  schenkeln
  Zunehmende Probleme, den Oberkörper zu stabilisieren
  Standfestigkeit der Beine ist eingeschränkter
  Schwächung insbesondere des linken Arms und Handgelenks
  Baumauswahltermin im FriedWald Elm
Juli – September
  Emotionale Gleichmäßigkeit trotz unerwartet heftiger Reak-
  tionen und Emotionen
  Intensivere Wahrnehmung meiner Umwelt (Flora und Fauna)

Druckschmerzen an den Fersen und am Rand der Ohr-
muschel
Nackenschmerzen
Gelenkschmerzen im Schulter- und Ellenbogengelenk
Höherstufung der Pflegestufe: jetzt Stufe 3+
Gewicht: 49,5 Kilogramm

Oktober–Dezember
Unterstützung durch einen ambulanten Pflegedienst
Einarbeitung von drei Pflegekräften des Pflegedienstes
Stressbedingte Berührungsschmerzen unter den Armen, an
den Handflächen und Fußsohlen
Zunehmende Kommunikationsprobleme und Missverständ-
nisse
Beantragung eines Augensteuerungssystems

2008

Januar–März
Mundwinkel-Rhagade
Einarbeitung vier weiterer Pflegekräfte des Pflegedienstes
Abbau der Nackenmuskulatur erschwert Obenhalten des
Kopfes und dadurch auch Sprechen, Essen, Trinken, Zähne-
putzen
Gewicht: 47,5 Kilogramm

April–Juni
Reizhusten infolge von Aufregung und Überanstrengung
Einarbeitung einer weiteren Pflegekraft des Pflegedienstes
Gewicht: 45,5 Kilogramm
Gewinn des Publikumspreises des Grimme Online Award
Intensive Auseinandersetzung mit meinem eigenen Tod,
meiner Sterblichkeit, meiner Endlichkeit

Juli–September
Starker Kraftverlust im Bereich der Arme, Beine und des
Nackens
Zunehmender Verlust der Stabilität im Oberkörper

Hypermobilität der Gelenke durch Fehlen der Schutzmuskulatur

Wiederkehrende Unschärfe der Augen

Zunahme der Passivität in allen Lebensbereichen

Motivationsprobleme und große Überwindung, den Tagesablauf in Angriff zu nehmen

Empfinde eine größer werdende Einsamkeit

Fühle mich oft unverstanden, missverstanden oder fehlinterpretiert und infolgedessen «ungerecht» behandelt

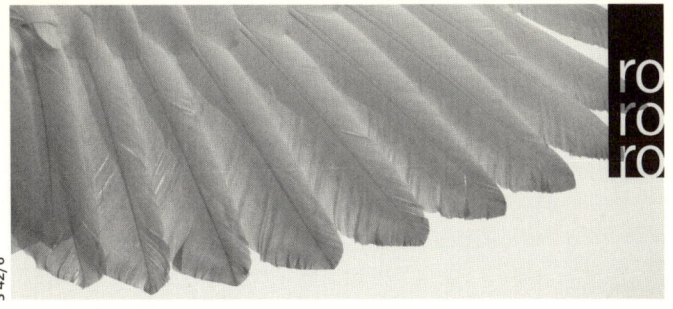

S 42/6

Abenteuer Leben bei rororo

Menschen, Schicksale, Geschichten

Gundis Zámbó
Mein heimlicher Hunger
Ich hatte Essstörungen
und bin geheilt. rororo 62332

Ralph «Sonny» Barger
Hell's Angel
Mein Leben. rororo 61453

Marie Nejar
Mach nicht so traurige Augen,
weil Du ein Negerlein bist
Meine Jugend im Dritten Reich
rororo 62240

Iris Alanyali
Die Blaue Reise
und andere Geschichten aus
meiner deutsch-türkischen Familie
rororo 62134

Maren D.
Nur noch ein Mal
Als Drogenkurierin im härtesten Frau-
engefängnis Brasiliens. rororo 62377

Ronald Miehling
mit Helge Timmerberg
Schneekönig
Mein Leben als Drogenboss
rororo 23712

Amon Barth
Breit
Mein Leben als Kiffer
Eine Jugend im Dauerrausch: «Ich
bereue nicht die Erfahrungen, die
ich gemacht habe, sondern dass
ich meine Jugend versäumt und
viele Erfahrungen nicht gemacht
habe.» (Amon Barth)

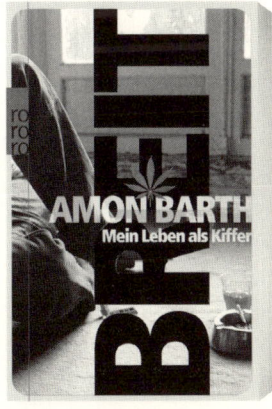

rororo 62046

Weitere Informationen in der Rowohlt Revue *oder unter* www.rororo.de

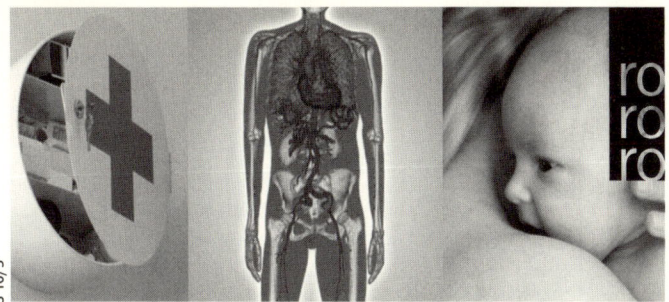

S 10/5

© 81A Productions/Corbis; Shutterstock; Grönemeyer Institut für MikroTherapie, Bochum

Kompetente Ratschläge, Tipps und Antworten für ein gesundes Leben

Petra Lukasch
Leichter durchs Leben
Ohne Diät für immer schlank.
Erfolgsrezepte einer Bäckersfrau
rororo 62324

Dr. Johannes G. Mayer
Das geheime Heilwissen der
Klosterfrauen. rororo 62373

Susanne Holst
Klug essen – gesund bleiben
rororo 62381

Uta König
Wir wollen ein Baby
rororo 61561

Mechthild Scheffer
Die Original Bach-Blüten-
Therapie zur Selbstdiagnose
rororo 61939

Geneen Roth
Essen als Ersatz
Wie man den Teufelskreis
durchbricht
rororo 61965

Dietrich Grönemeyer
Grönemeyers neues Hausbuch
der Gesundheit
Das umfassende Nachschlagewerk
bei medizinischen Fragen und
Problemen von Deutschlands
bekanntestem und beliebtestem
Arzt.
978-3-498-02503

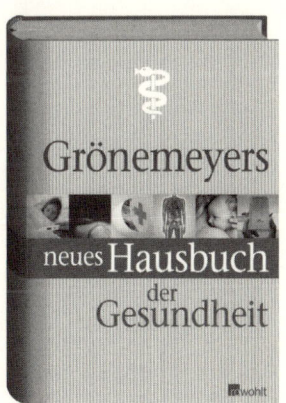

Weitere Informationen in der Rowohlt Revue oder unter www.rororo.de

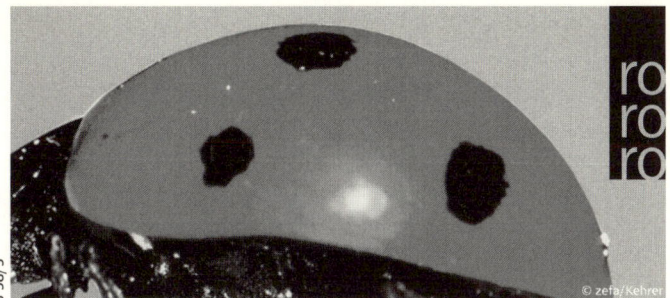
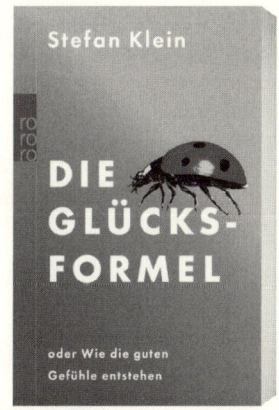

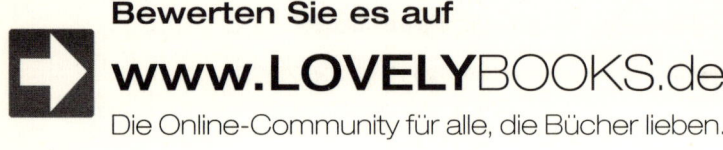
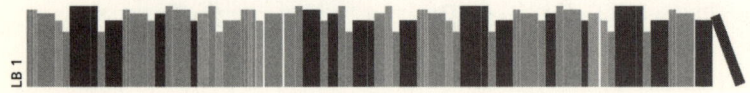